# Névrose ou psychose ?

## Structurations et déstructurations du monde et du moi

**Psycho - logiques**

*Collection fondée par Philippe Brenot*
*et dirigée par Joël Bernat*

Sans exclusives ni frontières, les logiques président au fonctionnement psychique comme à la vie relationnelle. Toutes les pratiques, toutes les écoles ont leur place dans Psycho - logiques.

**Dernières parutions**

Matthieu BRAUN, *Crise sanitaire et psychiatrie. La psychothérapie institutionnelle comme dispositif de traversée*, 2022.

Denis et Michaël FÉLUS, *La thérapie systémique individuelle et familiale*, 2022.

Asma GUENIFI, *Les temps psychiques du deuil*, 2022.

André ROBERT, *Une équipe médico-sociale à la recherche du « prendre-soin ». Un cheminement transdisciplinaire pour une meilleure organisation*, 2022.

Dimitri KIJEK, *Psychiatrie désemparée, Un héritage*, 2022.

Josiane CHAUVEAU-OBRINGER, *Thérapie d'enfants, un regard gestaltiste*, 2022.

Vicky CUKIERMAN, *Les troubles du langage dans la schizophrénie. Recherches actuelles et stratégies thérapeutiques*, 2022.

Patrick Ange RAOULT, *L'adolescent et ses troubles, Guide clinique et psychopathologique*, 2022.

Nicolas SAJUS DE COCCOLA, *De la maltraitance à la résilience. Le désespoir dépassé*, 2022.

Thierry NUSSBERGER (dir.), *Les chemins psy. Du symptôme au style*, 2022.

Jean-Paul MWENGE NGOIE, *La dépression chez les jeunes migrants subsahariens*, 2021.

Annick BERNABÉO & Benoit MARSAULT, *La psychose en résidence, Hébergement et psychothérapie*, 2021.

Loïc LEROUGE (dir.), *La numérisation du travail, Enjeux juridiques et sociaux en santé au travail*, 2021.

Alain Lizée

# NEVROSE OU PSYCHOSE ?

## Structurations et déstructurations du monde et du moi

Postface d'Émile Jalley

L'Harmattan

5-7, rue de l'École-Polytechnique ; 75005 Paris
http://www.editions-harmattan.fr
ISBN : 978-2-14-026094-0
EAN : 9782140260940

# REMERCIEMENTS

Je ne pouvais pas rencontrer Henri Wallon, mais j'ai rencontré Émile Jalley. Son œuvre est l'un de mes points cardinaux. Elle oriente ma réflexion et ma pratique. Sans lui ce livre n'aurait pas vu le jour.

Émile Jalley, ancien élève de l'École normale supérieure, est agrégé de philosophie, psychologue diplômé d'État et professeur émérite de psychologie clinique et d'épistémologie à l'Université Paris Nord. Il est l'auteur d'une œuvre immense et encore méconnue.

Je le remercie beaucoup pour le soutien qu'il m'a apporté dans ce travail et pour la postface qu'il a rédigée.

Je remercie tous ceux qui ont conçu et voté le décret et les premières circulaires qui ont permis aux psychologues de la fonction publique hospitalière de ma génération de remplir leurs missions de formation, d'information et de recherche dans le cadre légal de l'exercice de leur métier.

Je remercie le docteur Brunetière, qui a longtemps été mon chef de service en pédopsychiatrie. Il m'a donné de bonnes conditions de travail, à une époque où l'hôpital psychiatrique avait les moyens de fonctionner correctement. Il m'a communiqué son intérêt pour l'autisme, les psychoses infantiles et Piera Aulagnier.

Je remercie mes professeurs de l'Institut de Psychologie et de Sciences sociales appliquées [1]. J'ai fait mes études de psychologie à Angers à l'Université catholique de l'Ouest de 1982 à 1988. Je remercie plus particulièrement Pierre Kaufmann, Marie-Claude Lambotte et Patrick Martin-Mattera qui dirigeaient l'enseignement de la psychologie clinique.

Monsieur Martin-Mattera m'a soutenu à plusieurs reprises, notamment en me permettant de faire des conférences et de donner des cours de travaux dirigés à l'Université.

J'ai une pensée chaleureuse pour David Le Breton, qui nous avait donné un cours sur la sociologie du corps en 1985. Son livre *La saveur du monde*, est en rapport avec notre sujet d'étude.

[1] L'IPSA se nomme aujourd'hui Faculté des sciences humaines et sociales.

Le livre de Marie-Claude Lambotte *Esthétique de la mélancolie*[1] parle de l'art de vivre et de la position de l'esthète.

Je remercie également Baldine Saint Girons, dont l'œuvre m'a elle aussi rendu sensible à l'esthétique[2].

J'aime les styles d'écriture de David Le Breton et de Baldine Saint Girons. La façon de dire le monde contribue beaucoup à la possibilité d'en savourer le goût.

Je remercie Gilbert Oudot, mon premier psychanalyste, qui a été aussi à une autre époque notre formateur à Marionnettes et thérapie. Je me souviens des étagères remplies de livres couvrant le mur de son cabinet à Port-Thibault. J'ai apprécié ses références à la philosophie.

Je remercie mon ami, sociologue, traducteur et éditeur, Christian Molinier, qui depuis des années me fait partager son intérêt pour la philosophie. J'ai bénéficié de ses enseignements sur la personnalité et sur le rêve lorsque j'étais étudiant.

Je remercie Mathieu Bidard, psychologue et psychanalyste, pour l'aide qu'il m'a apportée lors de la mise en place du cours sur le diagnostic de structure.

Je remercie Flora Seret, psychologue et professeure des écoles, pour l'aide qu'elle m'a apportée dans l'écriture de la première version de ce texte.

Je remercie mes stagiaires de 2019 et 2020, Axelle Gomez et Fiona Mégie, pour notre intérêt partagé concernant théories et pratiques. J'ai pensé à elles en écrivant ce texte. Elles sont maintenant psychologues et j'espère que ce texte leur sera utile.

Je remercie Maurice Villard et Thomas Rabeyron, psychologues, pour leurs remarques, qui m'ont permis d'avancer.

Je remercie l'équipe de la bibliothèque de l'EPSM, l'Établissement public de Santé mentale où je travaille. Merci à Soizick Derouet et Aïcha Ammi, pour leur soutien chaleureux et pour l'aide technique qu'elles m'ont offert.

Je remercie mon épouse, Isabelle, et mes filles, Mélisande et Ludivine, qui m'ont aidé et encouragé à écrire ce livre. Je remercie plus spécialement Ludivine, anthropologue, pour son aide.

[1] LAMBOTTE, Marie-Claude, *Esthétique de la mélancolie*. Paris, Aubier, 1999.
[2] SAINT GIRONS, Baldine, *L'acte esthétique*. Paris, Klincksieck, 2008.

# Sommaire

Remerciements .......... 7

Introduction .......... 11

**Première partie**
**Structure et psychose. Les différentes structures de la personnalité .......... 19**

I) Introduction. De quoi veut-on parler lorsqu'on utilise le mot « structure » ? .......... 21
II) Structure de la maladie et structure de la personnalité.
La psychose ordinaire comme mode de fonctionnement subjectif .......... 39
III) Positions subjectives .......... 41
IV) Mythes, histoire et développement .......... 45

**Deuxième partie**
**Structures symboliques et structuration du Je et du Monde .......... 47**

I) Les structures de la culture, de la société et de la famille…
et les complexes d'Œdipe et de castration .......... 49
II) La structuration du Je et du Monde .......... 61
III) Le rapport à autrui et à soi-même .......... 109
IV) Le moi et le chaos des sensations dans l'autisme .......... 139

**Troisième partie**
**Le diagnostic de structure.**
**Les psychoses de l'enfant, de l'adolescent et de l'adulte .......... 161**

I) Introduction .......... 163
II) Le diagnostic de structure selon Jean Bergeret .......... 169
III) Le diagnostic de structure selon Lacan .......... 171
IV) Différencier les délires, psychotique ou non .......... 189
V) La psychose selon Piera Aulagnier .......... 199

QUATRIÈME PARTIE
**Le diagnostic de structure en clinique infantile. Les psychoses infantiles....... 215**

I) Introduction........................................................................................ 217
II) Références bibliographiques concernant les psychoses infantiles .................... 221
III) Constitution de la potentialité psychotique d'une éventuelle psychose pouvant apparaître chez le jeune ou l'adulte ........................................................ 223
IV) La psychose apparaissant durant l'enfance.
Perspective de la pédopsychiatrie d'orientation psychanalytique :
Roger Misès et René Diatkine ........................................................................ 225
V) La psychose symbiotique .......................................................................... 231
VI) Quelles questions se poser pour poser un diagnostic de structure lorsqu'on rencontre l'enfant et sa famille ? ..................................................... 235
VII) Les psychoses infantiles ........................................................................ 239

**CONCLUSIONS ........................................................................................ 271**

**POSTFACE D'ÉMILE JALLEY ........................................................................ 293**

**BIBLIOGRAPHIE ....................................................................................... 301**

**TABLE DES MATIÈRES ............................................................................... 309**

# Introduction

## 1) À l'origine de ce livre

En 2015 j'ai participé à l'organisation d'une journée d'étude[1] intitulée « Les psychoses, au fil des âges de la vie ». Nous avions alors formulé ainsi, mes collègues et moi, nos questions :

« Face à la diversité des tableaux cliniques présentés par chaque sujet, enfant, adolescent ou adulte, nous pouvons interroger l'unité du concept : Qu'appelle-t-on psychose ? Les psychoses infantiles et les psychoses de l'adulte, en quoi est-ce la même chose ? Peut-on repérer chez l'enfant, comme chez l'adulte, des processus psychopathologiques typiques ?

Et plus concrètement, dans notre pratique quotidienne, nous nous demandons : Pourquoi dit-on de ce sujet-là qu'il est psychotique ?

Nous nous demandons aussi :

À quel âge de la vie la structuration psychotique de la personnalité se produit-elle ? Que deviennent les psychoses infantiles ? Y a-t-il des âges de la vie auxquels le risque de décompensation est plus important ? Quelles possibilités de symbolisation, de sublimation ou de suppléance se présentent à tel âge de la vie ? »

Nous voulions également « tenter de comprendre comment fait le sujet « psychotique pour vivre et habiter le monde ».

En 2017, pour transmettre mon expérience clinique à mes collègues, j'ai rédigé un texte intitulé « La structure de personnalité psychotique chez l'enfant ». J'avais, depuis le début de ma carrière, accumulé des observations cliniques dans le double but de témoigner de ma pratique et de faire des travaux de recherche. J'ai utilisé ces observations pour étayer mon propos. Ce texte a été intégré dans le livre actuel.

En 2018 et 2019, j'ai donné un cours aux internes de l'EPSM[2], cours intitulé « Éléments pour le diagnostic de structure ». Il s'agissait de donner des points de repère pour répondre à la question suivante : « Comment poser un diagnostic de structure avec les adultes, et en particulier avec les adultes psychotiques ? »

---

[1] Cet événement était organisé par le collège des psychologues de l'EPSM dans lequel je travaille.

[2] Établissement public de santé mentale.

J'ai écrit le présent livre en 2020 et 2021 à partir des textes produits en 2017 et 2018.

On y trouve une présentation des méthodes permettant de répondre à cette question clinique essentielle : « Névrose ou psychose ? » Et cela, tant dans le champ de la psychopathologie de l'adulte et du jeune adulte que dans celui de l'enfance.

Nous nous sommes également interrogés sur le sens donné au mot « structure ». Selon la théorie de référence, il peut s'agir de la structure :

- D'une maladie mentale (structure clinique),
- De la personnalité,
- Du caractère,
- Du moi (structure imaginaire, dirait Lacan),
- De l'inconscient (analogue à celle du langage, selon Lacan),
- Du monde (nouage du réel, de l'imaginaire et du symbolique).

Au fil de ce travail, j'ai été amené à faire un détour intéressant du côté de la philosophie et de la psychologie. Nous sortirons des sentiers battus dans le chapitre consacré à la structuration du Je et du Monde. J'y parlerai de notre rapport à autrui et de notre rapport au monde. Les rapports que nous entretenons avec les animaux, les dieux et les idéaux seront également pris en considération. À plusieurs reprises il sera question dans cet ouvrage de ce que l'on appelle communément la réalité et le fantasme, ou l'imaginaire.

## 2) Les questions auxquelles nous avons essayé de répondre

— Lecteur, ne recule pas devant tant de questions. Les réponses viendront en leur temps.

Dans le champ de la psychopathologie, qu'elle soit ordinaire, « banale », ou bien franchement pathologique et « psychiatrisée », nous nous sommes posé les questions suivantes :

La distinction entre le normal et le pathologique correspond-elle à la différence entre la névrose et la psychose ?

Qu'appelle-t-on « structure » et structures de la personnalité ?

Comment faire le diagnostic de structure, et à quoi cela va-t-il servir ?

Comment distinguer la structure psychotique de la structure névrotique ?

Dans le champ de la psychiatrie, on distingue les psychoses infantiles de celles qui apparaissent à l'adolescence et à l'âge adulte.

À quoi cela sert, de parler de psychose infantile ? Et quel sens peut-on donner aujourd'hui à ce terme ?

Enfin, s'agissant des enfants, dans le champ de la psychologie « normale » ou de la « psychopathologie » de la vie quotidienne, nous nous posons ces questions :

Peut-on repérer la structure de la personnalité dès l'enfance ? Et, si oui, comment ? Quelles seraient les caractéristiques de la structure ou de la structuration psychotique de la personnalité de l'enfant ?

## … diagnostic de structure ?

*… de structure sert à choisir le mode d'intervention dans le …nsultation ou d'une psychothérapie dans le cadre d'une …l'une psychothérapie.*

…a pas de la même façon avec un autiste, un psychotique, un névrosé.

Lorsqu'un psychotique présente une certitude délirante, cela ne sert à rien de le contredire dans l'espoir de le ramener à la réalité. On ne peut que tenter d'introduire un peu de doute dans ses propos. On peut par exemple montrer notre étonnement et demander : « — Qu'est-ce qui vous fait dire cela ? ».

Augustin Jeanneau, psychiatre et psychanalyste, écrit qu'on gagnerait tout à affiner une clinique qui depuis longtemps piétine, pour avoir séparé la description du délire des mouvements psychodynamiques qui en donneraient le sens et expliqueraient ses variétés.

> « C'est assurément réserver la priorité à l'examen de la structure en cause et des enjeux du conflit, sans pourtant rien négliger des transformations extérieures, aperçues du fond de son être par le sujet délirant. Il va de soi qu'aucun échange significatif, aucune démarche psychothérapique efficace ne pourraient ignorer ce qu'il en est du refoulement pulsionnel, de la culpabilité ou de la honte, des déceptions profondes et de la violence intérieure, de la peur d'être vu ou des risques de la rencontre aliénante. On verra mieux ainsi pourquoi certains délires se barricadent dans leur système, quand d'autres varient en fonction de l'approche compréhensive qu'on peut en faire dans l'échange avec le patient[1]. »

Le diagnostic de structure permet également de diriger la cure psychanalytique ou la psychothérapie d'inspiration psychanalytique.

Selon Gisela Pankow, lorsque couve la psychose, il y a des risques sérieux d'accident grave après des interrogations d'anamnèse. Comme le processus de destruction dans la psychose s'attaque au processus de symbolisation, dit-elle, toute approche du registre symbolique demande une technique analytique appropriée pour écarter un tel accident[2].

J'ai rencontré quelques mères et enfants qui étaient dans l'impossibilité de dire le nom du père de l'enfant. Les simples questions que l'on pose d'ordinaire en début de rencontre, pour présenter la famille, soulevaient de fortes résistances et pouvaient compromettre la suite de l'entretien. On ne pouvait pas mentionner le nom de celui dont on ne devait pas parler dans la famille. Le nom du géniteur était tabou.

Lors des entretiens préliminaires, les psychanalystes repèrent la structure, de façon à éviter les risques de décompensation durant la cure.

Le diagnostic différentiel permet notamment de savoir s'il faut interpréter ou pas. L'interprétation lacanienne joue sur l'équivoque du sens des mots. Un sens peut en cacher un autre. Un mot peut en cacher un autre. Ainsi le

---

[1] JEANNEAU Augustin, *Les délires non psychotiques.* Paris, PUF, 1990, pp. 182-183.

[2] PANKOW Gisela, *Structure familiale et psychose.* Paris, Aubier-Montaigne, 1977, pp. 8-9.

signifiant lion peut-il évoquer l'animal ou la ville de Lyon. … psychotique pourrait être perturbé par le jeu sur l'équivoque, le double … d'un mot. Avec certains sujets on évitera donc d'interpréter ainsi.

À propos de l'orientation de la conduite de la cure psychanalytique du psychotique ordinaire, Jean-Claude Maleval écrit :

> « Il ne s'agit […] pas de s'orienter sur le déchiffrement du symptôme, ni sur une élucidation du passé, ni sur le dégagement d'un objet de jouissance, mais de favoriser l'émergence d'une solution qui permet de restaurer un nouage des dimensions de la structure subjective, symbolique, imaginaire et réel. Il convient ainsi de se prêter à la recherche d'inventions inédites ou à la restauration d'un branchement. Certains sujets se stabilisent par la routine, en prenant appui sur des identifications conformistes, d'autres, par l'invention, en élaborant une suppléance[1] ».

La cure permet d'aider à conserver les modes de stabilisation opérants et à trouver éventuellement de meilleures solutions (création d'un « sinthome[2] »). Elle permet de plus une perte de jouissance dans l'exercice de la parole.

Il faut inviter le névrosé à s'interroger sur son histoire et à rechercher la vérité de son désir refoulé qui s'exprime dans ses symptômes, ses rêves, ses actes manqués, ses oublis, ses rêveries diurnes.

Mais cette démarche n'est pas souhaitable dans le cas d'un sujet de structure psychotique, qu'il faut soutenir, dont il faut limiter la jouissance, et qu'il faut encourager à parler et à trouver ses solutions, dans le champ de la création notamment. Le clinicien doit soutenir ce qui de l'idéal s'ébauche dans le fantasme pour permettre au sujet de composer avec la jouissance ainsi cadrée[3].

Cela dit, certains psychotiques trouveraient dans un travail conjugal ou familial des informations utiles pour construire le sens de leur vécu et comprendre la raison de certaines angoisses. Il y a des non-dits dans certains couples et dans certaines familles. Cela empêche de penser la situation actuelle ou l'histoire. Des révélations au sein du couple pourraient aider certains sujets. Des bribes de souvenirs liées à des traumatismes anciens pourraient trouver sens en étant raccordées aux récits de ceux qui dans la famille savent ce qui s'est passé autrefois[4].

---

[1] MALEVAL Jean-Claude, *Repères pour la psychose ordinaire*. Paris, Navarin, 2019, p. 210.

[2] Le sinthome est un concept de Lacan relatif à la création et au symptôme dans la psychose.

[3] D'après Maleval, *op. cit.*, p. 172.

[4] Gisela Pankow donne deux exemples de révélation de secret concernant des couples (Pankow, *op. cit.*, p. 50 et 65-66).

*À quoi sert le diagnostic de psychose en psychiatrie et en pédopsychiatrie ?*

Selon la structure on n'indiquera pas les mêmes activités thérapeutiques, pas les mêmes médiations. Les approches corporelles impliquant un contact peuvent être mal vécues par des psychotiques.

Dans l'EPSM [1] où je travaille, j'entends moins qu'autrefois les psychiatres et pédopsychiatres parler de psychoses. Comme à notre époque les hospitalisations sont réduites, on peut se demander si ce diagnostic ne servait pas, entre autres choses, à justifier une longue hospitalisation. La disparition de la notion de psychoses infantiles me semble en lien avec la politique de fermeture des hôpitaux de jour.

L'Asile était un lieu d'enfermement et de protection. La psychose infantile était l'objet d'étude privilégié de la pédopsychiatrie. L'enfant psychotique était la figure emblématique d'une catégorie particulière d'enfants inadaptés.

Le diagnostic de psychose servait à trier les enfants, à désigner ceux qui seraient pris en charge par l'hôpital psychiatrique. Les « débiles » étaient quant à eux dirigés vers les Instituts médico-éducatifs, et les « caractériels » et « cas sociaux » étaient pris en charge par les Instituts de rééducation.

Le diagnostic de structure a sans doute servi à établir des pronostics dans un contexte où la psychose, conçue sur le modèle de la démence précoce, était considérée comme une grave maladie relevant d'une hospitalisation. C'est sans doute la gravité des conséquences de l'annonce d'un tel diagnostic qui a retenu les pédopsychiatres de parler de psychose avant l'adolescence.

*Le diagnostic de psychose sert aussi à comprendre certains problèmes d'adaptabilité du sujet aux exigences éducatives ou sociales*

Le clinicien peut, d'une part, aider l'équipe soignante, les éducateurs ou les enseignants à tenir compte des particularités du sujet. Et, d'autre part, il peut aider le sujet à trouver des solutions concrètes pour qu'il se sente moins en danger et pour qu'il puisse trouver des points de repère et des façons de faire qui lui conviennent.

Par exemple : tel enfant s'oppose systématiquement à la demande de l'Autre. Il conviendra de ne pas lui demander de faire son travail en s'adressant à lui de façon directe, frontale. Il sera plus simple d'adresser la demande au groupe plutôt que de cibler uniquement cet enfant.

## 4) Plan de l'ouvrage

Dans une *première partie*, nous présenterons les différentes structures de la personnalité. Nous compléterons la théorie des structures par la notion de

---

[1] Établissement public de santé mentale.

position subjective, employée par divers auteurs, dont Mélanie Klein. Nous évoquerons les rapports entre la structure, l'histoire et le développement.

Dans une *seconde partie* nous considérerons le moi, le Je, autrui et le monde d'un point de vue structural et constructiviste.

Nous présenterons tout d'abord les structures symboliques, la donne familiale et culturelle. La culture, la société et la famille ont une fonction structurante, tout comme les complexes d'Œdipe et de castration. Les mythes et les fantasmes ont un rôle essentiel dans la construction de notre histoire.

Nous évoquerons ensuite la représentation de la structure de la personnalité. Et nous parlerons de notre rapport au monde, à autrui et à nous-mêmes. Nous étudierons la structuration conjointe du moi, d'autrui et du monde. Henri Wallon nous aidera à penser les liens intimes qui existent entre eux.

Différents niveaux de fonctionnement de la pensée et de l'expression peuvent être distingués. Nous les mettrons en rapport avec les étapes qui permettent de construire la réalité, la réalité symbolisée d'un monde commun.

Les mondes des autistes, des psychotiques et des névrosés dépendent des fonctionnements à l'œuvre dans la perception et la représentation du réel de chacun de ces sujets.

Selon Freud, le moi est en conflit avec le ça dans la névrose, tandis que dans la psychose il est en conflit avec le monde extérieur. Nous tiendrons compte de cette distinction entre un danger interne et un danger externe.

Nous penserons donc la structuration du moi en lien avec la structuration du monde. Nous considérerons notamment que l'édification des défenses structurant le moi n'est pas indépendante de l'organisation de l'espace du monde.

La structure du monde est probablement en péril dans plusieurs situations :

- Lorsqu'un sujet ne trouve plus d'attrait aux êtres et aux choses[1],
- Lorsque le dégoût et la haine suscitent, chez un sujet hors de lui, la colère et la destruction,
- Lorsque la panique mène au chaos,
- Lorsque l'inquiétante étrangeté du monde devient déréalisation.

Nous nous intéresserons en particulier aux efforts des malades psychotiques pour faire tenir un monde ou pour le reconstruire. Nous ferons référence à Jacques Lacan qui parle de ces déstructurations et restructuration en termes de nouage du Réel, du Symbolique et de l'Imaginaire. Ce nouage donne consistance et saveur au monde et à l'existence.

Cela semble être une nécessité vitale pour l'être parlant que de se raconter une histoire pour pouvoir jouer un rôle sur la scène du monde. Et

[1] C'est le cas dans la mélancolie.

pour incarner un personnage vivant sur la scène du monde, il faut être porté par le désir. Mais c'est parfois la jouissance ou l'angoisse qui prédominent dans notre rapport au monde.

Nous verrons que l'angoisse n'est pas la même selon le niveau de structuration du Je et du Monde, et nous décrirons les expériences fondamentales de l'angoisse. Nous parlerons à cette occasion des angoisses des autistes et des modalités de leur perception du monde.

Dans une *troisième partie,* nous traiterons des différences entre névroses et psychoses chez les adultes, tout en essayant de comprendre ce qu'on appelle psychose.

Nous nous référerons pour cela aux points de vue de Jean Bergeret et de Jacques Lacan. Nous nous appuierons principalement sur le travail de Christophe Chaperot pour distinguer les critères du diagnostic différentiel. Nous ferons référence aux livres d'Augustin Jeanneau et de Jean-Claude Maleval pour distinguer les délires psychotiques des délires non psychotiques. Puis nous présenterons la théorie des psychoses de Piera Aulagnier. Elle distingue trois niveaux de fonctionnement psychique (originaire, primaire et secondaire).

Nous ferons la transition avec le chapitre suivant en abordant la question de la potentialité psychotique qui peut apparaître dans l'enfance. Cette potentialité pourrait donner lieu, ou pas, à une décompensation psychotique chez l'adulte ou lors de l'adolescence.

Dans la *quatrième partie,* nous parlerons du diagnostic de structure en clinique infantile.

Nous aborderons alors la difficile question des psychoses infantiles.

Précisons que ces pathologies sont différentes des psychoses qui apparaissent à l'adolescence et à l'âge adulte.

Rappelons que les pédopsychiatres ne posent plus depuis longtemps de diagnostic de psychose infantile. En France, ils préféraient parler de dysharmonie évolutive de structure psychotique et de pathologie limite de l'enfance. Et l'élargissement du champ de l'autisme au-delà des classiques descriptions de Kanner et d'Asperger a éclipsé les psychoses infantiles, du moins dans le discours médical officiel. Nombre de pédopsychiatres s'interdisent maintenant de parler officiellement de psychoses infantiles. Certains tentent même d'interdire aux autres d'en parler. Mais il y a toujours des enfants psychotiques, et des soignants qui, entre eux, parlent de possibles psychoses infantiles ou de risques de structuration psychotique.

La psychose infantile reste une réalité effective. Nous témoignerons de notre expérience clinique en en donnant plusieurs exemples. Que voient ces cliniciens ? Qu'est-ce qu'ils nomment « psychose » ? Comment caractérisent-ils la structure ou la structuration psychotique de l'enfant ? Quel sens donner à ce terme de « psychose infantile » ? Nous répondrons à ces questions.

### 5) Remarque liminaire

Les récits de cas cliniques rapportés dans ce livre ont subi quelques modifications de façon que l'on ne puisse pas reconnaître les personnes concernées. J'ai notamment changé les noms, y compris le mien pour éviter que mes patients achètent mon livre.

# PREMIÈRE PARTIE

# Structure et psychose.
# Les différentes structures de la personnalité

# I) INTRODUCTION.
# De quoi veut-on parler lorsqu'on utilise le mot « structure » ?

## A) L'USAGE DU TERME « STRUCTURE » EN PSYCHOPATHOLOGIE

### 1) Ma personnalité divisée vue comme un tout

Dans le champ de la psychologie clinique psychanalytique, la notion de structure a permis une approche globale. Cette approche globale prend en considération la dynamique des forces à l'œuvre au sein d'une personnalité, notamment les conflits entre les instances qui composent la personnalité[1].

Karen Horney a décrit la névrose[2]. Elle a mis l'accent sur le rapport aux autres et à soi-même, en termes de tendances névrotiques. Par exemple, un besoin d'affection, une tendance à la soumission et la dépendance qui en résulte. Elle s'est notamment intéressée à la distance qui se crée entre l'image idéalisée de soi et le véritable moi. Le névrosé méconnaît ses émotions et ses véritables sentiments. Cela peut aller jusqu'à une sorte de perdition lorsque le sujet vit dans l'ignorance de ce qu'il ressent et de ce qu'il désire.

Comment peut-on envisager la structure de notre personnalité lorsque l'on fait une cure psychanalytique ? Karen Horney parle de la compréhension globale que nous pouvons avoir de l'ensemble des forces qui nous animent, nous déchirent, nous inhibent. Lors d'une psychanalyse, le névrosé va ressentir des émotions, sources d'intuitions qui le feront s'approcher de son véritable moi. Expériences émotionnelles et compréhension intellectuelle vont lui permettre de reconnaître ses tendances névrotiques et leurs conséquences. Le névrosé pourra ainsi se découvrir et se comprendre. Il lui faudra pour cela acquérir une vue d'ensemble sur ses tendances et comprendre leurs interactions.

---

[1] On peut lire à ce propos : FREUD Sigmund, *Nouvelles conférences d'introduction à la psychanalyse.* Paris, Gallimard ; et LAGACHE Daniel, *Agressivité, Structure de la personnalité et autres travaux. Œuvres, Tome IV.* Paris, PUF, 1982, chapitre « La psychanalyse et la structure de la personnalité ».

[2] HORNEY Karen (1937), *La personnalité névrotique de notre* temps. Paris, L'Arche, 1953.
HORNEY Karen (1942), *L'auto-analyse.* Paris, Stock, 1978.
HORNEY Karen (1945), *Nos conflits intérieurs.* Paris, L'Arche, 1955.

« Ce que nous voyons se développer, ce n'est pas une accumulation d'intuitions, mais une structure », écrit Karen Horney[1].

S'opposent donc, d'un côté, l'image idéalisée de soi, sorte de portrait du moi officiel — un tableau trompeur donc, et, de l'autre côté, la personne réelle, dont la personnalité ne pourra être appréhendée que de façon globale, comme une structure. L'expérience émotionnelle ne donne accès qu'à des traits de personnalité. La cohérence de l'ensemble est à reconstruire.

## 2) Le cristal de la structure et ses lignes de faille

Pour écrire les lignes qui suivent, nous nous appuierons sur un ouvrage de Miguel Sierra Rubio[2].

*La représentation d'une structure est une façon d'ordonner le matériel clinique et de distinguer,* parmi la diversité des manifestations cliniques, *les moments et les formes de l'expression de la structure clinique.*

Les moments et les formes, nous dit Miguel Sierra Rubio. C'est dire qu'il sera tenu compte des changements qui s'imposent à certains moments cruciaux de notre histoire. Ces changements me semblent pouvoir être considérés comme des moments de structuration, de déstructuration et de restructuration.

Nous observons :

- L'établissement des défenses contre le traumatisme,
- La constitution d'une prédisposition à telle ou telle maladie,
- Les formations réactionnelles,
- Les manifestations de l'inconscient,
- La mise en échec des défenses,
- La régression,
- La constitution des symptômes,
- La constitution des inhibitions,
- La formation des complexes,
- La généalogie des motifs d'angoisse[3].

Freud a utilisé le concept de structure pour mettre à jour *la structure et le type clinique* présents derrière la symptomatologie d'un sujet. Par exemple, une structure névrotique, de type hystérique.

Le diagnostic freudien classique nécessite l'usage d'une psychopathologie précise détaillant *diverses formes de névroses et de psychoses ainsi que des formes de perversion.*

---

[1] HORNEY (1945), p. 206.

[2] SIERRA RUBIO Miguel, *Les structures cliniques. Fondements et perspectives d'une doctrine lacanienne.* Rennes, Presses universitaires de Rennes, 2019.

[3] Les deux derniers points, relatifs aux complexes et aux motifs d'angoisse, je les ai ajoutés à ceux évoqués par Miguel Sierra Rubio.

La psychopathologie et le diagnostic permettent d'identifier le type clinique, une hystérie par exemple, ainsi que la structure clinique d'un sujet (dans cet exemple, une structure névrotique). Ce sujet peut présenter un symptôme, une phobie par exemple, que l'on retrouvera dans une autre structure. On rencontre en effet également la phobie chez certains sujets de structure psychotique.

*Un même symptôme peut se retrouver dans diverses structures et dans différents types cliniques.*

*Les symptômes de divers types cliniques peuvent se retrouver chez un même individu, articulés au sein d'une même structure.*

Miguel Sierra Rubio n'en parle pas, mais lorsque l'on s'intéresse aux inhibitions, aux formations réactionnelles et aux traits de caractère, on peut sans doute *retrouver certains traits de caractère chez des individus relevant de structures et de types cliniques différents.* La méfiance par exemple. Il n'est pas rare de trouver une tendance paranoïaque chez des sujets névrosés.

On sait, écrit Émile Jalley, « qu'il existe une échelle de degrés variables entre le normal et le pathologique, le caractère et le symptôme, et qu'en outre telle pathologie singulière chez un individu déterminé se présente toujours comme un mélange, un cocktail où plusieurs composantes peuvent interférer sous l'égide d'une dominante — hystérie avec névrose obsessionnelle, mélancolie avec paranoïa, etc.[1] ».

Jalley ajoute :

> « À propos de l'interférence et de la composition des entités structurales dans chaque cas singulier se fait jour, pour les esprits bien formés, la tension latente entre les deux pôles d'une antinomie, deux formes de réductionnisme et de pensée simpliste, celle d'un structuralisme sans genèse et celle d'un génétisme sans structure[2]. »

Cette façon de faire de la psychopathologie et de la clinique, Freud la tenait en partie de Charcot. Mais elle lui a également été inspirée par la *méthode utilisée en minéralogie* pour distinguer les cristaux et étudier la composition hétérogène des roches[3]. D'où la *métaphore du cristal de la structure.*

La métaphore du cristal brisé a permis à Freud de montrer les lignes de clivage de la personnalité impliquées dans les conflits caractéristiques de chaque structure.

« Le tomber-malade devient une question de désarticulation structurale[4]. » Jacques Lacan proposera ultérieurement l'image de nœuds qui se défont.

---

[1] JALLEY Émile, *La crise de la philosophie en France au 20e siècle. D'Héraclite et Parménide à Lacan.* Paris, L'Harmattan, 2013, pp. 304-305.

[2] *Ibid.*, pp. 304-305.

[3] Comme l'a montré Miguel Sierra Rubio.

[4] SIERRA RUBIO Miguel, *op. cit.*, p. 89.

Freud[1] a comparé les malades mentaux à des structures fêlées et fissurées. *La décompensation psychotique est comparable à l'éclatement d'un cristal.* Freud remarque qu'un cristal se casse suivant ses directions de clivage en des morceaux dont la délimitation était déterminée à l'avance par la structure du cristal. La structure du sujet psychotique présenterait de la même façon des lignes de clivage. La fragmentation du moi dans la psychose se produirait là où se trouvent ces lignes de faille.

Dans *le délire d'observation*, nous dit Freud, le moi est regardé par le surmoi. Moi et surmoi peuvent se séparer ou se réunir. C'est dire, me semble-t-il, que le surmoi est un regard porté sur nous-mêmes que nous ressentons comme familier ou comme étranger. Lorsque le sentiment d'étrangeté est fort, on parlera d'*un clivage entre le moi et le surmoi*.

Bien sûr, cela a à voir avec l'exposition de soi sur la scène familiale et sociale. Piera Aulagnier[2] écrira :

> « On rencontrera toujours dans la constitution (du puzzle du Je) des lignes de fragilité, ou encore la potentialité d'une fissure. Cette fissure peut se situer à l'intérieur de l'assemblage central : nous aurons à faire à la potentialité psychotique qui se définit [...] par un conflit entre identifiant et identifié. »

C'est-à-dire que le sujet ne se retrouve pas dans les discours que sa mère, principalement, mais aussi son père et la société, tiennent sur lui.

« Je ne suis pas ce que vous voyez, je suis un identifiant auquel on a imposé un identifié qui n'est pas son œuvre », pourrait-il dire[3].

*L'accord ne se fait pas, entre le sujet et son entourage, sur la définition « officielle » de son moi.* La quête d'une reconnaissance de son image se heurte à l'identité qui lui est assignée.

Selon Freud une régression aurait lieu chez le sujet qui tombe malade. *Dans les névroses il s'agirait d'une régression des investissements libidinaux ou de l'organisation de la libido, tandis que dans les psychoses il s'agirait d'une régression du moi*[4]. Jacques Lacan au début de son œuvre parlait d'une régression narcissique en deçà du stade du miroir, jusqu'à l'auto-érotisme.

Le destin de la pulsion scopique prend un tour inquiétant dans le délire d'observation. D'une part le sujet se sent regardé, au lieu d'être celui qui

---

[1] FREUD Sigmund, *Nouvelles conférences d'introduction à la psychanalyse,* Paris, Gallimard, 1984, pp. 82-83.

[2] D'après DE MIJOLLA-MELLOR Sophie, *Penser la psychose. Une lecture de l'œuvre de Piera Aulagnier, op. cit.*, p. 47 ; où elle cite un extrait de l'article d'Aulagnier : AULAGNIER Piera, « Le potentiel, le possible et l'impossible : catégories et repères du champ clinique », *Topique,* n° 62, 1997, p. 11.

[3] D'après DE MIJOLLA-MELLOR Sophie, *Penser la psychose. Une lecture de l'œuvre de Piera Aulagnier, op. cit.*, p. 46.

[4] FREUD Sigmund (1916-1917), *Conférences d'introduction à la psychanalyse.* Paris, Gallimard, 1999, Chap. « La théorie de la libido et le narcissisme » (vingt-sixième conférence).

regarde le monde. D'autre part le moi se sent exposé au regard de l'Autre, au lieu de jouer à se cacher et à se faire voir sur la scène du monde.

De plus, *dans la régression narcissique psychotique, le sujet se sent non seulement regardé, mais également parlé et identifié.*

## 3) Les structures distinguées

« La *nosologie*, entendue comme théorie du "tomber-malade", rassemble les idées concernant la définition et le rapport entre la normalité et la pathologie. L'*étiologie*, ou étude des causes de la maladie, définit le terrain dont relève la morbidité du psychisme. La *pathogénie*, enfin, se réfère à la théorie de la formation du symptôme », écrit Miguel Sierra Rubio[1].

Freud a constitué une psychopathologie tenant compte de l'étiologie, de la nosologie et de la pathogénie.

C'est pourquoi il a distingué entre d'un côté les névroses actuelles, et, de l'autre, *les névroses de transfert, les névroses narcissiques et les psychoses.*

En effet, les premières ne relèveraient pas de mécanismes psychiques et ne dépendraient pas de ce qui s'est passé dans l'enfance. En revanche, les autres névroses et les psychoses dépendent de *prédispositions à tomber malade qui sont en rapport avec l'organisation des mécanismes de défense* du moi durant l'enfance.

La différence entre les névroses de transfert et les psychoses est liée aux difficultés rencontrées dans la cure des psychotiques. Ce critère a été également employé depuis pour distinguer les états limites, qu'on n'arrivait pas à traiter au moyen de la cure classique[2].

La différence entre *la structure névrotique et la structure psychotique* a été pensée par les psychanalystes de diverses écoles en référence au complexe d'Œdipe.

« Deux grandes organisations psychiques peuvent se penser : l'une référée à l'Œdipe, dite névrotique ; l'autre qui n'est pas organisée par l'Œdipe, mais au mieux par un délire, et dite psychotique », écrit Chaperot[3].

Jacques Lacan a ultérieurement accordé plus d'importance à un autre complexe, le complexe de castration.

Ces deux complexes font référence aux différences de sexe et de génération. Il est également question des figures parentales et des modèles de père et de mère présents dans la culture et la famille. Enfin il est question de la socialisation de l'enfant, au sens de la formation du Surmoi et de l'Idéal du moi.

---

[1] SIERRA RUBIO Miguel, *Les structures cliniques. Fondements et perspectives d'une doctrine lacanienne.* Rennes, Presses universitaires de Rennes, 2019, p. 26.

[2] MISES Roger, *Les pathologies limites de l'enfance.* Paris, PUF, 1990, coll. Le fil rouge, p. 12.

[3] CHAPEROT (1998), p. 562.

L'étiologie des psychoses et névroses narcissiques implique le développement du moi et du moi idéal.

Freud a identifié le conflit particulier qui est à l'œuvre dans chacune de ces affections (névroses de transfert, névroses narcissiques et psychoses). Il a également identifié les mécanismes à l'origine des structures névrotique, psychotique et perverse.

Selon Freud[1], la *névrose de transfert* correspond au conflit entre le moi et le ça. Son mécanisme fondamental est le refoulement.

La *psychose* correspond au conflit entre le moi et le monde extérieur. Son mécanisme fondamental est le rejet. Jean Bergeret parlera d'un déni de la réalité. Jacques Lacan nommera « forclusion du Nom-du-Père » ce mécanisme spécifique. On a également évoqué la régression narcissique.

La *névrose narcissique* correspond au conflit entre le moi et le surmoi. Marie-Claude Lambotte identifiera le mécanisme fondamental à l'œuvre dans la mélancolie (une forme particulière de déni, un déni d'intention).

La *perversion* se caractérise par un déni portant sur la castration de la mère phallique.

## 4) Caractéristiques de la structure clinique selon le discours lacanien

Voici une citation de Miguel Sierra Rubio présentant le discours lacanien sur les structures des névroses, des psychoses et des perversions :

> « Ainsi, une certaine doxa psychanalytique définit les structures cliniques par cinq grands traits :
>
> *Étanchéité nosographique.* Les trois catégories majeures sont mutuellement excluantes : un sujet ne peut pas être en même temps névrosé et psychotique, ou psychotique et pervers, ou névrosé et pervers. [...] il n'est pas possible d'établir des catégories intermédiaires ou des passages entre deux — du genre *borderline*.
>
> *Subversion du diagnostic comme position subjective.* [...] diagnostiquer une structure clinique consiste à repérer la position du sujet, dont il est toujours responsable, par rapport à l'Autre.
>
> *Fondement sur des opérateurs inconscients déterminant une stratégie face à la castration.* La névrose est en ce sens déterminée par l'opération du refoulement, la psychose par la forclusion du Nom-du-Père et la perversion par le déni. Il s'agit pour le sujet de trois mécanismes destinés à affronter la castration — autrement dit, le non-rapport sexuel.

---

[1] FREUD Sigmund (1924), *Névrose et psychose,* In : FREUD Sigmund, *Névrose, psychose et perversion, op. cit.*, pp. 284-286.

*Organisation logique en deux niveaux.* Chaque catégorie majeure du triptyque constitue une variété générique de types cliniques[1], qui sont structurés par les rapports que le sujet entretient au désir de l'Autre. Cette logique organisatrice a favorisé l'application du terme *structure clinique* pour désigner les deux niveaux — celui des catégories majeures génériques et celui des types cliniques spécifiques[2].

*Conception dialectique du rapport normalité-pathologie.* Il peut y avoir des stabilisations et des déstabilisations à l'intérieur de chaque structure. Les premières soutiennent un état clinique de normalité, tandis que les déstabilisations produisent des symptômes — d'où le fait que certaines structures cliniques ont été initialement saisies comme maladies[3]. »

Nous remarquerons au passage dans cette citation les points de repère trouvés dans le positionnement du sujet par rapport à l'Autre, ses rapports au désir de l'Autre et le mécanisme ou la stratégie que ce sujet adopte pour affronter la castration.

Je reviendrais plus loin sur la question de la position subjective. Sierra Rubio emploie ici cette expression à propos du rapport à l'Autre. Chez d'autres auteurs, elle peut être employée pour parler d'autre chose et ces derniers ne mettent pas forcément en correspondance directe « position subjective » et « structure ».

Freud a différencié au sein de chaque structure différents types cliniques. Il l'a fait non seulement en référence aux symptômes déjà repérés par les psychiatres, mais aussi en fonction du mode de formation des inhibitions, symptômes et angoisses. Par exemple : les symptômes dans l'hystérie de conversion touchent le corps tandis que dans la névrose obsessionnelle c'est la pensée qui est affectée.

Nous présenterons bientôt les principaux types cliniques.

Mais pour l'instant, évoquons la dialectique entre genèse et structure.

## 5) Parler de la genèse

Freud s'intéresse à la genèse de la personnalité et de la maladie. Lacan s'intéresse à l'histoire du sujet, mais il s'est écarté des théories des stades du développement de la libido et du moi, de même qu'il a abandonné le concept de personnalité.

Psychologue travaillant en pédopsychiatrie, j'ai continué à me référer aux concepts de stades et de personnalité. Les collègues qui travaillent avec des adultes peuvent se contenter d'une référence à l'infantile. Mais je ne peux pas quant à moi faire l'économie de la question de la structuration du moi et de la personnalité durant l'enfance et l'adolescence.

[1] Par exemple : l'hystérie est un type clinique relevant de la catégorie majeure des névroses.
[2] On pourra donc parler de la structure des névroses, mais aussi de la structure plus particulière d'une névrose comme l'hystérie.
[3] SIERRA RUBIO Miguel, *op. cit.*, pp. 20-21.

La question se pose donc pour moi de distinguer des structures dès l'enfance ou du moins d'étudier la structuration qui se produit dès l'enfance.

Je suppose que *le moi se constitue, et s'organise, de structurations en restructurations.* Et qu'il peut passer, dans les aléas de son histoire, par des états de déstructuration, ou, du moins, par des moments où le risque d'une déstructuration se fait ressentir.

## 6) Parler de la personnalité

Les psychanalystes lacaniens parlent de la structure (structure clinique, structure subjective).

Pourquoi n'utilisent-ils pas le mot de personnalité ?

Est-ce simplement pour éviter de faire référence aux théories de certains psychologues, qui rangent les individus dans les cases des typologies de la personnalité ?

Sans doute Lacan a-t-il évité d'utiliser ce mot pour se décaler d'une conception de la personnalité qui considérerait comme acquise l'unité de la personne. Comme si la personnalité d'une personne normale était une construction achevée. Or le sujet dont parlent les psychanalystes est clivé ou divisé.

Lacan avait dans un premier temps utilisé le concept de personnalité. Il avait alors conçu névroses et psychoses du point de vue du développement du moi, du surmoi et de l'idéal du moi. Mis à part l'exception de la paranoïa d'autopunition, Lacan considérait que la personnalité n'était pas achevée dans le cas des psychoses (la constitution de l'idéal du moi notamment). À cette époque Lacan considérait les choses du point de vue de l'imaginaire, dont relève le développement du moi. Par la suite il a introduit les dimensions du symbolique et du réel et sa conception de la psychopathologie a changé[1]. Certes l'idée de la personnalité comme fonction de synthèse entraîne l'idéal de l'unité de la personne, mais on peut à mon avis utiliser ce terme sans tomber dans l'illusion de l'unité de la personnalité.

Il me faudrait sans doute reprendre la critique par Lacan du rapport de Daniel Lagache[2] pour mieux comprendre la position de Lacan.

Quoi qu'il en soit, ce choix, de ne pas employer le terme « personnalité », a permis aux lacaniens une avancée. Lacan a élargi l'application du signifiant « structure » au-delà du champ de la personnalité, afin de pouvoir également l'appliquer à la structure de l'Autre, du langage, du Symbolique, voire de « l'Ordre symbolique », qui structure la réalité. La structure implique en effet non seulement la structure du moi, les mécanismes de défense du moi et la constitution des instances de la personnalité, mais aussi

---

[1] SIERRA RUBIO Miguel, *Les structures cliniques. Fondements et perspectives d'une doctrine lacanienne.* Rennes, Presses universitaires de Rennes, 2019, p. 109, 116, 120-124.

[2] LAGACHE Daniel, *Agressivité, Structure de la personnalité et autres travaux. Œuvres Tome IV*, Paris, PUF, 1982, chapitre « La psychanalyse et la structure de la personnalité ».

la structure symbolique. Ce symbolique était déjà présent dans la théorie de Freud lorsqu'il parlait de symbole phallique et lorsqu'il s'inspirait des mythes pour conceptualiser la libido, le désir et les complexes d'Œdipe et de castration.

La référence au concept de personnalité nous invite à tenir compte de l'orientation du fonctionnement psychique.

## 7) L'orientation du fonctionnement psychique. Une question de dedans et de dehors

On parlait autrefois de tendances à l'introversion ou à l'extraversion. Émile Jalley a montré que cet intérêt porté à autrui ou à soi-même variait lors du développement de l'enfant[1]. Jalley a également fait cette remarque fort intéressante :

> « [...] il existe deux modes fondamentaux de fonctionnement psychique, opposés de façon polaire (y compris les organisations mixtes) : ceux tournés vers le dehors (extraversion), et ceux tournés vers le dedans (introversion). C'est ce point d'importance cardinale qui, de tous les horizons de la psychologie, vient à la rencontre de la psychanalyse, plutôt centrée il est vrai, sur les notions de projection et d'introjection, qui lui sont spécifiques, mais qui par ailleurs n'expriment rien de fondamentalement différent[2]. »

Selon Jung, l'extraversion est le mouvement de la libido vers l'extérieur, qui se réfère à l'objet alors que l'introversion est le mouvement de la libido tournée vers l'intérieur et qui se tourne vers le sujet. Par exemple, l'extraversion domine dans l'hystérie alors que dans la démence précoce (la schizophrénie), c'est l'introversion[3].

Selon Marie-Laure Grivet-Shillito, l'extraversion et l'introversion « désignent et analysent deux orientations énergétiques de la conscience qui attirent respectivement l'individu soit vers le monde extérieur et ses objets, soit vers le monde intérieur et ses images[4]. »

Comme nous le verrons plus loin, *le fonctionnement psychique dans la névrose est tourné vers le danger refoulé au-dedans, tandis que dans la psychose le danger semble se situer à l'extérieur.* L'identification projective

---

[1] JALLEY Émile, *Wallon, lecteur de Freud et de Piaget.* Paris, Éditions sociales, 1981.
JALLEY Émile et MAURY Liliane. In : WALLON Henri, *Psychologie et dialectique : la spirale et le miroir textes de 1926 à 1961* choisis et présentés par Émile Jalley et Liliane Maury, Messidor-Éditions sociales, 1990.

[2] JALLEY Émile, *La guerre de la psychanalyse. Tome II. Le front européen.* Paris, L'Harmattan, 2008, pp. 725-726.

[3] D'après la page 28 du document suivant : https://psychaanalyse.com/pdf/vie_œuvre.pdf. Les notions d'extraversion et d'introversion ont été introduites par Jung qui les a développées dans son livre *Les types psychologiques.*

[4] GRIVET-SHILLITO, Marie-Laure, Article « extraversion/introversion », In : DE MIJOLLA Alain *et al.*, *Dictionnaire international de la psychanalyse.* Calmann-Lévy, 2002.

et l'excès de projection ont d'ailleurs été considérés par Mélanie Klein et ses élèves comme caractéristiques du fonctionnement psychotique.

Dans la schizophrénie, le sujet se tourne vers l'intérieur (angoisse et jouissance dans le corps) alors qu'un danger semblant provenir de l'extérieur menace.

C'est une question de dedans et de dehors.

Nous devons tenir compte du réel et de sa représentation, ainsi que de l'espace de la réalité psychique. Ce réel et cette représentation concernent non seulement le monde, mais aussi le corps propre. Cette réalité psychique est en relation avec les récits de rêves, les fictions et les jeux, les mythes et les rites, la poésie, les métaphores, les figurations et les arts. Nous ne pouvons pas simplement opposer au monde extérieur un intérieur corporel et psychique composé de sensations corporelles et de pensées. Nous sommes en effet corps et âme intriqués les uns aux autres. Nous ressentons le corps de l'autre et nous pensons avec autrui.

Si l'on veut parler d'espaces, alors nous devrons tenir compte :

- Des lieux de jeu et de création, dont nous avons besoin,
- Des espaces mythiques ou sacrés, qui nous inspirent,
- Des zones interdites, qui suscitent notre curiosité en même temps que notre inquiétude.

Je pense par exemple au théâtre, à l'île au trésor, au paradis ou à l'enfer.

Les névrosés prêtent à des réalités un sens symbolique secret, comme l'enfant qui s'amuse à passer par-dessus un petit ruisselet s'imagine franchissant le fleuve qui sépare son pays d'un autre. *Le monde fantasmatique des névrosés trouve un étayage dans la réalité où secrètement il s'incarne*[1].

Les choses se passent sans doute différemment pour l'enfant psychotique vivant dans une famille où règne la pensée opératoire. La donne familiale n'offre pas toujours à l'enfant une mythologie vivante et une poésie.

Le milieu familial ne procure pas toujours non plus des conditions de vie propres à permettre le développement personnel, le jeu et la création artistique.

## 8) Permanence et changement. Les psychoses posent la question de la construction et du maintien d'une structure

Dans le champ de la psychiatrie, la notion de structure a été associée à celle de maladie et plus particulièrement à la notion de psychose.

« La notion de structure fut introduite dans le champ psychiatrique français, dès les années 1920-1930, sous l'influence des phénoménologues, Minkowski principalement, pour désigner "l'organisation psychopatholo-

---

[1] FREUD Sigmund, « La perte de la réalité dans la névrose et dans la psychose » (1924). In : FREUD Sigmund, *Névrose, psychose et perversion.* Paris, PUF, 2010.

gique d'une psychose[1]". » Les psychiatres lacaniens se sont intéressés à la structure des psychoses.

Une personne change au fil des années. Les symptômes changent aussi. L'évolution d'une psychose maniaco-dépressive (PMD) en est un bon exemple [2]. Les psychiatres ont recherché le processus pathologique à l'œuvre, la maladie cachée derrière les variations du tableau clinique. Au-delà des épisodes de manie et de dépression, on peut repérer une structure psychotique.

Évoquer la structure fait donc d'abord penser à la structure de la personnalité et à la structure psychotique.

La notion de structure comme celle de personnalité me semblent répondre à une exigence d'unité, de continuité, de cohérence, de logique au-delà des variations de la conduite et de l'état de santé de la personne.

Le terme de structure est devenu synonyme de stabilité, de continuité et d'unité, peut-on lire dans *La névrose chez l'enfant. Approche clinique et projective*[3]. Les auteurs de ce livre déplorent cette façon de parler qui occulte une caractéristique de la structure, son potentiel de transformation. Ils prônent une approche privilégiant une logique des positions ou des processus.

Maurice Villard m'a judicieusement fait remarquer que : « Dans les psychoses, ce serait la construction ou le maintien d'une structure en tant que telle qui seraient en question. »

*La structure du moi ou du monde s'effondre lors de décompensations d'adultes psychotiques, ainsi que la structure du langage.* Les vécus de dépersonnalisation, de déréalisation, le syndrome de Cotard, les angoisses de morcellement et délires de fin du monde en témoignent. Le délire est une tentative de guérison qui reconstruit un monde et donne à nouveau une place à la personne dans cette nouvelle configuration de relations.

De l'enfance à l'âge adulte, la personnalité se structure et se restructure en plusieurs étapes. La construction du réel et la représentation du monde se constituent également au fil des années en passant par plusieurs stades. *Dans les psychoses infantiles, la construction d'une structure est donc* bien évidemment *en question.* Et nous pouvons voir apparaître à certains moments des signes de déstabilisation ou de déstructuration de l'organisation du moi et du monde.

Pour les psychanalystes qui suivent Mélanie Klein, le petit enfant passe par une phase psychotique dite schizo-paranoïde. Il s'agirait d'une sorte de « stade » du développement de l'enfant, voué à être dépassé.

---

[1] Citation extraite du livre de TRICHET (2011), lequel renvoie à l'article de GARRABE J., « De l'emploi du mot "structure" en psychiatrie », *L'évolution psychiatrique*, 2000, 65, p. 499-509, p. 504.

[2] Catégorie diagnostique que l'on employait au XXe siècle.

[3] CHAGNON Jean-Yves, DURAND Marie-Laure, HURVY Caroline, *La névrose chez l'enfant. Approche clinique et projective*. Paris, Dunod, 2015, p. 11.

*Jacques Lacan* développe une autre théorie. Ses élèves ne croient pas à l'existence d'un noyau psychotique au fond de la personnalité de tout un chacun. Pour eux *la psychose est une structure, définitive.*

Les pédopsychiatres ont la prudence de ne pas annoncer de diagnostic de psychose avant de voir ce qui se passe à l'adolescence. Roger Misès préférait parler de dysharmonies évolutives et de pathologies limites de l'enfance. *Jean Bergeret affirmait qu'un changement de structure était possible à l'adolescence.*

Jean Bergeret[1] rappelle que les appellations « névrose » et « psychose » ont été sans cesse l'objet de remaniement et de limitations quant à leur signification propre.

En pédopsychiatrie la question se pose aujourd'hui du sens à donner à l'expression « psychoses infantiles ».

## B) Quels sont les structures subjectives et les types cliniques qui existent ?

### 1) La structure névrotique et ses types cliniques

La structure névrotique se rencontre dans deux pathologies : *l'hystérie et la névrose obsessionnelle*[2].

La question s'est posée autrefois de savoir si la névrose phobique était une structure. Jacques Lacan a répondu par la négative[3].

On rencontrerait, sur les divans et en psychiatrie, moins de névrosés qu'au temps de Freud. Les tableaux cliniques ont changé. Il y a notamment moins de névrosés obsessionnels mettant en avant la culpabilité qui les fait souffrir. Les troubles névrotiques sont fréquemment associés à des symptômes relevant du champ de la dépression. Et les classifications médicales modernes détaillent les troubles sans chercher à les relier à une structure névrotique ou bien psychotique. Le concept de névrose tend donc à disparaître du champ de la santé mentale.

### 2) La structure psychotique, ses types cliniques. La mélancolie comme névrose narcissique. Les psychoses infantiles

*La structure psychotique* se rencontre dès l'adolescence et à l'âge adulte. *Elle se manifeste dans plusieurs pathologies psychiatriques, dont la schizophrénie et la paranoïa. Elle se rencontre aussi dans des états fugaces ou transitoires et dans les crises des psychoses aiguës.*

---

[1] BERGERET (2013) p. 135.

[2] Jean Bergeret était convaincu qu'il n'existait qu'une seule névrose, l'hystérie. Il l'affirme dans ce livre : BERGERET Jean, « Entretien sur la nosologie ». In : BOUHSIRA Jacques, DANON-BOILEAU *et al.*, *Nosographie psychanalytique.* Paris, PUF, 2011, p. 189.

[3] Cf. SIERRA RUBIO Miguel, *op. cit.*, p. 176.

La question se pose de maintenir ou pas la distinction que Freud avait faite entre les psychoses et *la mélancolie*, considérée alors comme une névrose narcissique. Marie-Claude Lambotte défend la thèse de la névrose narcissique, en distinguant bien entre mélancolie et psychose maniaco-dépressive.

Jean Bergeret critiquait l'usage que l'on faisait du terme « psychose » en pédopsychiatrie. On rangeait sous ce terme des pathologies trop différentes[1].

Entre-temps, les troubles du spectre autistique ont été sortis du champ *des psychoses infantiles*. René Diatkine a tenu compte de cette évolution[2].

Le concept de « psychose » est moins utilisé actuellement en pédopsychiatrie[3] ; sauf à l'adolescence, à propos des premiers symptômes de schizophrénie. Mais dans ce dernier cas, il est question de l'apparition d'une psychose de l'adulte. La psychose d'un enfant, c'est autre chose.

Pour moi l'existence d'enfants psychotiques est une réalité. J'en ai rencontré.

## 3) Le problème des états limites

Des psychanalystes non lacaniens disent que les états limites chez les adultes ou les pathologies limites de l'enfance sont beaucoup plus nombreux actuellement que les pathologies névrotiques et psychotiques. Je ne placerai néanmoins pas ces états et pathologies au centre de mon champ d'études. Pourquoi ?

*Selon les lacaniens il s'agit d'états pathologiques et non de structure.*

Selon Bergeret il ne s'agit pas non plus d'une structure.

*L'état limite est considéré comme une organisation provisoire par Jean Bergeret.* Quelle différence fait-il entre structure et organisation ?

Le terme « organisation » fait référence au développement de la libido et des relations d'objet (cette notion s'inscrit dans une perspective génétique, que ne partage pas Lacan[4]).

Bergeret parle du caractère narcissique des personnes en état limite. Ce serait là un trait de leur personnalité. Cela dit, Bergeret ne souhaite pas parler, comme le fait Kohut, de personnalités narcissiques, parce que la personnalité narcissique n'est pas une structure. C'est, selon Bergeret, un état limite floculant[5]. Bergeret préfère parler d'une « organisation » au statut

[1] *Ibid.* pp. 59-60.

[2] DIATKINE René, « Les psychoses infantiles, en dehors de l'autisme infantile précoce ». In: DIATKINE (René), LEBOVICI (Serge) et SOULE (Michel). *Nouveau traité de psychiatrie de l'enfant et de l'adolescent.* Paris, PUF, 1999.

[3] Émile Jalley dénonçait dans son livre de 2013 une mise hors la loi de la psychanalyse touchant le domaine des organisations psychotiques en matière de clinique infantile.

[4] KAMEL François, « Psychanalyse et nosographie de l'enfant ». In : BOUHSIRA Jacques, DANON-BOILEAU Laurent *et al.*, *Nosographie psychanalytique.* Paris, PUF, 2011, p. 216.

[5] BERGERET Jean, « Entretien sur la nosologie ». In : BOUHSIRA Jacques, DANON-BOILEAU *et al.*, *Nosographie psychanalytique.* Paris, PUF, 2011, p. 188.

provisoire. Il s'agit d'un aménagement défensif de la situation actuelle, dont Estellon nous dit qu'il a pour but de tenter d'*éviter la dépression*[1].

Les lacaniens pensent que cela n'existe pas, un état limite. Il s'agirait de sujets relevant soit de la structure névrotique soit de la structure psychotique. L'état limite serait une forme mineure de psychose ou bien une forme majeure de névrose[2]. De ce point de vue, l'état limite me semble être un état de désorganisation de la personnalité. Je parlerais donc des *pathologies limites* plutôt que d'un type d'organisation de la personnalité. En d'autres termes : la notion d'état limite qualifie-t-elle une personnalité ou bien des maladies ? Je penche pour la seconde hypothèse. Mais je crois aussi que, quelle que soit leur structure, ces sujets présentent bel et bien une problématique narcissique, une relation d'objet de type anaclitique, une angoisse de perte de l'objet et une lutte contre la dépression. Et on parle au pluriel des pathologies limites parce que les symptômes d'un tel état peuvent être fort divers.

Des questions se posent : peut-on diagnostiquer une pathologie limite avant l'adolescence ? Le caractère narcissique se constitue-t-il dans l'enfance ou s'agit-il d'un aménagement trouvé à l'adolescence ?

Roger Misès a étudié les pathologies limites de l'enfance[3]. Nous en reparlerons.

Au sortir de la phase de latence, *pour les adolescents états limites, Jean Bergeret parle de possibilités d'aménagements caractériel ou bien pervers.*

Dans le champ de la clinique infante juvénile, il serait intéressant du point de vue de la socialisation et de la construction de la personnalité d'étudier la dialectique entre perversions et vertus dans la *formation des traits de caractère et du système des valeurs* de la personne.

La question des rapports entre « égoïsme », « altruisme » et « capacité à éprouver de l'empathie », comme celle du rapport entre « égocentrisme » et « reconnaissance de l'altérité » est une question très importante, de même que la question des rapports entre « le voyeurisme, l'exhibitionnisme et la pudeur ».

---

[1] Estellon écrit que Bergeret ne considère pas l'état limite comme une organisation. Bergeret en parle pourtant ainsi dans son livre sur la personnalité normale et pathologique. Estellon parle certainement ainsi pour marquer la différence entre Bergeret et Kernberg. Otto Kernberg, nous dit-il, considère le syndrome borderline comme une entité psychopathologique relativement stable en parlant d'une organisation limite pour souligner la présence d'un état stable au sein d'une structure stable.
Cf. ESTELLON Vincent, *Les états limites*. Paris, PUF, 2019, coll. « Que sais-je ? » cinquième édition mise à jour, p. 47.

[2] BERGERET, *op.* cit, pp. 135-138

[3] MISES Roger, *Les pathologies limites de l'enfance.* Paris, PUF, 1990, coll. Le fil rouge.

## 4) La structure perverse

La structure perverse, je n'en parlerai guère. Pourquoi ? Parce qu'on rencontre rarement dans nos pratiques cliniques des cas de *perversions sexuelles*.

Cela dit il existe des *perversions narcissiques* et aussi des *perversions morales*. Elles n'ont pas particulièrement à voir avec la sexualité, au sens commun du terme « sexualité ». Alberto Eiguer en donne des exemples : le faussaire, le mythomane, le joueur pathologique, le cleptomane, le pyromane. La fabulation et le vol se rencontrent dans la clinique infanto-juvénile.

Alberto Eiguer précise que l'usage du terme « perversion narcissique » s'est éloigné de son emploi originaire. Il ne désigne généralement plus la sexualité déviée d'individus regardant leur corps nu dans un miroir[1].

*La perversion narcissique*, j'ai pu l'observer chez un enfant qui tentait systématiquement d'exercer une emprise sur les autres, qu'il dévalorisait. S'agit-il chez l'enfant simplement d'un *mode relationnel* au service de la revalorisation de soi ? On peut parler de la *structure imaginaire du moi*. Cela suffit-il pour parler d'une structure de la personnalité ?

Dans le champ de la clinique infantile, je rencontre rarement des pervers.

Quoiqu'en y réfléchissant bien je trouverais dans les situations de *maltraitance d'enfants* des cas d'adultes pervers, ou présentant des traits pervers. Et je ne pense pas qu'aux pères en disant cela. Certaines mères sont perverses dans la relation qu'elles imposent à leur enfant.

Freud a présenté l'enfant comme petit pervers polymorphe. Cela dit les pratiques ritualisées des perversions sexuelles à l'âge adulte sont fort différentes de l'activité pulsionnelle infantile. Et je ne pense pas que l'on puisse avant l'adolescence parler de structure perverse constituée, même s'il existe des *enfants pervertis*.

On est amené à se demander si la structure est donnée ou construite.

La donne initiale serait ici une relation perverse imposée à l'enfant. Comment l'enfant peut-il s'extraire de cette situation, dont il est d'abord victime ? Comment peut-il éviter, ainsi perverti, de devenir lui-même pervers ? Comment peut-il instaurer d'autres modes de relation ?

Quelle influence cette expérience perverse exerce-t-elle sur la structuration de la personnalité de l'enfant ? Tout se joue-t-il sur le plan de l'imaginaire et de la structure du moi ?

## 5) Le caractère comme structure et la pathologie dite « du caractère »

Dans le champ de réflexions ciblé par la présente étude, il faudrait traiter du caractère. Je ne pourrai malheureusement pas le faire.

---

[1] Cf. EIGUER Alberto, *Les pervers narcissiques*. Paris, PUF, 2017, p. 12 et pp. 19-20.

*Le caractère a été considéré par certains auteurs comme étant la structure psychique* d'un individu[1].

L'étude du caractère [2] a beaucoup intéressé les psychiatres, les psychanalystes et les psychologues autrefois. Ils s'en seraient désintéressés au profit de la notion d'états limites[3]. Dans le champ de la clinique infanto-juvénile on s'intéressait notamment aux réactions caractérielles de certains inadaptés et à la structuration de leur moi.

*La structure du caractère a été considérée du point de vue relationnel et du point de vue de la structure du moi.*

Pour Bergeret le caractère est un mode d'être au monde. C'est l'émanation de la structure profonde dans la vie relationnelle[4].

Henri Wallon, dans son livre sur la formation du caractère chez l'enfant, parle de la formation de la personne. En d'autres termes il est question de la formation du moi. On y voit l'affirmation de la volonté, la prise de conscience de soi, la reconnaissance et l'appropriation de l'image de soi. Les psychanalystes ont mis l'accent sur la constitution des mécanismes de défense du moi. La formation du caractère concerne également le corps, le moi-peau comme dirait Didier Anzieu. Wilhelm Reich a parlé à ce propos de la constitution d'une cuirasse musculaire.

Nous trouvons sur le site de l'*Encyclopaedia Universalis* ces informations :

> « Dans *L'Analyse caractérielle*, Reich apporte une contribution psychanalytique essentielle à la notion de caractère. […] À ses yeux, "le caractère est en premier lieu un mécanisme de protection narcissique". Défini comme un appareil défensif à la fois psychique et physique comportant plusieurs strates, la notion de caractère débouche chez Reich sur une conception originale de la psychosomatique. En fonction de son importance et de sa structure (blocage, rigidité, cuirasse, etc.), le caractère permet de se défendre contre les excitations internes ou externes. Constitué en cuirasse, elle-même composée de l'ensemble des attitudes caractérielles développées dès l'enfance afin de lutter contre les excitations émotionnelles, le caractère a une fonction autorépressive. Reich postule également l'existence de ce qu'il nomme la "cuirasse musculaire", expression corporelle de la cuirasse caractérielle qui correspond à un ensemble d'attitudes musculaires défensives développées pour lutter contre l'apparition d'émotions et de sensations végétatives. »

---

[1] CUVILLIER Armand, *Nouveau vocabulaire philosophique*. Paris, Armand Colin, 1965, dixième édition.

[2] Réactions caractérielles, traits de caractère, types de caractères, troubles du caractère, pathologies du caractère, caractères pathologiques…

[3] cf l'article de Robert Asséo sur le caractère dans le *Dictionnaire international de la psychanalyse*, dirigé par Alain de Mijolla.

[4] BERGERET, Jean. (2013) *La personnalité normale et pathologique. Les structures mentales, le caractère, les symptômes.* Paris, Dunod, 2013, pp. 184-185.

### 6) L'autisme infantile et les troubles du spectre autistique

*L'autisme est-il une structure ou un état ?* Selon Jean-Claude Maleval il s'agirait d'une structure. Pierre Delion et Geneviève Haag, du courant kleinien, ne me semblent pas partager cet avis[1]. Ils évoquent une sortie possible de l'autisme, sur le mode de la psychose symbiotique.

J'ai connu des enfants autistes (autisme de Kanner) qui présentaient également une déficience mentale. Ils n'ont jamais développé leur capacité d'expression verbale et l'interaction avec eux restait rare et compliquée. À l'adolescence, ces jeunes ne ressemblaient pas à des psychotiques. Dans leur cas je pourrais croire qu'il existe une structure autistique.

J'ai suivi, de l'enfance à l'adolescence, un sujet intelligent présentant un autisme de type Asperger. Enfant, il comptait les choses au lieu d'entrer en relation avec autrui. Il aimait les chiffres et a développé une passion pour les mathématiques. L'adolescence s'annonçant, il a, le temps d'un été, changé du tout au tout. Il s'est ouvert au dialogue avec autrui et il a développé l'intelligence littéraire dont il semblait jusqu'alors complètement dépourvu. Il me regardait, il conversait, il avait de l'humour, il pouvait jouer avec les mots et utiliser des métaphores. Dans son cas je parlerai d'un état autistique plutôt que d'une structure. Un changement d'état a en effet été possible.

Je n'étudierai pas plus cette question d'une structure ou d'un état autistique. Il faudrait consacrer un autre livre à ce sujet.

Nous ne pourrons pas suivre toutes ces pistes de réflexion dans cet écrit. Lorsqu'on s'interrogera sur la structure, nous nous poserons donc généralement cette simple question : *névrose ou bien psychose ?*

[1] DELION Pierre, *L'enfant autiste, le bébé et la sémiotique.* Paris, PUF, 2000, coll. Le fil rouge.

## II) Structure de la maladie et structure de la personnalité. La psychose ordinaire comme mode de fonctionnement subjectif

« Le terme de psychose n'a plus la même signification en psychiatrie et en psychanalyse. Il nous faut désormais distinguer la psychose au sens psychiatrique du terme, de la psychose au sens d'une structure de personnalité spécifique » écrivait J.-P. Jacques[1].

Nous tiendrons également compte de ce que Jacques-Alain Miller a appelé « la psychose ordinaire[2] ». Cette expression permet de parler de deux types de personnes : d'une part des sujets présentant une structure de personnalité psychotique, mais chez lesquels la psychose en tant que maladie n'est pas présente, et, d'autre part, des sujets qui se sont rétablis après avoir souffert d'une maladie psychotique aiguë. On parle dans ce dernier cas de psychose compensée.

Maleval écrit que la psychose ordinaire n'est pas à entendre comme la désignation d'une pathologie, mais comme l'un des « modes de fonctionnement subjectif ». C'est une des manières de faire avec la condition humaine (« la condition du parlêtre », écrit Maleval).

Et cette manière n'est ni meilleure ni pire que celle du névrosé, du pervers, voire de l'autiste[3]. La nosologie psychanalytique ne se réfère en rien au « normal », elle dissout cette notion, elle la répartit en différentes structures. Elle n'instaure aucun gradient de gravité entre celles-ci[4].

> « Être structuré sur le mode psychotique ne fait pas obstacle à exercer la médecine ou la psychanalyse avec compétence et à être parfois satisfait de son existence[5]. »

Parler de structure peut sembler enfermant. Une structure, en effet, c'est pour la vie. Dans le principe, on ne change pas de structure en cours de route.

---

[1] Citation extraite de MALEVAL (2019).
[2] MALEVAL (2019), *Repères pour la psychose ordinaire.*
[3] *Ibid.*, p. 199.
[4] D'après ibid., p. 200.
[5] *Ibid.*, p. 199.

Cela ne fait peur que si l'on porte un jugement de valeur sur les structures. On a longtemps considéré que la névrose était la norme et la psychose a été stigmatisée.

Paul Bercherie écrit « le névrosé est un bon citoyen » et « le crime constitue un [...] chapitre majeur des manifestations de la structure psychotique[1] ». Il a raison de dire qu'il y a des criminels délirants ou dénués d'empathie. Mais si on prend ses énoncés au pied de la lettre, il y a un fort risque de discrimination des personnes. Paul Bercherie indique fort heureusement par ailleurs le conformisme de nombreux psychotiques et leurs capacités créatrices.

Ajoutons qu'il y a des psychotiques bien insérés dans le monde du travail où ils ont la charge de responsabilités importantes.

Il y a des sujets de structure psychotique qui vivent bien en société. La structure n'est pas une pathologie, c'est un mode de fonctionnement psychique. Quelle que soit notre structure, nous pouvons trouver une façon satisfaisante de vivre.

On a longtemps considéré que la structure névrotique était la norme. À quoi sert une telle idée dans notre société ? Faut-il encore considérer les choses ainsi[2] ?

---

[1] BERCHERIE Paul *Névrose et psychose. Les structures cliniques fondamentales.* In Press, 2018, p. 18 et 86 et pp. 119-120.

[2] Sur ces questions lire : BERGERET Jean (2013) *La personnalité normale et pathologique. Les structures mentales, le caractère, les symptômes.* Paris, Dunod, 2013, chapitre I.

## III) Positions subjectives

Le titre d'un recueil d'articles de Freud, *Névrose, psychose et perversion*, a inspiré l'idée de trois structures, névrotique, psychotique et perverse. Freud n'avait pourtant rien dit de tel.

Un élève de Lacan, Jacques-Alain Miller, a parlé de structures cliniques à propos de la névrose, de la psychose et de la perversion. L'expression « structure clinique » n'est pas de Jacques Lacan, lequel parlait de structure et de positions subjectives, ce qui est différent[1].

Le concept de position subjective utilisé par des psychanalystes aussi différents que Mélanie Klein, Karen Horney et Jacques Lacan permet de penser des modifications possibles du positionnement du sujet sans pour autant recourir à l'idée d'un changement de structure.

Mélanie Klein a parlé des oscillations ou changements d'une position à l'autre à propos des positions schizo-paranoïde et dépressive.

L'élaboration de la position dépressive permet un autre rapport au manque. Ces passages d'une position à l'autre peuvent se manifester par des changements d'humeur et par une modification des rapports à autrui.

Selon Shuttleworth la position schizo-paranoïde « renvoie à un état psychique fragmenté, aussi bien sur le plan perceptif qu'affectif » :

> « [Klein] affirme qu'en général le nourrisson commence par vivre dans la position schizo-paranoïde (de la naissance à 3 mois) pour progressivement atteindre la capacité à vivre la position dépressive (de 3 à 6 mois), bien qu'il y ait des moments dans la vie du nourrisson dès la naissance où il semble être en mesure de saisir quelque chose de la nature de la relation à sa mère en tant que personne totale[2]. »

> « La position schizo-paranoïde se caractérise par l'incapacité du nourrisson à percevoir sa mère (ou lui-même) comme une personne totale ; et par le fait qu'il paraît limité à un seul type de sentiments et à une seule vue de son objet (une partie de la mère) à la fois, c'est-à-dire qu'il n'embrasse pas toute la diversité de sentiments engendrés par la relation. Klein décrit une période dans les trois

---

[1] BRAUNSTEIN Nestor (2016) « Structures cliniques ou positions subjectives ».: http://www.analysefreudienne.net/blog/nestor-braunstein-structures-cliniques-ou-positions-subjectives/.

[2] SHUTTLEWORTH Judy. In :MILLER Lisa, RUSTIN Margaret et Michael, SHUTTLEWORTH Judy, *L'observation attentive des bébés*. Éditions du Hublot, 1997.

premiers mois de la vie durant laquelle, selon elle, la relation du bébé avec lui-même et avec son milieu est souvent dominée par des états d'extrême fragmentation, toute son attention étant concentrée sur une partie de lui-même ou du milieu — par exemple, sa bouche et le mamelon, sa peau et les mains de sa mère, la vue des yeux de sa mère ou le son de sa voix. Selon l'hypothèse de Klein, le monde avec lequel le bébé est en relation pendant les premiers mois de la vie est avant tout un monde d'*objets partiels*, c'est-à-dire de parties de ce qui deviendra plus tard l'expérience d'une mère/personne totale (objet total) en relation avec lui également comme personne totale[1]. »

Le nourrisson semble néanmoins par moments vivre une relation d'objet totale avec sa mère. Mélanie Klein a remarqué chez certains bébés « des signes indubitables d'amour et d'intérêt croissant envers leur mère à une phase extrêmement précoce — attitude qui contient certains éléments essentiels d'une relation d'objet[2] ».

Selon Shuttleworth, de trois à six mois, le bébé devient capable de vivre la position dépressive et en vient à ressentir sa mère comme une personne totale. Shuttleworth parle aussi du sentiment d'être distinct de sa mère. À propos du bébé et de sa mère elle écrit : « Plus il saisit la diversité de ses sentiments vis-à-vis d'elle, plus il arrive à les percevoir comme étant les siens propres et non comme faisant partie du monde extérieur[3]. » Je dirais que durant le sevrage le bébé doit reconnaître sa rage contre sa mère au lieu de se croire persécuté par le mauvais sein.

Klein écrit que vers six mois les angoisses de persécution et les angoisses dépressives s'expriment :

> « [...] par exemple, une tendance plus grande à s'agiter, un besoin accru d'attention, ou un désintérêt temporaire à l'égard de la mère, des attaques de colère soudaines, et une peur plus grande des étrangers ; de même, des enfants qui dorment bien d'ordinaire sanglotent parfois dans leur sommeil, ou s'éveillent subitement en pleurant, avec divers signes de peur ou de tristesse[4]. »

Esther Bick, en observant les bébés, a conceptualisé une modalité d'être qu'elle a nommé l'identification adhésive. Il s'agit d'un collage, d'un accrochage à une sensation. Cela permet de soutenir une précaire continuité d'être.

Albert Ciccone distingue :

- Position autosensuelle ou adhésive,
- Position paranoïde-schizoïde ou symbiotique,
- Position dépressive[5].

---

[1] *Ibid.*, pp. 57-58.

[2] KLEIN et coll., *Développements de la psychanalyse.* Paris, PUF, 1995, 7e éd., chapitre rédigé par KLEIN Mélanie et intitulé « En observant le comportement des nourrissons », pp. 225-226.

[3] SHUTTELEWORTH, *op. cit.*, p. 63.

[4] KLEIN, *op. cit.*, p. 237.

[5] CICCONE Albert In : ROUSSILLON René *et al. Manuel de psychologie et de psychopathologie clinique générale.* Paris, Elsevier Masson, 2007, chapitre XVI, *Approche psychopathologie des processus développementaux. Le modèle des « positions psychiques ».*

Cette proposition d'Albert Ciccone permet de mettre en correspondance positions subjectives et psychopathologie.

L'autisme relève de la première position et la psychose de la seconde. Le sujet doit élaborer la position dépressive pour sortir de ces positions psychotiques dites paranoïde-schizoïde ou symbiotique. Cette élaboration peut permettre ensuite de se structurer de façon névrotique.

Nous reprendrons, dans la suite de ce texte, cette idée d'une hiérarchisation des fonctionnements autistique, psychotique et névrotique.

Karen Horney a parlé des changements d'attitude vis-à-vis d'autrui et de soi-même :

- Mouvement vers autrui,
- Mouvement contre autrui,
- Mouvement de fuite devant autrui.

Ces mouvements correspondent respectivement aux attitudes des sujets soumis, agressifs ou détachés.

L'attitude la plus apparente, la plus manifeste, peut se modifier alors même que la structure reste celle d'une névrose. L'attitude prépondérante est souvent celle qui paraît le plus acceptable à la conscience.

Ceci ne signifie nullement que les tendances cachées soient les moins puissantes.

> « Que les tendances cachées puissent détenir une force immense est prouvé par de nombreux cas dans lesquels l'attitude prédominante s'inverse. Nous pouvons observer de tels renversements chez les enfants, mais ils se produisent aussi bien dans la vie adulte[1]. »

La théorie actuelle relative aux types d'attachement[2] construits dans l'enfance serait à comparer avec cette notion de position subjective vis-à-vis d'autrui.

L'idée lacanienne selon laquelle la structure reste la même, chez les adultes du moins, n'empêche pas d'envisager des changements de position subjective au cours de la vie.

Par ailleurs la question d'un possible choix du sujet dans l'orientation de sa destinée se pose différemment si on considère :

- La structure (a-t-on le choix de se structurer de façon psychotique ? On peut en douter),
- La spécificité des manifestations caractérielles ou pathologiques (hystérie ou bien névrose obsessionnelle ? Schizophrénie ou bien paranoïa ?),
- La position subjective (mouvement vers autrui, mouvement contre autrui, mouvement de fuite devant autrui ? Position de combat ou position dépressive ?).

Le sujet semble plus libre du choix de sa position subjective que du choix de sa structure.

---

[1] HORNEY Karen (1945), pp. 34-35.

[2] Sur ce sujet on pourra consulter les travaux de Nicole et Antoine Guédeney.

# IV) Mythes, histoire et développement

Les psychanalystes lacaniens refusent les approches génétiques ou développementales, pour privilégier les approches historiques et structurales. La référence à l'Œdipe relève de leur point de vue plus du mythe que d'un stade de développement. La référence au complexe de castration relève du rapport structural au phallus.

L'application de cette théorie de Lacan à la pratique de la cure est la suivante : le névrosé en cure travaille sur sa castration. Tandis que dans la cure d'un psychotique, c'est le rapport à la jouissance de l'Autre qui est travaillé.

Comme les lacaniens parlent de la structure symbolique, on pourrait presque leur faire dire que la structure préexiste à la naissance de l'enfant. Le destin du psychotique serait alors inéluctable. Les lacaniens ne vont cependant pas jusque-là.

Lacan ne considérait pas non plus que la psychose soit une maladie incurable. Il a encouragé ses élèves à recevoir des psychotiques en analyse.

Les lacaniens s'intéressent aux effets de l'histoire et de la cure ; effets produits sur la place du sujet dans la famille et sur son positionnement subjectif. Ils considèrent donc que tout un chacun, sans être vraiment libre, dispose tout de même d'une possibilité de choix qui peut orienter sa destinée.

Les lacaniens qui reçoivent des enfants et leurs parents pensent pouvoir agir sur la donne familiale puisqu'ils travaillent sur la place du père. Le destin psychotique ne serait donc pas complètement prédéterminé.

Dans la clinique de l'adulte l'approche lacanienne est pertinente, car la référence à l'infantile peut se passer de l'observation du développement de l'enfant.

Mais dans le champ de la clinique infantile, peut-on ignorer le développement et les troubles qui l'envahissent ? Je ne crois pas.

Cependant une référence exclusive à la psychologie de l'enfant contemporaine poserait deux problèmes :

D'une part elle méconnaît la dimension de la personne en se contentant du concept d'identité. Cela rend impossible l'appréhension de la personnalisation dont parlait Henri Wallon ou celle des processus de séparation et d'individuation dont parlait la psychanalyste Margaret Malher.

Or l'impossible séparation qui caractérise la psychose a des conséquences sur la construction de la personne[1]. Il faudrait donc réintroduire dans la psychologie actuelle le concept de personne en parlant de la structure de la personnalité.

D'autre part la psychologie du développement contemporaine méconnaît le poids des mythes et de la transmission intergénérationnelle.

L'un des apports de Jacques Lacan aura été sa première conception de la structure, considérée dans sa dimension symbolique. L'un de ses textes s'intitule *Le mythe individuel du névrosé*[2].

L'élaboration des fantasmes individuels s'appuie sur les mythes. Ainsi Freud s'est-il référé aux mythes et au théâtre pour décrire ses propres fantasmes[3].

Dans *Le mythe individuel*, Lacan parle de la constellation originelle qui a présidé à la naissance du sujet. Cette constellation a présidé à son destin. Lacan pense en l'occurrence aux relations familiales fondamentales qui ont structuré l'union des parents. La constellation du sujet est formée dans la tradition familiale par le récit d'un certain nombre de traits qui spécifient l'union des parents.

Nous héritons d'une structure, de mythes, et nous nous structurons en forgeant nos mythes individuels[4]. La structure n'est pas faite que de mythes, mais la formation des complexes et la généalogie des motifs d'angoisse sont liées à l'élaboration fantasmatique en rapport avec les mythes et les symboles.

---

[1] La personne ou en d'autres termes le Je, pour employer un concept psychanalytique.

[2] LACAN Jacques (1953), *Le mythe individuel du névrosé ou Poésie et vérité dans la névrose.* Paris, Seuil, 2007.

[3] Le complexe d'Œdipe, notamment, nous vient des rêves de Freud et de ses références culturelles au mythe et au théâtre, comme on peut s'en rendre compte à la lecture de son livre, *L'interprétation des rêves.*

[4] On pourra lire à ce propos : RUFFIOT André (1980), « Fonction mythopoïétique de la famille. Mythe, fantasme, délire et leur genèse » In : *Dialogue*, 70, p. 3-19.
KAES René, *Transmission de la vie psychique entre générations.* Paris, Dunod, 2013.

# DEUXIÈME PARTIE

# Structures symboliques et structuration du Je et du Monde

# I) Les structures de la culture, de la société et de la famille… et les complexes d'Œdipe et de castration

## A) Introduction

Nous allons évoquer le rôle de la culture, de la société, de la famille et des parents dans la structuration de la personnalité. Et l'importance des mythes. Je fais référence aux structures de la parenté, aux modèles culturels de familles et de couples, et à la structure de chacun de nos parents, à commencer par la structure de ce premier Autre qu'est notre mère.

Les structures symboliques sont présentes avant même notre venue au monde. Les mythes de la culture, des groupes d'appartenance et de la famille peuvent par la suite se modifier. La donne familiale et la place du sujet dans le système peuvent changer.

Nous laisserons cependant de côté l'étude des conséquences de ces changements de façon à simplifier notre réflexion. Disons, en première approximation, que les structures symboliques sont données tandis que les structures imaginaires sont à construire.

Nous parlerons de la construction psychique. À ce niveau nous évoquerons le rôle des complexes et des fantasmes (complexes d'Œdipe et de castration. Fantasme de la scène primitive. Mythe individuel du névrosé).

Nous verrons que la structuration de la personnalité se fonde sur des structures préexistantes : la structure de la culture, avec ses mythes, sa religion, la structure des échanges sociaux, la structure familiale, sans oublier la structure des récits, paroles et discours qui vont s'avérer déterminants pour la destinée du sujet.

Nous ne développerons pas la question de la place de la personne, qui mériterait pourtant d'être mieux conceptualisée et étudiée :

- la place assignée à l'enfant au début de sa vie, du côté de la lignée maternelle, du côté de la lignée paternelle, et dans sa famille,
- la place assignée aux enfants dans ces groupes et sociétés,
- la place que se fait l'individu dans les groupes au fur et à mesure de son insertion sociale.

Nous ne parlerons pas non plus de la construction de la personne dans ses liens et ses interactions avec des groupes et des institutions. Nous renvoyons à ce propos le lecteur aux travaux de Philippe Malrieu et de Pierre Tap[1].

## B) Certaines paroles prononcées par les parents se trouvent dans les fondations de l'histoire du sujet

Le terme de structure est également employé pour parler du fondement de l'histoire du sujet. Le psychanalyste Jacques Lacan parlait de la structure du langage. Elle préexiste au sujet. L'Autre du langage est déjà là avant que l'enfant ne vienne au monde. Pour Bergeret aussi d'une certaine façon, la structure serait déjà là, dans la préhistoire du sujet. Bergeret et Lacan pensent, me semble-t-il, tous deux, au désir des parents qui a présidé à la naissance de l'enfant.

Bergeret écrit[2] que le psychisme s'organise et se cristallise à partir de la naissance et sans doute avant.

Comment cela avant ? Sans doute dans les rêveries des parents qui imaginent l'enfant à venir.

En fonction de quoi cette pré-organisation se fait-elle selon Bergeret ?

Pour certains facteurs il évoque l'hérédité. Mais il accorde le plus d'importance au mode de relation aux parents dès les tout premiers moments de la vie.

La structuration se fait également à l'occasion des frustrations, des traumatismes et des conflits rencontrés. Elle dépend des défenses organisées par le moi. Le sujet doit composer avec les exigences du corps, les pulsions, les exigences de la réalité et les choses impossibles, interdites ou refusées.

Bergeret accorde la plus grande importance au mode de relation instauré d'emblée avec le bébé. Et il suppose que les bases de la pathologie psychotique s'organisent dès la vie fœtale. Il dit avoir mis en évidence des traumatismes et des carences graves affectant la vie fœtale de ces sujets. Mais reconnaît que ce ne sont que des hypothèses[3].

Lacan fait plutôt référence aux paroles prononcées, si je puis dire, au-dessus du berceau du bébé. Le bébé est parlé par ses parents.

La structure familiale joue un rôle important dans la structuration de la personnalité, notamment pour la biographie et l'autobiographie.

---

[1] TAP Pierre, *La société pygmalion ? Intégration sociale et réalisation de la personne.* Paris, Dunod, 1988.
MALRIEU Philippe, *La construction du sens dans les dires autobiographiques.* Ramonville-Saint-Agne, Érès, 2003.
BAUBION-BROYE Alain, DUPUY Raymond, PRÊTEUR Yves, *Penser la socialisation en psychologie. Actualité de l'œuvre de Philippe Malrieu.* Toulouse, Érès, 2013.
[2] BERGERET (2013), p. 142
[3] BERGERET Jean, « Entretien sur la nosologie », In: BOUHSIRA Jacques, DANON-BOILEAU Laurent *et al.*, *Nosographie psychanalytique,* Paris, PUF, 2011, p. 187.

Lacan fait remarquer que l'enfant est d'abord parlé par ses parents, avant qu'il ne puisse lui-même prendre la parole et parler de lui.

Les thérapeutes familiaux ont observé qu'il y avait des familles qui ne facilitaient pas la prise de parole individuelle en leur sein.

L'aliénation dans le discours du parent pourrait expliquer qu'un enfant psychotique ait généralement du mal à parler en son nom propre.

La description du fonctionnement familial pourrait-elle servir de critère pour différencier névrose et psychose ? L'impossibilité de prendre la parole au sein de sa famille favorise sans doute le développement d'une psychose, mais la psychose ne peut pas se réduire à cela.

Lacan était en accord avec Lévi-Strauss à propos du primat du symbolique sur l'imaginaire.

Tous deux connaissaient le cours de linguistique de Ferdinand de Saussure dans lequel ce dernier distingue, au sein du signe, le signifiant et le signifié. Disons que le signifiant, c'est la sonorité du mot, tandis que le signifié serait sa signification.

Lévi-Strauss considérait que le signifiant précède et détermine le signifié. Autrement dit : le code (la langue, le symbolique, les signifiants) détermine le message (le signifié[1]).

Lacan partageait cette idée que les signifiants, symboliques, précèdent et déterminent les signifiés, lesquels sont imaginaires[2].

Pour Jacques Lacan, les signifiants de l'inconscient déterminent le sens que nous donnons à notre existence. Ils jouent également un rôle dans notre construction identitaire.

La thèse du primat du symbolique implique que les énoncés n'ont pas une signification univoque. Cela vaut aussi pour les propos tenus par les parents. Leurs paroles n'ont pas une signification univoque. Ces mots sont susceptibles d'être interprétés. Leurs significations peuvent donc être modulées.

Patrick Martin-Mattera montre toute l'importance de l'interprétation de la parole de la mère en fonction du discours du père[3]. Une réinterprétation des propos maternels peut modifier la destinée d'une personne.

Selon Lacan, l'inconscient serait structuré comme une parole. Lacan a parlé de la structure de la chaîne signifiante, c'est-à-dire de la parole[4]. Dans

---

[1] D'après TRICHET, p. 125.

[2] Lacan considérait les mots comme des signifiants. Mais il pensait aussi qu'il y avait des signifiants qui n'étaient pas des mots. À quoi d'autre pensait-il alors ? À des images ? À des sensations ? Il s'agissait, je crois, en tous cas de traces des vécus de jouissances.

[3] MARTIN-MATTERA, Patrick, *Théorie et clinique de la création.* Paris, Economica, 2005, chapitre III.

MARTIN-MATTERA, Patrick, « De l'inscription à l'écriture : parole maternelle et discours paternel ». In : *Du scribe au poète. L'expérience clinique et l'écriture. Cahiers de l'IPSA*, n° 23. Paris, L'Harmattan, 2007, pp. 95-103.

[4] D'après TRICHET, p. 128.

une phrase les mots s'enchaînent les uns après les autres comme des anneaux formant une chaîne.

La structure de l'inconscient comme chaîne signifiante semble correspondre à certaines paroles prononcées par les parents. Ces derniers ont parlé de l'enfant avant sa naissance et leurs paroles ont ponctué les moments importants de sa vie. Cette structure faite de paroles entendues formerait le fondement de l'histoire du sujet.

Sigmund Freud a témoigné le premier de cela. En analysant ses rêves, il s'était souvenu d'une parole de son père à son encontre :

> « Je me rappelle [...] un petit fait domestique qui s'est passé quand j'avais sept ou huit ans. Un soir, avant de me coucher, j'eus l'inconvenance de satisfaire un besoin dans la chambre à coucher de mes parents et en leur présence. Mon père me réprima et dit notamment : "On ne fera rien de ce garçon." Cela dut m'humilier terriblement, car mes rêves contiennent de fréquentes allusions à cette scène ; elles sont régulièrement accompagnées d'une énumération de mes travaux et de mes succès, comme si je voulais dire : "Tu vois bien que je suis tout de même devenu quelqu'un[1]." »

Certaines paroles prononcées par les parents, certains mots, ont une importance capitale pour le devenir du sujet. Ces signifiants offrent des points de repère qui permettent à l'enfant de se construire sur la base d'identifications.

Une mère consulte pour sa fille de trois ans. L'enfant se cogne la tête. La mère répète que sa fille a un caractère dur. Elle dit aussi qu'elle a la tête dure. Le signifiant « dur » marque l'enfant. Le trait de caractère se retrouve dans le symptôme : elle se cogne la tête contre le dur, elle a la tête dure.

Le trait de caractère nommé par les parents peut rattacher l'enfant à un autre membre de la famille. Par exemple : ma fille a le caractère fort, comme sa grand-mère. Elles sont dures toutes les deux.

> « Le symptôme est porteur d'un questionnement du sujet sur la dynamique des liens familiaux dans son enfance. Il [le symptôme] formule une interrogation sur la façon dont le sujet peut orienter son action et/ou supporter une situation (être père ou mère, homme ou femme, séparé, etc.). Cette question s'exprime à travers la singularité des éléments de repérage identificatoire qui se sont élaborés dans l'enfance », écrit Jean Cassanas[2].

Marie-Cécile et Edmond Ortigues parlent de la donne familiale pour nommer à leur façon cette structure inconsciente qui sert de fondation à l'histoire de la personne. Si la vie était une partie de cartes, la donne familiale serait les cartes qui nous sont données au départ[3].

---

[1] FREUD (1900), p. 191.

[2] CASSANAS Jean, « Cadre et transfert ». In : ORTIGUES Marie-Cécile, ORTIGUES Edmond *et al.* (1999), *Que cherche l'enfant dans les psychothérapies ?* Ramonville-Saint-Agne, Érès, 2002, p. 186.

[3] ORTIGUES Marie-Cécile et ORTIGUES Edmond, *Comment se décide une psychothérapie d'enfant ?* Paris, Denoël, 1986.

D'autres psychanalystes pour expliquer la construction de cette structure originelle, font également référence à l'histoire des deux lignées familiales.

Françoise Dolto écrit :

« Il faut donc trois générations pour qu'apparaisse une psychose : deux générations de grands-parents et parents névrosés dans la génétique du sujet, pour qu'il soit psychosé[1]. »

« Les découvertes psychanalytiques imposent la compréhension dynamique des troubles des enfants, par l'analyse des difficultés en chaîne remontant aux carences, dans la structuration œdipienne, non pas des parents, mais des grands-parents et parfois des arrière-grands-parents[2]. »

René Kaës parle de la transmission du négatif d'une génération à une autre. Le transgénérationnel est un concept forgé pour parler des problèmes de transmission.

Sur ces questions de transmission, on pourra lire :

- KAES René *Transmission de la vie psychique entre générations.* Paris, Dunod, 2013.
- EIGUER A., CICCONE A., KAES R. *et al.*, *Le générationnel. Approche en thérapie familiale psychanalytique,* Paris, Dunod, 1997.
- EIGUER Alberto, GRANJON Evelyn, LONCAN Anne, *La part des ancêtres,* Paris, Dunod, 2006.
- TISSERON Serge *et al.*, *Le psychisme à l'épreuve des générations. Clinique du fantôme.* Paris, Dunod, 1998.

Ces problèmes de transmission peuvent produire une maldonne en début de partie (métaphore de la partie de cartes). Certains enfants démarrent mal dans la vie. Ils ont du mal à trouver une place au sein de la famille, ou bien ils se trouvent assignés à une mauvaise place, ou bien encore ils se trouvent dans l'impossibilité d'aménager leur place à leur convenance, de se décaler un peu de ce qui est attendu d'eux.

On trouvera dans le livre de Maurice Villard *Entre Méduse et Narcisse*[3] des cas cliniques d'identification du sujet à un mort, à un « fantôme ».

## C) Mythes et fantasmes, au fondement de notre histoire

Le discours, les mythes, les rites sont porteurs de la structure « culturelle » et aussi de la structure propre au sujet.

Claude Lévi-Strauss découvrait la structure d'un mythe en repérant les rapports qu'entretiennent entre eux les éléments du mythe.

---

[1] DOLTO Françoise, *Le cas Dominique,* Paris, Seuil, 1974, p. 242.

[2] DOLTO Françoise, *La difficulté de vivre*, éd. Vertiges du Nord/Carrere, coll. Le livre de Poche, 1986, chapitre « Les droits de l'enfant », p. 314.

[3] VILLARD Maurice, *Entre Méduse et Narcisse. Regard, psychose, institution.* Saint-Denis, Edilivre, 2017.

Cette méthode d'analyse des mythes est reprise par Lacan. Il l'applique à l'étude de ces mythes individuels que sont nos fantasmes. Lacan découvre la structure d'un sujet en repérant la structure signifiante qui organise les paroles du sujet.

Avec un névrosé, Lacan écoute les manifestations de l'inconscient tout en se demandant quelle est la formule du fantasme. Il est attentif aux mots ou sonorités qui se répètent ou qui scandent le rythme des paroles. Une sonorité qui insiste, ce peut être une manifestation de l'inconscient, un signifiant ou une parole qui essaye de se faire entendre en murmurant à travers les énoncés. Lacan repère les mots et paroles qui ont marqué l'histoire du sujet.

L'un des textes de Lacan s'intitule *Le mythe individuel du névrosé*.

Remarquons au passage le parallèle fait entre mythes culturels et mythologie personnelle. Il y aurait des mythes individuels comme il y a des mythes collectifs. Cela peut se comprendre. L'élaboration des fantasmes individuels s'appuie en effet sur les mythes collectifs. Ainsi Freud s'est-il référé aux mythes et au théâtre pour décrire ses propres fantasmes. Le complexe d'Œdipe nous vient des rêves de Freud articulés avec des références au mythe et au théâtre[1].

Au début de ce texte, Lacan parle de la constellation originelle qui a présidé à la naissance du sujet. Cette constellation a présidé à son destin. Lacan pense en l'occurrence aux relations familiales fondamentales qui ont structuré l'union des parents. La constellation du sujet est formée dans la tradition familiale par le récit d'un certain nombre de traits qui spécifient l'union des parents.

Disons que lorsque la constellation est favorable, notre histoire est portée par le désir de nos parents.

Cela a aussi généralement à voir avec ce qui se passe dans la chambre à coucher de nos parents. Nous construisons des fantasmes qui parlent de notre origine. Ce que l'on appelle la scène primitive est l'un de ces fantasmes. Il s'agit du rapport sexuel qui serait à l'origine de notre conception.

À l'époque de Jacques Lacan, la plupart des psychanalystes pensaient que le désir qui soutient notre vie avait nécessairement pour origine le lit de nos parents hétérosexuels. Dans cette perspective, le désir de la mère se trouve référé au phallus du père.

La référence au désir de maman pour papa correspond à la situation la plus fréquente, mais on sait maintenant que les enfants de couples homosexuels nés par fécondation artificielle peuvent eux aussi trouver à soutenir leur désir de vivre sans référence au mythe de l'acte sexuel entre maman, papa et son pénis comme source de la vie.

---

[1] FREUD Sigmund (1900), *L'interprétation des rêves.*

## D) La structuration inconsciente fondant les échanges sociaux

La théorie dite structuraliste nous vient du lieu du XX^e siècle. C'est la théorie du psychanalyste Jacques Lacan, qui s'inspire, entre autres références, de la théorie de l'anthropologue Claude Lévi-Strauss.

Lévi-Strauss pensait que la culture ou la société était organisée par les échanges. Les théories en anthropologie ont changé. Maurice Godelier a depuis montré que la société n'était pas uniquement fondée sur l'organisation des échanges.

La théorisation de la structure névrotique par Lacan reprend l'idée d'une société fondée sur les échanges. Il s'agit des échanges de femmes entre familles, étudiés par Lévi-Strauss. Il s'agit du désir de réussite sociale et d'objets prestigieux que l'on arbore (femme, voiture, maison, habits, salaire, etc.).

Lacan considère que ces échanges correspondent inconsciemment à la circulation d'une valeur étalon nommée phallus. De même que la valeur de l'argent a été référée à celle de l'or, la valeur des objets serait référée à celle du phallus. On parle de la circulation du phallus dans le circuit des échanges.

Le psychotique serait, si j'ai bien compris, incapable de prendre part au jeu du désir qui motive les échanges. Nous reviendrons ultérieurement sur ce point (dans le chapitre sur les structures de nos mondes).

## E) La structure de l'inconscient et celle du langage, dans le cas de la névrose et dans celui de la psychose

Jacques Lacan a dit que l'inconscient était structuré comme langage. Le langage est doublement structuré : en tant que système signifiant et en tant que système du discours. Le premier système est de nature synchronique, et le second de nature diachronique. C'est selon les deux niveaux de la langue et de la parole que l'inconscient est structuré comme un langage[1].

Nous ne développerons pas l'idée d'une structuration de l'inconscient analogue à celle du langage[2]. L'usage du terme « inconscient » a suscité bien des réserves, y compris chez Lacan. Et l'usage du terme « langage » chez ce dernier diffère de son usage en psychologie et en linguistique. Traiter de l'inconscient et du langage serait donc certainement une entreprise complexe.

Le langage dont parle Lacan n'est pas la faculté mentale permettant la communication verbale. Proche de la langue, de l'écriture et du Verbe, le langage serait moins un instrument de communication qu'une structure

---

[1] D'après ARRIVE Michel, *Le linguiste et l'inconscient.* Paris, PUF, 2008, p. 99 et p. 121.

[2] Nous parlerons ultérieurement de la structuration symbolique et imaginaire du moi et du monde.

symbolique jouant un rôle déterminant dans la constitution du sujet de l'inconscient[1]. Selon Henri Rey-Flaud, « Le langage est le fonds symbolique qui constitue, avant même sa naissance, l'étoffe du sujet humain[2]. »

La structuration symbolique du sujet de l'inconscient peut être considérée selon deux axes, disions-nous, l'un synchronique et l'autre diachronique.

Du point de vue diachronique, la structure de l'inconscient est en rapport avec celle du discours.

À ce propos, Lacan a parlé de la structure de la chaîne signifiante, c'est-à-dire de la parole[3].

L'enchaînement de la parole et ses effets de signification dépendraient du refoulement originaire d'un signifiant fondamental en lien avec le père et le phallus. Cela fonctionne correctement chez les névrosés. Le sens sexuel inconscient que l'on peut supposer derrière les propos officiels des névrosés s'explique par cette structuration de la parole.

Lacan a affirmé, contre Jean Laplanche, que c'était le langage qui était la condition de l'inconscient, et non l'inverse[4]. Cela est vrai puisque Lacan parle du langage au sens d'une structure. La structure symbolique conditionne en effet la constitution du sujet.

Néanmoins, l'opération du refoulement n'est pas sans incidence sur la façon de parler et de penser. La façon dont on use de la faculté du langage dépend donc de l'instauration ou non du refoulement originaire, constitutif de l'inconscient au sens du refoulé.

Lacan parle de ce refoulement originaire en termes de métaphore paternelle. Il nomme le signifiant paternel « Nom-du-Père ».

Ce signifiant n'existerait pas dans le cas du psychotique. Il aurait été forclos, c'est-à-dire rejeté du symbolique. Du fait de cette forclusion, il n'existerait pas pour le sujet. Il n'y aurait donc pas eu de refoulement originaire ou de métaphore paternelle chez le sujet psychotique.

Dans le déclenchement de la psychose, le sujet n'arrive plus à porter et développer durablement une parole qui se tienne. La parole se délite et les idées dérivent. Des énoncés ou des signifiants surgissent dans le réel. Ce sont les hallucinations auditives et l'automatisme mental.

Ce vécu et ces symptômes d'entrée dans la psychose s'expliqueraient par l'absence du Nom-du-Père. Le déclenchement de la psychose aurait lieu dans une situation où le sujet aurait eu besoin de pouvoir s'appuyer sur ce signifiant paternel pour soutenir sa parole.

---

[1] À propos du langage on pourra consulter, outre l'ouvrage précité de Michel Arrivé, l'article qui lui est consacré par Jean-Pierre Cléro dans son *Dictionnaire Lacan*.

[2] REY-FLAUD Henri, *Les enfants de l'indicible peur. Nouveau regard sur l'autisme.* Paris, Aubier Flammarion, 2010, p. 220.

[3] D'après TRICHET, *op. cit.*, p. 128.

[4] LACAN Jacques, « Préface », In : LEMAIRE Anika, *Jacques Lacan*. Bruxelles, éd. Pierre Mardaga, 1977, p. 14.

LAPLANCHE Jean, « L'inconscient. Une étude psychanalytique » In : LAPLANCHE Jean, *Problématiques IV. L'inconscient et le ça.* Paris, PUF, 1981, pp. 296-308.

« Pour que la psychose se déclenche, il faut que le Nom-du-Père [...] forclos, c'est-à-dire jamais venu à la place de l'Autre, y soit appelé en opposition symbolique au sujet[1] ». Partant, « la structure psychotique se particularise d'être cette structure où l'opposition symbolique, corrélée à la fonction de portage subjectif de la chaîne signifiante, est impossible du fait de la forclusion du Nom-du-Père[2]. »

Dans son dernier enseignement, Lacan décrit la structure subjective comme un nœud, comme le nouage de trois anneaux (celui du réel, celui du symbolique et celui de l'imaginaire). Il prend alors en compte l'ensemble des troubles qui se produisent dans ces trois dimensions lors de la décompensation psychotique. Les troubles liés à l'image du corps et aux sensations corporelles sont plus pris en compte dans ce dernier enseignement.

Cette nouvelle théorie a produit une révision de sa thèse relative aux conditions de déclenchement de la psychose.

Lacan avait évoqué la rencontre d'« Un-Père », c'est-à-dire d'une personne venant se placer en position tierce par rapport à une relation duelle et narcissique essentielle pour le sujet. Le sujet psychotique ne s'y retrouverait pas, dans cette situation, du fait d'une non-résolution du complexe d'Œdipe et plus fondamentalement du fait d'une forclusion du Nom-du-Père[3].

Il s'avère que cette théorie ne rend pas compte de toutes les situations de déclenchement de psychoses. Lacan a distingué la structure paranoïaque et la structure schizophrénique. Et ses élèves, dont Jean-Claude Maleval, ont distingué d'autres conditions de déclenchement[4].

Nous renvoyons, pour plus de précisions, à la lecture du livre de Yonan Trichet *L'entrée dans la psychose. Approches psychopathologiques, clinique et (auto)traitements.*

## F) La famille, le complexe d'Œdipe et le phallus

Dans *Les structures élémentaires de la parenté*, Lévi-Strauss parlait de l'échange des femmes dans la société. Cet échange est en rapport avec l'interdit de l'inceste. On ne se marie pas avec une femme de sa propre famille.

Les psychanalystes ont également parlé de l'interdit de l'inceste dans le cadre de la théorisation du complexe d'Œdipe. À une époque, le complexe

---

[1] Citation de LACAN faite par TRICHET et extrait du texte de LACAN Jacques *D'une question préliminaire à tout traitement possible de la psychose*, In : LACAN Jacques, *Écrits*, Paris, Seuil, 1966.

[2] TRICHET, *op. cit.*, p. 143

[3] D'après TRICHET, *op. cit.*, p. 143, 195-196 et 202.

[4] *Ibid.*, p. 165.

d'Œdipe était considéré comme le complexe le plus important du point de vue de la structuration de la personnalité.

Nombre de psychanalystes ont considéré que seul un complexe d'Œdipe développé dans le cadre d'une famille gérée par l'autorité du père permettait une structuration normale, c'est-à-dire névrotique, de la personnalité. Du côté des familles de psychotiques, Claude Racamier a parlé de familles au climat incestuel[1] dans lesquelles l'interdit de l'inceste n'est pas franchement transgressé, mais presque.

Nous avons parlé du complexe d'Œdipe. Jacques Lacan a ultérieurement accordé plus d'importance à un autre complexe, le complexe de castration. Il s'agit de la castration, non des testicules, mais du phallus. Et il est d'abord question du phallus de la mère. Nous en reparlerons.

Lacan a parlé des rapports entre l'enfant, la mère et le père en y ajoutant un quatrième terme, le phallus. Il a construit ainsi un schéma à quatre points que l'on peut considérer comme une structure.

La structure de personnalité dépend du rapport au désir de la mère, au phallus et à la parole du père. Dans la psychose, la référence au phallus et à la parole du père est absente (forclusion du Nom-du-Père).

Les psychanalystes ont longtemps contribué dans leurs théorisations au maintien de la domination des hommes sur les femmes, dans une alliance inconsciente avec la religion catholique. Le psychanalyste Jacques Lacan a élaboré une théorie mettant en valeur le père et le phallus, en faisant notamment référence à la notion religieuse de Nom-du-Père. Le livre publié par Michel Tort en 2005 a dénoncé cela[2]. Les propos qui suivent proviennent de la lecture de cet ouvrage.

Jacques Lacan, à une époque de son enseignement, a mis l'accent sur la dimension symbolique, celle du langage et de la parole. Il a alors parlé de la société, de la culture et du langage comme d'un ordre symbolique. Les névrosés seraient ceux qui en se soumettant à cet ordre gagneraient l'accès au symbolique.

Il y avait derrière tout cela une conception patriarcale et religieuse de la famille caractérisée par la domination masculine, l'hétérosexualité et une certaine conception des rôles du père et de la mère. La mère aurait pour fonction de s'occuper des enfants, au risque de les dévorer, et le père aurait pour fonction de séparer la mère de l'enfant au moyen de l'exercice de son autorité. Le père devrait faire la loi à la mère et celle-ci devrait relayer son autorité auprès de l'enfant en faisant cas de la parole du père qui dit « Non ».

Les théorisations de Freud et de Lacan restent toujours opérantes avec le grand nombre de familles qui fonctionnent encore selon les principes de l'ancien régime.

---

[1] RACAMIER Paul-Claude (1995), *L'inceste et l'incestuel,* Paris, Dunod, 2010.

[2] TORT Michel, *La fin du dogme paternel,* Paris, Flammarion Aubier, 2005.

Les psychanalystes n'ont que récemment rejoint l'évolution de la société pour laquelle le mariage hétérosexuel n'est plus considéré comme la norme unique et nécessaire du devenir humain.

Les nouvelles formes d'organisation familiale requièrent une nouvelle théorisation du développement des complexes d'Œdipe et de castration.

# II) La structuration du Je et du Monde

## A) Introduction

### 1) La structure de la personnalité, l'image inconsciente du corps et la représentation de soi

Nous nous référerons ci-dessous au texte d'une conférence d'introduction à la psychanalyse de 1933 que Freud a intitulé *La décomposition de la personnalité psychique*[1].

*Une belle structure, où l'on discerne des lignes de clivage, notamment entre le moi et le surmoi*

Freud[2] a comparé la structure psychique à celle d'un cristal et les malades mentaux à des structures fêlées et fissurées. La décompensation psychotique est comparable à l'éclatement d'un cristal. Ce minéral se casse suivant ses directions de clivage en des morceaux dont la délimitation était déterminée à l'avance par la structure du cristal. La structure du sujet psychotique présenterait de la même façon des lignes de clivage. La fragmentation du moi dans la psychose se produirait là où se trouvent ces lignes de faille.

La belle image du cristal de la personnalité ne doit pas nous faire oublier que le moi n'est pas complètement séparé des autres et du monde.

Parmi les métaphores utilisées pour représenter l'appareil psychique, la figure célèbre de l'iceberg[3], qui n'est pas de Freud, comme celle en forme d'œuf ou d'œil que ce dernier avait dans un premier temps proposée[4] nous montre, comme le modèle du cristal, une forme close analogue à la lettre O.

La transparence et les reflets du cristal comme la blancheur et la grandeur de l'iceberg provoquent un effet esthétique et notamment une captation du regard. Dans l'image de l'iceberg, la puissance de notre vision transperce la

---

[1] FREUD Sigmund, *Nouvelles conférences d'introduction à la psychanalyse,* Paris, Gallimard, 1984, XXXIe conférence.
[2] FREUD Sigmund, *op. cit.*, pp. 82-83.
[3] La métaphore de l'iceberg se trouve notamment dans le manuel de Thomas RABEYRON, *Psychologie clinique et psychopathologie*, aux pages 182 et 191.
[4] Dans le texte de Freud intitulé « Le moi et le ça ».

surface des eaux et révèle la partie immergée, la zone d'ombre du psychisme, l'inconscient.

La métaphore du cristal de la personnalité est introduite par Freud en articulation avec la description du délire d'observation. Le schéma de l'appareil psychique qui suivra est une tentative de figuration. Il est donc question de la place du regard et de la puissance de la vision.

C'est par là que Freud nous introduit aux rapports entre le surmoi et le moi.

Dans la vie quotidienne, le moi peut se prendre lui-même pour objet, nous dit Freud. Le moi se dédouble, dit Wallon. Ego et alter ego entrent en dialogue.

Dans le délire d'observation, nous dit Freud, le moi est regardé par le surmoi. Moi et surmoi peuvent se séparer ou se réunir. C'est dire, me semble-t-il, que le surmoi est un regard porté sur nous-mêmes, que nous ressentons comme familier ou comme étranger. Lorsque le sentiment d'étrangeté est fort, on parlera d'un clivage entre le moi et le surmoi.

Bien sûr, cela a à voir avec l'exposition de soi sur la scène familiale et sociale (regards des autres portés sur nous-mêmes et regards que nous portons sur les autres). Freud dit que l'origine du surmoi prend sa source dans l'image idéalisée des parents. Et Winnicott parle de la mère comme premier miroir. Lacan utilisera un schéma optique et des miroirs pour exprimer les rapports structuraux entre le moi, son semblable et l'Autre. Et il fera le lien entre l'Idéal du moi et le regard du père.

*Ça et moi*

Parlons maintenant de l'identité et de la différence entre notre Moi et le Ça.

Le Moi n'est qu'une partie différenciée du Ça. C'est la partie de l'iceberg qui émerge de l'eau, la zone visible par le système de la perception et de la conscience.

Dans ce schéma nous sommes le Moi, qui est notre conscience et l'image de notre corps. Mais nous sommes aussi le Ça, qui est notre corps réel[1].

On pourrait dire que notre Soi est à la fois notre Moi et Ça. C'est le Moi, du côté de la conscience, et c'est le Ça, du côté de l'inconscient[2].

D'ailleurs il y a un lien entre les expressions « Ça », « corps » et « Soi ». Freud a emprunté à Groddeck le concept de Ça. Groddeck tenait cette expression de Nietzsche, qui parlait ainsi de notre corps et de notre Soi.

Après avoir ainsi rappelé l'unité du Soi nous devons mettre l'accent sur la différence entre le Moi et le Ça.

---

[1] Sans parler de la triade du moi idéal, du surmoi et de l'idéal du moi, qui font également partie de nous-mêmes.

[2] L'inconscient, au sens du discours de l'Autre (le refoulé) et au sens du réel (l'inquiétante étrangeté où fait retour ce qui a été rejeté et oublié).

Lacan a distingué le Moi et le Sujet. Il a employé l'expression « Sujet de l'inconscient » pour parler du Ça. Cela n'est pas surprenant puisque Freud disait que le Moi s'était différencié du Ça.

Lacan dit aussi que l'inconscient est le discours de l'Autre et que Je est un Autre.

Nous pouvons également rapprocher le Ça de l'image inconsciente du corps dont parlait Françoise Dolto.

*Figuration de soi et personnalisation*

L'image de soi-même que nous renvoie ce schéma de l'appareil psychique n'est pas simple. Mais il n'est pas simple non plus de peindre son propre portrait, dès lors que l'on veut découvrir ce qu'il y a derrière le masque de l'apparence. Comment dessiner l'inconscient et l'Autre en soi ?

Les difficultés que l'on rencontre dans cette entreprise de figuration de soi ne sont pas sans évoquer les limites de la personnalisation dans la construction du mythe freudien. Freud a personnifié les pulsions de vie en les plaçant sous la figure d'Éros. Mais il n'a pas appelé Thanatos la pulsion de mort. Ce sont d'autres psychanalystes qui ont donné ce nom à la pulsion de mort. Ce fut une erreur de leur part, car il faut reconnaître les limites de la personnalisation.

L'image de l'iceberg et le nom de Thanatos nous empêchent de reconnaître les limites de nos tentatives de figuration et de personnalisation, les limites de la puissance de notre vision aussi.

Nous ne pouvons pas quitter le thème de la pulsion de mort sans évoquer avec ces mots du poète Jean Cocteau la présence de la pulsion de mort dans la relation que nous entretenons avec notre propre image.

> « Les miroirs sont les portes par lesquelles la mort va et vient. [...] Du reste, regardez-vous toute votre vie dans une glace et vous verrez la mort travailler comme des abeilles dans une ruche de verre[1]. »

Mais revenons à la vie.

Dans *L'interprétation des rêves*, Freud avait modélisé le psychisme en employant la métaphore d'un appareil d'optique. Par la suite il a produit des dessins évoquant l'image d'un corps étrange. Je crois qu'il s'agit d'une figuration du soi. Ce n'est pas une représentation objective de notre corps à la façon de l'anatomie médicale. Il s'agit d'une figuration de vécus corporels. Cela parle de notre sensibilité et aussi de l'unité et de la consistance de ce moi-corps. Didier Anzieu a parlé d'un moi-peau. Françoise Dolto a parlé d'image inconsciente du corps. C'est comme les bonhommes têtards que dessinent les enfants. L'image inconsciente du corps ne se conforme pas au modèle de l'anatomie médicale.

---

[1] *Orphée*, pièce de théâtre de 1926 et film de 1950. COCTEAU Jean, *Orphée*. Paris, éd. Stock, 1986, p. 72.

*Une ouverture sur le réel*

L'appareil psychique dessiné par Freud dans ses *Nouvelles conférences d'introduction à la psychanalyse* est très différent des dessins qu'il en avait proposé auparavant. La forme n'est en effet plus celle d'un « O ». C'est un schéma en forme de « n[1] », une « forme » ouverte sur le bas. Cela corrige une erreur. Freud semble indiquer que notre moi n'est pas une sphère close sur elle-même.

Voici le dessin de l'appareil psychique proposé par Freud en 1933.

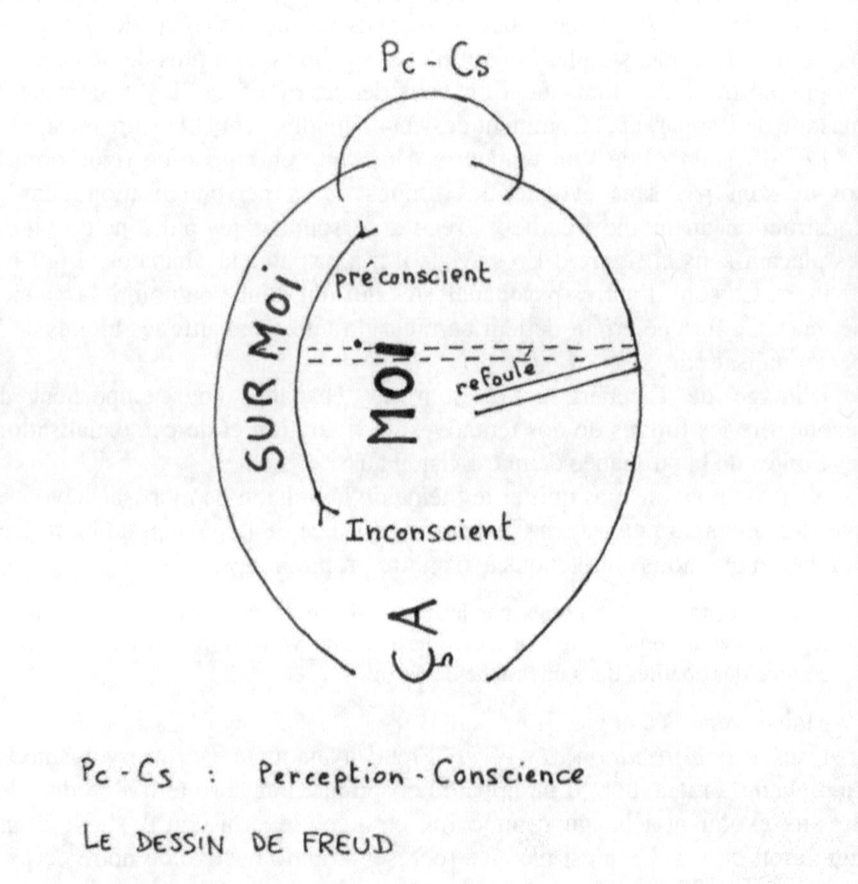


Ce schéma ouvert, en forme de « U » (à l'envers), peut illustrer le fait que le moi n'est pas complètement séparé du monde, du corps et d'autrui. L'appareil psychique est figuré sur un fond blanc. Mais il faut imaginer que

[1] En référence à la graphie du « n » minuscule. Une sorte de « U » à l'envers, ou de « C » renversé.

monde et corps hantent la toile de fond de ce dessin. Notre structure n'est pas la structure fermée d'une monade.

Dans ce dessin la forme ne se détache que partiellement du fond sur lequel elle est tracée. Si des ciseaux suivaient le trait d'un U, ils découperaient une sorte de langue qui resterait attachée à la feuille.

Imaginons qu'à la place de cette languette il s'agisse d'un corps humain. La base de ce corps resterait prise dans la feuille. On aurait découpé le contour du corps, sauf la plante des pieds. Le personnage resterait pieds collés au sol, de même que notre ombre semble restée collée à nos pieds.

C'est là une façon d'illustrer le fait que le moi, bien que distinct du reste du monde qui l'englobe est relié à son environnement et à autrui. Nous sommes des êtres distincts, mais pris dans un tissu de liens. Bébé nous nous sentions entouré, porté et contenu par nos parents, bouche et museau collés dans le sein maternel lors de la tétée.

Freud précise que le Ça occupe un vaste espace, plus grand que le schéma ne l'indique. Cette précision est importante. Elle nous invite à imaginer autrement le dessin de Freud. Le trou en bas du schéma serait en vérité grand ouvert[1].

Cela rejoint l'idée freudienne selon laquelle le cercle de la conscience est plus petit que le cercle de l'inconscient. On peut ajouter qu'il y a beaucoup de choses qui nous sont inconnues ; en nous-mêmes, dans notre corps et dans notre esprit, de même que dans ce vaste monde qui nous entoure. Je dirais que la conscience est comme une bougie dont la flamme vacille dans la nuit qui l'entoure[2].

### *Un moi-corps sensible où confluent des excitations en provenance de l'extérieur et de l'intérieur*

Freud a probablement commencé par dessiner deux parenthèses qui se font face et qui délimitent ainsi une sorte de tuyau : ( )

On ne peut faire plus ouvert. Un tel corps se trouverait traversé par les excitations internes et externes.

Freud a ensuite placé une sorte de couvercle transparent sur le dessus. Cela rappelle l'œil de son précédent dessin de l'appareil psychique. Cette sorte de fenêtre de toit figure le système de la perception et de la conscience.

Le bas de la figure est resté ouvert, là où se trouve le Ça, les pulsions corporelles. Le bas du Moi-corps plonge dans la marmite des pulsions.

En bas du dessin, le contenu de la forme schématisée se mélange avec le blanc de la toile de fond de la feuille. Si le schéma avait été dessiné sur une feuille de couleur, une feuille bleue par exemple, comment Freud aurait-il coloré l'intérieur de l'appareil psychique ? Nous évoquions l'image de la

---

[1] Le trou du C ou le trou du U diront les potaches.

[2] Notre intelligence, c'est une bougie en plein vent, écrivait Jules Renard dans son *Journal*.

languette. Est-ce que Freud aurait dessiné une langue rose sur ce fond bleu ? Je crois plutôt qu'il aurait fait un dégradé de rose et de bleu.

Je pense au bleu parce que Freud évoque la mer. Il fait en effet référence au golfe du Zuiderzee (et à la fabrication des polders). Ce qui se passerait dans l'ouverture du « n » serait donc comparable au mélange des eaux douces et salées dans l'estuaire d'un fleuve. La marmite des pulsions est remplie de ces eaux saumâtres où les distinctions s'estompent entre ce qui vient de la mer et ce qui vient de la terre où nous résidons.

Freud nous montre un espace psychique ouvert d'un côté sur le monde, perçu à travers la fenêtre de la conscience, et de l'autre côté, comme une baie ouverte sur l'océan du ça. La représentation du moi-corps de l'appareil psychique se trouve plongée dans le réel, comme un céphalopode dans la mer.

L'ouverture béante du Ça me semble dangereuse, comme la mer. C'est l'océan des pulsions et de la jouissance qui se trouve évoqué ainsi[1].

### *Une belle image pour recouvrir l'obscur et éviter de rencontrer l'immonde ou l'inquiétante étrangeté*

L'enveloppe imaginaire de l'appareil psychique et du moi-corps ne recouvre pas totalement le réel du monde et du corps.

Cette enveloppe a une fonction de contenance, mais elle ne contient pas toutes les choses présentes (présentes dans le corps, dans l'environnement, dans l'autre aussi[2]). Ça peut échapper à notre prise. Ça peut aussi faire intrusion dans notre sensation, dans notre perception, dans notre pensée aussi.

L'absence pose également des problèmes. Des choses absentes peuvent nous hanter.

Je me souviens d'*Anthony*, un enfant que j'ai suivi pendant plusieurs années. À l'âge de l'école primaire, ses dessins présentaient plusieurs caractéristiques : le tronc n'était pas dessiné, et les jambes rarement. Le visage captait toute l'attention. Le regard était très expressif. Les cheveux, les yeux et le nez étaient dessinés. Mais plus rarement la bouche. Tout se passait donc comme si Anthony faisait généralement l'économie de figurer le bas du visage et du corps. Ces zones du corps où les pulsions s'animent lui posaient problème. Ses paroles pouvaient être grossières et crues. Mais ses dessins étaient beaux, comme préservés des débordements pulsionnels. Dans l'un d'eux, nous avions remarqué son souci de bien clore le contour du bonhomme têtard qu'il dessinait. Là où la ligne du contour restait ouverte, il la suturait avec insistance, comme pour conjurer la peur de voir le contenu du corps s'échapper par cette ouverture, par ce trou. En lien avec la

---

[1] La comparaison entre le Ça et la mer peut trouver un prolongement dans le discours de Lacan sur la lettre, qui évoque un littoral bordant la jouissance.

[2] La pensée d'autrui notamment ne nous est pas totalement accessible. L'inconscient, c'est le discours de l'Autre, selon Lacan.

figuration de l'image du corps, c'était aussi la structuration de l'espace graphique qui était en jeu.

Voici deux dessins d'Anthony :

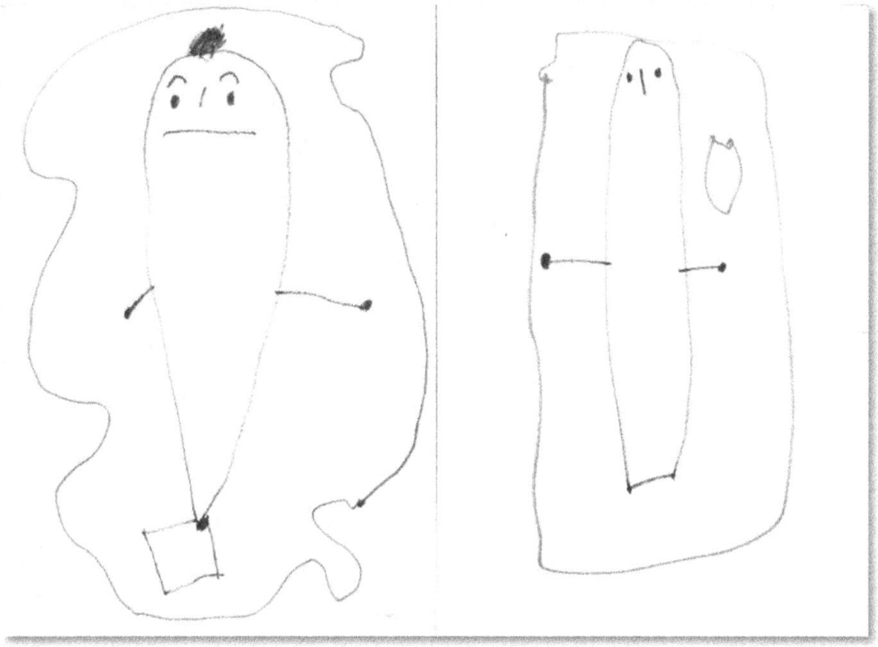

Remarquons le style « bonhomme têtard », dans lequel le tronc n'est pas distingué de la tête. Et, dans le dessin de droite, l'absence de la bouche et des jambes, ainsi que le souci de la fermeture. Le personnage semble comme enfermé dans un tombeau. Un objet se trouve à côté de lui. Anthony a pris soin de bien fermer la ligne qui cerne ce « tombeau ».

*Ça et le monde*

Dans le schéma de Freud, le Ça est le lieu du corps où bouillonnent les pulsions. Mais s'agit-il exclusivement de notre propre corps ?

La bouche du bébé et le sein de la mère y sont-ils bien distincts ? Le nourrisson a l'illusion que le mamelon fait partie de sa bouche. Et quand il en est séparé, c'est comme s'il avait perdu son museau en même temps que le sein. L'excrément que le parent ramasse appartient-il à l'adulte ou au bébé ? Qui possède « la jouissance de ce bien » ?

Freud a comparé le psychisme à un appareil et la structure de la personnalité à un cristal. Je propose de le comparer au corps vivant d'un animal marin, un céphalopode. Redonnons vie à cet appareil psychique en le remettant en contact avec le monde. Je vais transformer le schéma dessiné par Freud en 1933, de façon à en faire ressortir la valeur heuristique. Nous pourrons ainsi saisir l'expérience émotionnelle du corps et de l'espace qu'un tel schéma peut évoquer.

Voici mon dessin de céphalopode imaginaire.

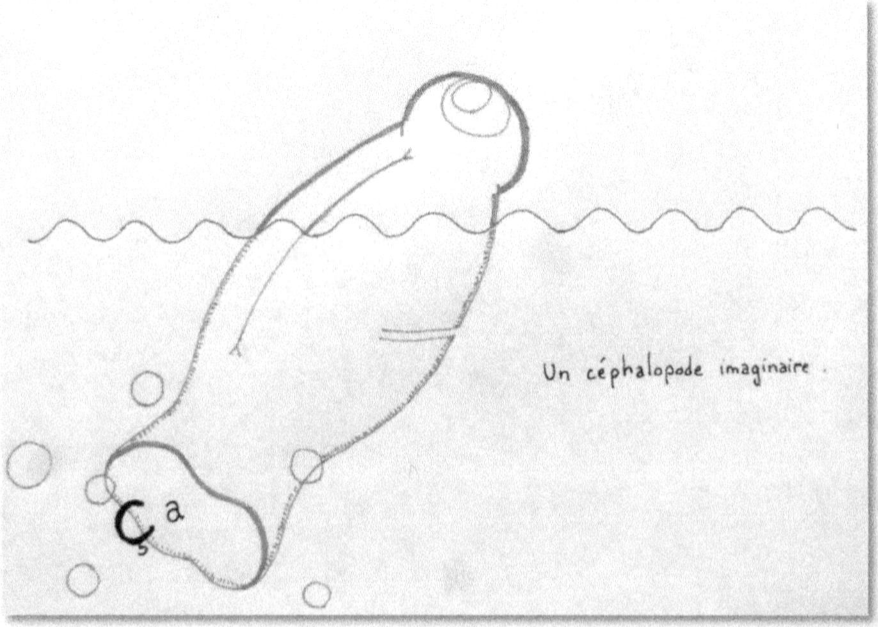


Imaginons le paysage et les autres vivants parmi lesquels se trouve l'animal.

Cette image nous permet de resituer le Ça aux lieux où le vivant est en contact avec les objets pulsionnels. On trouve en ces lieux les choses du monde ou du corps de l'autre qui exercent sur nous un attrait ou qui nous dégoûtent.

Je n'ai pu représenter qu'un seul de ces lieux. Je l'ai figuré en bas du corps. C'est une ouverture en forme de bouche ou de cloaque. J'ai placé le C du mot Ça à l'extérieur. Cette lettre C, on dirait la gueule ouverte de la vie, la bouche de mère Nature. J'ai placé le « *a* » du mot Ça à l'intérieur de l'ouverture du corps pour évoquer l'objet petit *a*, dont parle Lacan.

Je compare le Ça aux zones pulsionnelles du corps d'un animal marin, à la mer et à ses objets pulsionnels.

*Présence ou absence de l'objet du désir*

D'autres interprétations de ce dessin sont possibles et intéressantes. Elles nous rappelleront l'importance du manque dans la représentation du monde. Notre monde est hanté par l'absence et le manque.

Des esprits moqueurs verront, dans ce dessin d'un corps émergeant en oblique, une forme phallique érigée, un œil en haut, un trou en bas. En argot on appellerait cela un « cyclope ». Disons plutôt que c'est une image inconsciente du corps. Cette remarque de potache nous rappelle cependant que le sexe, caché ou exhibé, a une fonction essentielle dans l'organisation de l'espace érotique du visible.

Le regard peut également se porter sur la béance en bas de ce corps. On pensera alors plutôt à une pieuvre ou à une méduse.

L'image de la pieuvre est intéressante. Une pieuvre se retire en crachant son encre pour s'effacer dans l'ombre. Là où c'était, ça a disparu. La forme visible de la pieuvre a disparu dans le fond de la mer noire[1].

## 2) La structure du Monde et sa représentation. Le monde comme structure défensive

### a) Penser le Monde

En introduisant le concept de monde, je soulève des questions métaphysiques.

*Le Monde est-il Un ou bien vivons-nous dans des mondes multiples ?*

Parler de Monde commun et de représentation partagée, est-ce que cela implique l'Unité du Monde ? Est-ce le même Monde, celui qui est dans la tête du locuteur, celui qui est dans celle de l'interlocuteur et celui dans lequel ces deux personnes se trouvent ?

Je pense que les mondes dans lesquels nous vivons sont multiples. Cela n'empêche pas qu'ils se recoupent sur certains points et qu'un partage de représentations soit possible.

Il est même possible, sans *représentation partagée*, de prêter conjointement attention à un réel. Ce réel chacun peut le percevoir un peu différemment, surtout si nous ne sommes pas des individus de la même espèce animale. Le chasseur et son chien peuvent suivre ensemble une piste.

Lyn Miles, qui communiquait au moyen de la langue des signes avec un jeune orang-outan nommé Chantek, a témoigné d'une possibilité d'attention conjointe, de contemplation et d'interrogation partagée :

> « Lyn Miles raconte que lorsque Chantek l'accompagnait sur les collines avoisinant l'université du Tennessee, au-dessus de Chattanooga, ils admiraient ensemble le paysage au couchant. Le jeune orang-outan scrutait les étoiles. Lors d'une de ces sorties, le soleil couchant semblait énorme, rouge orangé, impressionnant. Chantek, installé dans les bras de celle qu'il appelle encore aujourd'hui "Mother-Lyn", le regardait intensément. Il se tourna alors vers Lyn et lui demanda en langage des signes ce que c'était. Miles explique cette question par le fait que Chantek était réellement étonné par cette image fascinante d'une

[1] Cf. la citation de Timothy Morton par Pierre Cassou-Noguès dans *Métaphysique d'un bord de mer* (page 212).

partie de l'univers et s'interrogerait. Dans leur milieu naturel, les anthropoïdes admirent eux aussi les couchers de soleil[1]. »

C'est un exemple de partage d'un « sentiment océanique » par humains et grands singes.

*La représentation du Monde est-elle identique au monde ?*

La coexistence du monde sensible et des représentations abstraites donne à penser un monde double, *un monde de doubles incarnés* de représentations mentales[2]. Ces représentations sont plus ou moins abstraites, comme aériennes ou bien concrètes et comme pensant chacune leur poids. C'est troublant.

Il est alors rassurant de croire encore à l'existence d'un réel. La réalité préexisterait à la représentation qu'on s'en forge. Faire le choix du *matérialisme* serait adopter cette croyance rassurante[3].

Un autre choix ou une autre perspective est possible.

L'écart entre le pensé et le ressenti donne à imaginer l'existence d'une représentation du monde flottant dans un espace psychique. Ce psychisme se trouverait quelque part derrière notre visage, dans notre tête, voire dans notre cerveau. L'*idéalisme* correspondrait, me semble-t-il, à cette croyance rassurante en notre intellect.

Ces deux perspectives sont complémentaires.

Il n'y a pas de matérialisme sans idéalisme. Pas de sensations sans idées, pas de monde sans pensées, pas de vie sans rêves, pas de société sans idéal.

*La structure du monde et celle de la représentation du monde sont-elles les mêmes ?*

La structuration du monde correspondrait au nouage du réel, du symbolique et de l'imaginaire.

La structure de la représentation du monde correspondrait à l'organisation du langage et de la pensée. Sa structuration dépendrait donc de l'association du symbolique (les signifiants) et de l'imaginaire (les signifiés, images et significations) dans les symboles et dans les signes du langage. Mais la représentation du monde ne serait-elle qu'imaginaire et symbolique, sans être aussi réelle ?

---

[1] HERZFELD Chris. *Petite histoire des grands singes.* Paris, Seuil, 2012, coll. Science ouverte, pp. 113-114.

[2] Lire à ce propos le début de ce livre, et en particulier les chapitres III à V : CHÂTEAU Jean, *Psychologie des attitudes intellectuelles.* Vrin, 1976.

[3] « Être matérialiste, c'est, du point de vue de la théorie de la connaissance, placer l'existence du réel avant la représentation qui s'en fait dans l'esprit, la matière avant la conscience », ZAZZO René, *Psychologie et marxisme. La vie et l'œuvre d'Henri Wallon.* Paris, Denoël/Gonthier, 1975, p. 112.

La question se pose, pour les chrétiens, de savoir si l'hostie est un symbole ou une chose réelle. La doctrine catholique affirme que l'hostie est réellement le corps du Christ. La doctrine protestante considère que l'hostie est un symbole. Alors, peut-on dire que la représentation du monde n'aurait rien de réel ?

Émile Jalley rappelle la correspondance entre l'ordre du réel et celui de la pensée. Spinoza considérait que « l'ordre et la connexion des idées sont les mêmes que l'ordre et la connexion des choses ». L'exercice de la *pensée dialectique* présuppose que le style rhétorique du penseur reflète une dialectique objective, c'est-à-dire postulée dans l'objet (ce qui peut toujours faire problème et être discuté dans certains cas[1]).

Il y a une correspondance entre la structure du réel et celle de la pensée. Le penseur qui utilise la dialectique suppose que la représentation du monde correspond au monde. Mais il sait que cela n'est pas toujours vrai.

Ces considérations sembleront peut-être trop éloignées de *la pratique clinique*. Pourtant, l'interprétation des rêves et des jeux de fiction dans le cadre des psychothérapies pose ce genre de questions : l'histoire mise en scène par l'enfant qui joue est-elle le reflet de sa réalité quotidienne ? Son jeu ne nous parle-t-il pas de ce qu'il vit dans sa famille ?

Le rêve raconté en thérapie est-il le reflet de ce que vit actuellement le sujet ? N'est-ce pas le cas des rêves qui expriment un souci de la veille (les rêves d'en haut, disait Freud) ?

On aurait tort de répondre rapidement à ces questions. La réponse doit sans doute être pensée au cas par cas, selon les situations.

J'ai connu une infirmière qui pensait savoir ce qui se passait au domicile familial après avoir observé le jeu d'un enfant. Cette croyance était dangereuse. Cela dit, certaines fois, le jeu peut refléter la réalité.

### b) Habiter le monde

Nous essayons d'avoir une emprise sur ce monde et de nous y aménager une place, bien que le monde soit déjà découpé et enregistré au cadastre. Les humains ont tellement construit qu'il a fallu constituer des réserves naturelles pour préserver la nature et les espèces protégées.

Marie-Cécile Ortigues écrit qu'il y a pour les habitants de la savane une opposition qui clive l'espace : la brousse est opposée au village. La prise en considération de ce clivage était nécessaire pour sa pratique clinique en Afrique[2].

Certaines choses nous attirent et d'autres nous dégoûtent, nous inquiètent, nous attristent ou bien nous énervent. Nous avons des alliés, nous passons

---

[1] JALLEY Émile, *La crise de la philosophie en France au XXIe siècle. D'Héraclite et Parménide à Lacan.* Paris, L'Harmattan, 2013, p. 19 et 329.

[2] Cf. ORTIGUES Marie-Cécile et ORTIGUES Edmond. *Comment se décide une psychothérapie d'enfant ?* Éditeur Heures de France, 2005, Troisième édition revue et augmentée, page 180.

des alliances. Nous avons des partenaires de jeux. Nous faisons des échanges et du commerce. Il y a des dangers et nous pouvons avoir des ennemis.

Le découpage de l'espace et la répartition des gens peuvent être pensés en termes de mécanismes de défense collectifs, d'organisation du pouvoir et du jeu du désir.

L'architecture des villes et des bâtiments organise plus ou moins nos déplacements et les lieux de rencontre et de rassemblement possibles. L'architecture d'une prison en est un exemple extrême. Même dans une banale maison, l'organisation de l'espace prévient certains dangers, comme lorsque l'on sépare la chambre des filles de celle des garçons de façon à limiter les risques d'inceste.

Nous avons des routes et des horizons, des commerces et des lieux de travail, des maisons, des lieux de rencontres, des forêts, des coins tranquilles, des refuges (maison, asile...), des champs de bataille, des cimetières, des zones interdites, des lieux d'enfermement et d'exclusion (asile[1], prison...), des lieux inconnus, des lieux sacrés, des lieux de culte...

Nous sommes attendus dans certains lieux tandis que d'autres nous sont interdits. Notre affectation dans ces lieux dépend de notre communauté d'origine, de notre âge, de notre sexe, de notre classe sociale, de notre travail ou de notre rôle social.

La place des femmes, des homosexuels, des Noirs, des Arabes ou des juifs dans l'espace public par exemple n'a pas toujours été la même. Avant 1968 la femme devait être mère au foyer, aller faire ses courses, aller à la messe le dimanche, ou bien vivre de la prostitution, ou comme elle le pouvait, mais en marge de l'espace public. De même, avant la création du mariage pour tous, les homosexuels pouvaient avoir des pratiques sexuelles avec divers partenaires dans des lieux privés ou cachés, dans un bois par exemple, mais ils n'avaient pas le droit d'afficher un amour avec une personne du même sexe dans l'espace public.

Le test du village imaginaire[2] permettait autrefois de voir comment une personne habitait un espace social imaginaire qu'elle créait sur une table en disposant des maisons, des routes, des personnages, des arbres... Il fallait penser à de possibles dangers comme un incendie ou une attaque. Les gens de cette époque avaient une claire conscience des fléaux qui pouvaient s'abattre sur un village.

Dans les décennies qui ont suivi, les citoyens ont pu se croire en paix dans un pays tranquille où les risques étaient maîtrisés. En cette année 2020, où nous sommes confrontés au terrorisme et à une pandémie, il nous devient à nouveau possible de penser que les mécanismes de défense n'existent pas qu'à l'intérieur du psychisme. *Le monde* lui-même, celui que nous habitons

---

[1] L'Asile de la psychiatrie d'autrefois était à la fois un lieu d'exclusion, un lieu d'enfermement et un refuge.

[2] MUCCHIELLI, Roger, *Le jeu du monde et le test du village imaginaire : les mécanismes de l'expression dans les techniques dites projectives.* Paris, PUF, 1960.

et que nous aménageons comme nous le pouvons, peut être considéré comme *une structure défensive.*

La maison peut être un lieu de convivialité, un espace de travail, un lieu d'intimité, mais elle peut être aussi un refuge. On peut s'y terrer pour éviter des dangers réels ou imaginaires. On peut également y être confiné, pour mener une guerre contre un virus.

En psychothérapie, avec les enfants, des créations de mondes imaginaires avec cubes, maisons, figurines animales et humaines, et petites voitures ou bien des dessins de maisons ou de parcours sont chose courante. On peut y voir des enfants perdus dans des labyrinthes ou enfermés dans des lieux barricadés pour se protéger d'une menace extérieure. Dans le test du village, on pouvait voir des villages clos ou bien encore des routes impraticables, des villages en îlots, des zones ou des quartiers isolés.

Notre personnalité présente différentes facettes selon les secteurs de notre existence. On peut être différent en famille, au travail, avec un groupe d'amis, avec un amant ou une maîtresse. Certaines personnes mènent des vies différentes lorsqu'elles ont plusieurs lieux de résidence. Certains malades ne délirent pas partout ; leur délire se tient dans les limites d'un secteur de leur vie sociale. Des clivages psychiques peuvent être articulés avec les partitions ou sectorisations de nos mondes.

Il faut distinguer entre le Monde et notre petit monde, celui dans lequel nous vivons.

Ce petit monde qui est le nôtre, notre espace familier, nous voudrions en étudier la construction. Il se construit en nous, là où notre expérience s'imprime. Il se construit par nous, via les moyens d'expression et d'action dont nous disposons. Et il se construit hors de nous, avec les autres et dans nos œuvres.

- La construction du Moi et du Monde est en rapport avec la façon dont le monde réel est investi et habité.
- La construction du Moi, du Monde et d'Autrui est un système de lieux, de zones corporelles et d'objets d'investissements.

L'élaboration psychique va de pair avec le développement psychomoteur et l'activité motrice.

Les psychologues (Henri Wallon, Laurence Vaivre-Douret, André Bullinger…) et psychométriciens ont étudié le développement psychomoteur de l'enfant et la construction de l'espace, depuis l'espace centré sur l'expérience orale jusqu'à l'espace mental en passant par différentes étapes.

Nous n'avons malheureusement pas le temps de présenter ces théories dans ce livre.

### 3) Conclusion de l'introduction : la structuration du Moi, du Monde et d'Autrui

C'est donc tout à la fois le Moi, Autrui et le Monde qui vont se construire. Nous allons distinguer des étapes et des niveaux de construction. Il y aura sans doute des moments de déstructuration et de restructuration. Il y a des moments de dessaisissement, de vacillement, de bouleversement[1]. Les degrés de jouissance ou de plaisir, de peur ou d'angoisse diffèrent selon les niveaux ; les dangers et les systèmes de défense également[2].

## B) LA STRATIFICATION DE L'EXPÉRIENCE VÉCUE ET LES NIVEAUX DE CONSTRUCTION DE LA RÉALITÉ

### 1) Mondes et niveaux de l'expérience vécue : sensations, perceptions, représentations

Le monde comprend le monde de la nature et le monde de la société, dont font partie notre petit monde (parents, famille, amis) et notre moi lui-même.

Ce monde, nous en considérerons la structuration à deux niveaux :

- le niveau de base, celui du *monde sensible,* ressenti ou perçu,
- le niveau qui lui est superposé, celui du *monde exprimé, représenté.*

J'ai emprunté les termes « le monde sensible et le monde de l'expression » à Maurice Merleau-Ponty. (C'est le titre d'un cours qu'il a donné au Collège de France). Ces mots m'ont parlé.

*Les familiers d'Henri Wallon reconnaîtront ici les concepts d'espace perçu et d'espace mental.*

Les familiers de Jacques Lacan pourront considérer que :

- le *monde sensible ressenti* se réfère à la jouissance et au *réel,*
- le *monde sensible perçu* se réfère à l'*imaginaire,*
- le *monde exprimé et représenté* se réfère à la *réalité*, la réalité comme fiction, *imaginaire structuré par le symbolique*.

Je rappelle la théorie d'Henri Wallon :

Les véritables symboles n'apparaissent pas selon Wallon avant l'âge de trois ans. La pensée n'est alors plus tout entière engluée dans la subjectivité. Les liens de participation qui aliénaient mots et images dans les choses peuvent désormais être brisés. Il y a eu dédoublement du symbole et de la chose.

---

[1] Le film de Michelangelo Antonioni *Le Désert rouge* (1964) est une bonne illustration d'un moment dépressif dans lequel le sol de la réalité semble tanguer, où la perception des formes semble pouvoir s'évanouir pour laisser place aux couleurs et aux lignes errantes.

[2] Cf. à propos de la jouissance : BRAUNSTEIN Nestor (1992) *La jouissance. Un concept lacanien.* Paris, Point hors ligne, 1992, chapitre « Déchiffrage de la jouissance ».

Deux ans et demi ou trois ans, c'est l'âge de la crise de personnalité. Elle aboutit au dédoublement du moi et de l'autre, fondement de l'espace mental.

Disons que les pensées et les objets du monde sont alors localisés dans l'espace. Mes pensées sont dans ma tête, celles d'autrui sont dans la sienne. Et les choses sont à l'extérieur[1].

Wallon parle d'espace mental, mais Jean Château fait remarquer qu'il s'agit plutôt d'un nouveau monde[2]. On trouve d'ailleurs les expressions « monde perçu » et « monde représenté et conçu » dans un livre de 1926 auquel Wallon fait référence. C'est Elsa Kölher qui employait ces termes dans son célèbre ouvrage *La personnalité de l'enfant de trois ans. Annette*[3].

*L'espace mental, le lieu de la pensée, est un champ de représentations et de symboles ordonnés les uns par rapport aux autres. Il s'élabore en mettant en relation perceptions et images avec représentations et symboles.*

*L'espace mental se superpose ainsi à l'espace perçu, qui est le lieu de l'acte, le plan de l'expérience subjective concrète et immédiate.*

Le développement des jeux de fiction et des conduites de récit joue un rôle important dans l'avènement de l'espace mental. Comme le dit Château, « [...] il y a désormais deux mondes, un monde réel et un monde fictif[4] ».

Je m'excuse de ne pouvoir exposer plus en détail les théories d'Elsa Kölher, Henri Wallon et Jean Château, dont je ne peux donner ici qu'un aperçu.

Pour une présentation d'Henri Wallon et de sa théorie, on pourra se référer à ces ouvrages :

- TRAN-THONG, *Stades et concept de stade de développement de l'enfant dans la psychologie contemporaine.* Paris, Vrin, 1967, Deuxième partie.
- ZAZZO René, *Psychologie et marxisme. La vie et l'œuvre d'Henri Wallon.* Denoël Gonthier, 1975.
- JALLEY Émile, *Wallon, lecteur de Freud et de Piaget.* Paris, Éditions sociales, 1981.
- JALLEY Émile [2006a], *Wallon et Piaget. Pour une critique de la psychologie contemporaine.* Paris, L'Harmattan, 2006.

Je reprends l'exposé de ma réflexion :

*Le monde sensible est celui dans lequel nous ressentons ou percevons.*

En deçà des perceptions, il y a des sensations, des impressions simplement ressenties. Le monde sensible est, au premier temps des sensations, ressenti avant d'être perçu. L'objet est investi avant d'être perçu, disait Serge Lebovici.

---

[1] Il en est ainsi pour l'individu rationnel de nos cultures occidentales. Mais à d'autres époques ou dans d'autres cultures peut-être que cela pourrait être pensé différemment.

[2] CHÂTEAU Jean, *Psychologie des attitudes intellectuelles.* Paris, Vrin, 1976, chap. III.

[3] KÖHLER Elsa, *La personnalité de l'enfant de trois ans. Annette.* Paris, L'Harmattan, 2016.

[4] CHÂTEAU Jean. *Op. cit.*, p. 55.

*Le ressenti* concernerait des sensations extéroceptives non encore rattachées à des objets reconnus, ainsi que des impressions laissées par :

- l'atmosphère ressentie,
- les affects éveillés,
- des sensations proprioceptives ou kinesthésiques,
- des sensations intéroceptives.

Ma chienne regarde son environnement en faisant attention aux mouvements. Elle s'inquiète d'un mouvement avant même de pouvoir identifier la chose ou l'être qui bouge. Concernant les humains, c'est dans une certaine atmosphère qu'ils appréhendent la rencontre avec autrui, ou son absence[1].

*La perception* me semble être symbolisée :

- à un premier niveau, par une image mentale,
- à un second niveau par les signes du langage et les symboles de notre culture.

## 2) L'inscription de l'expérience vécue et son expression. La métaphore de l'écriture

L'inscription du vécu dans la mémoire et la catégorisation de l'expérience sont en lien avec l'expression corporelle, graphique, et l'écriture.

L'écriture est ici entendue au sens large, incluant non seulement l'écriture littéraire, mais aussi les écritures mathématiques, les graphismes artistiques et les écritures musicale et chorégraphique.

L'impression s'inscrit dans le corps, les attitudes et les mouvements, comme dans l'esprit.

La parole, l'écriture, les jeux et les arts, permettent d'exprimer et de mettre en forme les traces laissées par les sensations.

L'impression qui s'inscrit à l'intérieur de soi et l'expression qui s'adresse à autrui, voire à soi-même (comme dans le journal intime), sont deux mouvements complémentaires.

Les représentations partagées, celles que l'on montre ou que l'on fait entendre, permettent de partager l'expérience intime. Sans cela, cette dernière en resterait au niveau des traces mnésiques, des images mentales, de la *lalangue*[2] et de l'expression idiosyncrasique.

---

[1] On trouvera des réflexions sur l'atmosphère, la lumière et l'ombre, la présence ou l'absence de l'Autre, dans ce livre : KAUFMANN Pierre (1967) *L'expérience émotionnelle de l'espace.* Paris, Vrin, 1987, pp. 224-229.

[2] Néologisme proposé par Jacques Lacan.

À la suite de Freud, Henri Rey-Flaud a élaboré la théorie des *registres d'inscriptions*[1]. Il distingue quatre registres successifs :

- les « *empreintes* » imprimées au stade originel des *sensations*,
- les « *images* » enregistrées au stade des *perceptions* [...],
- les « *traces* » signifiantes, constitutives de l'*inconscient*,
- les *représentations conscientes d'objets*, support de la *réalité* ordinaire, l'ensemble formant le système de souvenir des signes du langage[2].

Selon Piera Aulagnier[3] la représentation se constitue à trois niveaux, dans les *espaces originaire, primaire et secondaire*.

- L'originaire se situe au niveau des *sensations*.
- Le primaire, avec ses fantasmes, se situe au niveau de la *représentation imagée*.
- Le secondaire, avec ses *récits*, nécessite l'usage du langage.

## 3) Niveaux de fonctionnement de la pensée et de l'expression.

On pourrait considérer qu'une structure psychique correspond à un niveau de fonctionnement de la pensée et de l'expression.

Distinguons ces niveaux :

### a) Sensations, perceptions, images mentales, communication par signes

*Dans l'autisme* la construction de la perception est en jeu. Le monde est au pire un chaos, au mieux un monde de routines. L'identité se maintient par identification adhésive. Le sujet s'accroche à une sensation. Le mécanisme de défense est le démantèlement de la perception du monde et du moi corps. La communication n'est pas personnalisée chez les jeunes autistes. La pensée fonctionne au mieux au moyen de signes efficaces construits avec des images mentales. Il n'y a pas de jeux de langage[4].

---

[1] REY-FLAUD Henri (2008) *L'enfant qui s'est arrêté au seuil du langage. Comprendre l'autisme.* Flammarion, 2010, coll. Champs essais.
REY-FLAUD Henri (2010), *Les enfants de l'indicible peur. Nouveau regard sur l'autisme.* Paris, Aubier Flammarion, 2010, introduction.
REY-FLAUD Henri (2014), *Je ne comprends pas de quoi vous me parlez. Pourquoi refusons-nous parfois de reconnaître la réalité ?* Paris, Aubier Flammarion, 2014.

[2] Cf REY-FLAUD Henri (2008), *op. cit.*, p. 54.

[3] AULAGNIER Piera, *La violence de l'interprétation,* Paris, PUF, 1975.
Nous développerons dans un autre chapitre la théorie de Piera Aulagnier.

[4] On pourra lire à ce sujet : REY-FLAUD (2008), *op. cit.* Il y a dans ce livre un index dans lequel vous pouvez vous référer aux concepts suivants : empreintes, images, traces, première et seconde relève. REY-FLAUD (2014), *op. cit.*, chapitres III et VI.
Un autre ouvrage est important, pour comprendre la pensée par images dans l'autisme : MALEVAL Jean-Claude (2009), *L'autiste et sa voix »* Paris, Seuil, 2009.

Une réflexion sur l'articulation des notions de signe, de signifiant et de chose serait à construire en tenant compte des remarques de Michel Arrivé[1], de Jean-Claude Maleval[2] et d'Henri Rey-Flaud[3]. Ce dernier ne partage pas le point de vue de Maleval sur la pensée par signes dans l'autisme.

**b) La personnalisation de la communication et la prise de parole**

Il y a un progrès lorsque les pronoms personnels sont utilisés pour personnaliser le dialogue ou la discussion[4]. Un progrès lorsque l'enfant se met à parler et lorsqu'il demande à autrui ce qu'il souhaite. Lorsque le récit, le mensonge et la moquerie apparaissent, nous sommes en bonne voie.

**c) Le jeu avec la langue (déconnexion du mot et de la chose. Usage de la métaphore). Et la mise en sens du vécu et de l'histoire**

*Dans la psychose* il y a usage de la parole, récit et demande. Mais la discussion et le dialogue manquent de souplesse, de dialectique entre les propos de l'un et ceux de l'autre. Et lorsque la maladie se déclare, le langage se défait. Les mots peuvent perdre leur sens. Les idées ne s'enchaînent plus correctement.

Alain Rouby donne des exemples d'expressions prises au pied de la lettre et de confusions de signifiants chez des enfants ou des jeunes psychotiques[5]. Il suppose que l'enfant psychotique a perdu le lien qui unit les mots aux choses[6]. Mais l'on pourrait considérer que ce lien est au contraire trop serré, pas assez dénoué, pas assez souple pour permettre l'usage des métaphores. La déconnexion du mot et de la chose n'aurait pas eu lieu, d'où l'impossibilité de nouer mots et choses autrement.

L'usage de la métaphore concerne les capacités intellectuelles du sujet, mais surtout sa participation à l'imaginaire familial et social. André Ruffiot accorde une grande importance à la fonction mythopoïétique dans la vie familiale. L'impossibilité d'utiliser la métaphore pourrait aller de pair avec une « déconnexion » du sujet qui ne serait pas en prise avec l'imaginaire familial et culturel.

La question du rapport à la signification se pose également à propos de la représentation du monde et de la société. Comment le sujet se repère-t-il dans le chaos ou l'ordre du monde et dans le jeu social ? *Les autistes* ont du

---

[1] ARRIVE Michel. Le *linguiste et l'inconscient.* Paris, PUF, 2008, chapitre « mots et choses chez Freud », notamment p. 36.

[2] MALEVAL Jean-Claude. *L'autiste et sa voix.* Paris, Seuil, 2009.

[3] REY-FLAUD Henri. *Les enfants de l'indicible peur. Nouveau regard sur l'autisme.* Paris, Aubier Flammarion, 2010, p. 151.

[4] On pourra lire à ce sujet : KAUFMANN Pierre (1967), *L'expérience émotionnelle de l'espace,* Paris, Vrin, 1987, p. 238. MORGENSTERN Aliyah, *L'enfant dans la langue,* Paris, Presses Sorbonne nouvelle, 2009.

[5] ROUBY Alain (2002), *Éduquer et soigner l'enfant psychotique.* Paris, Dunod, édition 2007.

[6] Cf. *Ibid.*, p. 10.

mal à ordonner le chaos du monde et à comprendre les expressions des émotions. *Les psychotiques* auraient du mal à comprendre le jeu des échanges sociaux parce que le désir d'avoir le phallus leur serait étranger.

On observe aussi des bizarreries du langage lors d'une décompensation psychotique.

*Dans la structure névrotique,* le jeu avec la langue est possible. Il y a usage de métaphores. Le mot n'est pas confondu avec la chose, contrairement au signe autistique où l'image de l'objet prévaut. La pensée du névrosé se construit avec autrui dans le dialogue ou la discussion. L'accès à la pensée dialectique est possible.

Le problème de la mise en sens du vécu et de l'histoire se pose différemment dans la névrose et dans la psychose.

*Le névrosé* dont faire avec un désir refoulé en lien avec le désir de l'Autre. La construction de son histoire bute sur le refoulement. Mais il peut se raconter. Et dans le dialogue avec autrui, le névrosé peut généralement assumer ses propos et approfondir sa réflexion.

*Le psychotique* n'a pas pu penser certaines choses. Il n'aurait pas symbolisé certains vécus traumatiques de son enfance. Il n'aurait pas assumé certains souhaits (par exemple l'attirance qu'il aurait ressentie pour celui qu'il désigne maintenant comme son persécuteur). Il aurait affaire avec la jouissance de l'Autre sans pouvoir se repérer sur le désir de l'Autre. Il y aurait donc dans son vécu et dans son histoire des trous ou bien des intrusions réelles de choses qu'il ne pourrait pas penser. De plus, l'enfant psychotique n'arriverait pas à se décaler des paroles de sa mère le concernant. Il a du mal à prendre la parole pour se raconter. De façon générale les psychotiques pourraient s'appuyer sur leurs interlocuteurs pour se raconter plus avant. Mais la dialectique des échanges entre la pensée de l'un et celle de l'autre ne fonctionnerait pas toujours.

## 4) Les étapes permettant de construire la réalité symbolisée d'un monde commun

### a) Le moi-monde. Moi-plaisir : incorporer le bon sein et exister dans les yeux de sa mère

Patrick Martin-Mattera, en tenant compte de la temporalité, distingue trois étapes permettant d'accéder finalement à la réalité commune[1]. L'idée d'un passage d'un niveau de réalité à un niveau supérieur se trouvait déjà chez Lacan à la fin des années trente[2].

Patrick Martin-Mattera écrit que la différenciation de la réalité psychique et de la réalité effective est précédée par un temps de non-différentiation

---

[1] MARTIN-MATTERA Patrick (2002), *Temps et réalité psychique,* In : MORILLE Auguste et MARTIN-MATTERA Patrick, *Fondation subjective du temps,* Paris, L'Harmattan, 2002.

[2] SIERRA RUBIO Miguel, *Les structures cliniques. Fondements et perspectives d'une doctrine lacanienne.* Rennes, Presses universitaires de Rennes, 2019, p. 106 et 118.

entre moi et le monde. Il propose le terme de « moi-monde » pour nommer cette situation première. Le moi-plaisir initial dont parlait Freud[1], ce moi-plaisir qui garde en lui tout le bon et rejette le mauvais, ce moi qui a mangé toutes les bonnes sensations est un monde en soi.

À l'origine donc était le moi-monde.

> « [...] à l'époque dont je parle, il faut bien comprendre qu'il n'existe pas encore de frontière entre une réalité intérieure à l'enfant et une réalité extérieure : il n'y a qu'une réalité, celle du moi-monde, auquel ne s'oppose encore *rien*. C'est ce rien, cet extérieur absolu que Lacan appelle le réel. Ainsi, au sein du moi-monde, il n'y a pas encore de possibilité d'appréhender des oppositions aussi fondamentales que la présence et l'absence. Lorsque la mère entre en présence, elle *est*, lorsqu'elle disparaît, elle *n'est pas*. Le *ne plus* n'existe pas encore. Ce n'est que plus tard que la mère pourra *ne plus être là*, pour le moment elle *est* ou *n'est pas*. C'est pourquoi je parle de *présence-sans-absence* à propos de cette expérience archaïque, devenu pour nous quasiment impensable[2]. »

« Certaines pathologies accentuent cette première expérience du présent, en particulier les pathologies psychotiques[3]. »

Des psychanalystes ont remarqué que le rapport au temps était différent chez les sujets psychosés. Ils semblent dans l'impossibilité de se projeter dans l'avenir. Il en est ainsi du moins chez les adultes malades et chez des enfants psychotiques qui n'arrivent pas à se construire. Lorsqu'on se trouve pris par la souffrance, on vit d'ailleurs tous plus ou moins dans l'instant présent. Patrick Martin-Mattera décrit une sorte de « hors temps » en évoquant le propos d'un jeune homme qui se sentait « sans passé » et avait par moments l'impression de ne plus se sentir présent[4].

Cette étape première correspond à l'expérience de la cavité primitive du moi formant un monde en soi dans l'union avec le sein.

### b) Un monde d'objets, jugés bons ou mauvais, attirants ou repoussants. L'intérieur du moi correspond à la réalité psychique, et l'extérieur à la réalité effective

La seconde étape de la construction du monde, permise par le « stade du miroir », ouvre l'accès à l'avenir. Le moi-monde renonce à être le monde et fait surgir un monde d'objets désirés dans une situation de rivalité avec le semblable et de compétition pour l'obtention de ces objets.

Patrick Martin-Mattera, suivant Lacan, fait référence à des moments mythiques de l'histoire d'un sujet et non pas aux stades du développement des enfants. Le lecteur doit savoir que le « stade du miroir », repéré par Lacan chez des bébés, n'est pas un vrai stade et que le stade du personnalisme dont parle Henri Wallon se situe entre les âges de 3 et 6 ans.

---

[1] Dans son texte sur la négation.
[2] *Ibid.*, pp. 85-86.
[3] *Ibid.* p. 87.
[4] *Ibid.* p. 87.

De même ce que Françoise Dolto appelle « stade du miroir » se situe à un âge bien plus avancé que celui qu'indiquait Lacan.

Toujours est-il que Martin-Mattera évoque le lien entre l'identification au semblable, l'envie, la rivalité et le désir. Lacan disait : le désir de l'Homme est le désir de l'Autre. Martin-Mattera parle de notre désir de posséder des objets. Cette tension du désir nous oriente vers l'avenir.

Patrick Martin-Mattera parle aussi d'un renoncement nécessaire. Le moi doit renoncer à être le monde. Cela implique qu'il doit renoncer à être autrui. La séparation entre le moi, autrui et le monde doit être reconnue.

> « [...] dans ce nouveau monde, la frontière, entre l'intérieur du moi et l'extérieur du moi, est bâtie.
>
> L'intérieur correspond à la réalité dite *psychique* par Freud (*die psychische Realität*), l'extérieur à la réalité effective (*die Wirklichkeit*). Nous avons donc maintenant à faire la distinction entre trois registres différents : réalité psychique, réalité effective, et réel[1]. »

J'ajouterai que la réalité psychique n'est sans doute pas à concevoir comme un ensemble de fantasmes qui préexisteraient à la découverte et à la reconnaissance de leur caractère imaginaire ou illusoire. C'est aussi un monde d'objets internes qui se constitue à travers toute *une activité fantasmatique qui se développe.*

Le développement de cette activité est lié à l'apparition du jeu symbolique et du récit ; après deux ans et demi ou trois ans donc.

La fantasmatisation peut se déployer dès lors que l'enfant a accès à diverses modalités d'expression tout en voyant respectés son droit à l'intimité et son droit de parler. Avoir le droit de prendre la parole en famille, voir sa pudeur respectée, avoir un espace pour soi, pouvoir jouer, dessiner, construire, avoir des proches aussi avec lesquels partager un peu de cette intimité, tout cela est essentiel.

D'ailleurs, l'imagination de l'enfant va s'étayer sur les mythes et les récits qui lui seront racontés par ses parents ou montrés dans les médias (dessins animés, livres...).

La pratique du jeu dans l'espace potentiel, dont parle Winnicott, et la construction du fantasme névrotique, dont parle Lacan, sont en rapport avec cette activité fantasmatique qui développe la réalité psychique.

> « Les pathologies les plus caractéristiques de cette expérience du "stade du miroir" sont vraisemblablement celles des névrosés narcissiques comme par exemple la dépression mélancolique, où l'on assiste à un effondrement de la tension projectale désirante[2], liée à l'impossibilité pour le sujet d'assumer une

---

[1] *Ibid.*, p. 89. Le réel est chez cet auteur lacanien autre chose que la réalité ; cette dernière relevant de l'imaginaire et des fictions.

[2] L'auteur pense au désir comme tension vers l'avenir et source de souhaits et de projets.

image de lui-même tolérable. Toute idée d'avenir est alors désinvestie, ce que le risque suicidaire vient souligner de façon majeure[1]. »

Dans l'espace de la Chose, comme dans celui de la réalité symbolisée[2], la différenciation entre le moi et le monde serait présente.

Cela dit le réel peut toujours infiltrer la réalité lorsque le sujet, quelle que soit sa structure, est en proie au délire.

### c) La réalité commune symbolisée. Les différences des sexes et des générations sont reconnues

La troisième étape permettant d'accéder à la réalité commune dépend des *complexes d'Œdipe et de castration*. Ils font surgir la différence des sexes et des générations. Ils ouvrent l'accès au passé et à l'histoire.

La formation et la résolution du complexe de castration correspondent à des âges variables selon les enfants et notamment selon leur sexe. Il n'y a pas dans le développement de l'enfant un moment précis qui constituerait un « stade » de la castration. Quant à la construction de l'identité sexuée, elle commence très tôt (dès deux ans sans doute) et cela peut être l'histoire d'une vie.

Françoise Dolto distingue plusieurs castrations qui interviennent à différents âges. On pourra se référer à ce qu'elle écrit sur la castration primaire et la castration génitale œdipienne[3]. Elle parle de l'inscription de l'enfant dans un devenir homme ou femme.

Cette troisième étape, dont parle Martin-Mattera, correspond, me semble-t-il, à *une modification de l'activité de fantasmatisation*. L'activité fantasmatique ferait alors référence aux différences de génération et de sexe, ainsi qu'au symbole du phallus du père. La fantasmatisation est modifiée par l'instauration du refoulement originaire, et par la dialectique qui s'ensuit, entre *refoulement et retour du refoulé*. L'enfant se représente les autres et lui-même, le fonctionnement familial, groupal et social, les enjeux de pouvoir et le jeu du désir. En même temps, il s'aveugle, pour masquer certaines vérités le concernant ou concernant les autres.

En grandissant, l'enfant devra renoncer à être un bébé. Et à l'adolescence, il devra sortir de l'enfance. De cela, il parlera, jetant un regard sur son passé.

Le développement du *récit autobiographique*, lié à la reconstruction des souvenirs, construit la légende de notre enfance en s'appuyant sur des mythes et des fantasmes. La légende construite laisse dans l'ombre certains épisodes de notre histoire, qui sombrent dans l'oubli.

Ce récit autobiographique dépend du désir de l'Autre. L'enfant est parlé avant de pouvoir se raconter. Et il dépend affectivement de ses parents. La

---

[1] *Ibid.*, p. 90.

[2] Espaces dont parle Henri Rey-Flaud.

[3] DOLTO Françoise, *L'image inconsciente du corps.* Paris, Le Seuil, 1984, chap. II, pp. 164-199.

construction de l'histoire du sujet se fait donc en référence au vécu de l'Autre. L'amnésie infantile comme les souvenirs qui resteront dépendent en partie du discours tenu par les proches. La nostalgie de l'enfance comme l'investissement de l'avenir dépendent du vécu des parents et de ce que l'enfant perçoit du désir de l'Autre[1]. L'enfant ou l'adolescent est obligé de faire avec les émotions et désirs de ses parents. Eux aussi peuvent être nostalgiques.

La *construction de souhaits et de projets*, en lien avec des rêveries et des fantasmes, est un autre versant de l'activité fantasmatique, tournée vers l'avenir.

Cette troisième étape dépend d'une mutation de l'affectivité et du développement d'une activité fantasmatique. Mais elle s'accompagne aussi d'un progrès de l'intelligence discursive lié à la structuration de la *pensée concernant l'existence.* L'enfant s'intéresse à sa famille. Il s'interroge sur l'origine des bébés. Il est amené à reconnaître les différences de sexe et de génération. Il s'interroge sur la mort et sur le fait de grandir ou de vieillir.

Le troisième espace dont parle Henri Rey-Flaud serait celui dans lequel nous passons nos journées. L'espace banal de la réalité quotidienne diurne. C'est l'espace de la *réalité symbolisée* par le langage et les récits.

La construction de la réalité nécessite, selon Henri Rey-Flaud [2], l'opération du *refoulement originaire du phallus maternel.*

*Ce monde commun est caractérisé par un manque, celui de l'objet perdu dont on reste nostalgique. Cet objet perdu, ce serait notre mère, son sein, son regard, sa voix. Ce serait aussi l'enfant et le phallus que nous pensions être pour elle (son phallus).* Car notre mère était notre premier miroir, comme l'a dit Winnicott.

Le monde a une histoire marquée par le manque et la nostalgie.

La perte du phallus nous pousse à désirer autre chose. *La réalité symbolisée est aussi un espace animé par le désir* de voir et de savoir, l'envie de connaître le monde et d'en parler. Dans ce monde nous recherchons le phallus, qui semble briller dans les images des objets de valeur et des attributs de puissance qui nous attirent.

*Qu'est-ce que le phallus ?* Le phallus est à l'origine un symbole. Ce symbole nous vient des rites antiques grecs. Des phallus sculptés y étaient montrés. Jacques Lacan a donné plusieurs définitions du concept de phallus. J'en retiens juste, pour ce qui nous intéresse, que le phallus serait dans le monde des névrosés la valeur de référence, le signifiant du désir. Élisabeth Roudinesco a un jour formulé cela simplement en disant que chez Lacan le phallus était un « signifiant de la puissance vitale et de l'énergie désirante[3] ».

---

[1] On pourra lire à ce sujet le chapitre « Temporalité et mémoire du Je » dans l'ouvrage suivant : DE MIJOLLA-MELLOR Sophie, *Penser la psychose. Une lecture de l'œuvre de Piera Aulagnier, op. cit.*, chap. V.

[2] D'après REY-FLAUD 2008 et 2014.

[3] ROUDINESCO Elisabeth, *Féminité et différence des sexes en psychanalyse,* In : BIRNBAUM Jean, *Femmes, hommes : quelle différence ?* Rennes, PUR, 2008, p. 41.

On dira donc que les attributs qui donnent du prestige et du pouvoir ont une valeur phallique.

La construction du monde comporte *une dimension esthétique*. Elle met en scène le monde, le sujet et autrui, en donnant à voir (ou en cachant comme un trésor) ce qui a de la valeur *pour attirer le désir*.

## 5) Différences de jouissance et d'angoisse selon les niveaux de fonctionnement psychique. L'angoisse de chute et la marche

*Dans le monde de la réalité symbolisée, la jouissance et l'angoisse sont moindres, du fait de la référence au père, au phallus et à la castration.*

*La jouissance dite phallique* est un plaisir de moindre intensité que l'Autre jouissance.

Cette jouissance référée au phallus est classiquement illustrée par le plaisir de l'homme lors d'un rapport sexuel par pénétration génitale. Cette jouissance phallique concerne le phallus, la puissance, le pouvoir et la zone génitale.

*L'Autre jouissance* n'est pas circonscrite dans cette zone érogène. Le débordement émotionnel est donc nettement plus important dans cette seconde forme de jouissance[1].

Dans certaines expériences de jouissance, il y a aussi de la souffrance, de la *peur* ou de l'*angoisse*. Dans le cas de la jouissance phallique, l'homme peut craindre de perdre le phallus. La peur de l'impuissance en est l'illustration la plus parlante. L'angoisse de chute et l'angoisse de morcellement peuvent se rencontrer dans la jouissance de l'Autre.

Dans un *premier temps* la plupart des enfants se trouvent en position d'*être le phallus de leur mère*, dont ils font le bonheur et la fierté. Le petit enfant n'existe qu'en valorisant sa mère et en se faisant reconnaître par cette dernière.

Dans un *second temps* nombre de ces enfants abandonnent cette position pour tenter d'*obtenir le phallus de leur père*.

*L'angoisse de castration*, c'est la peur de ne pas obtenir ce phallus ou la crainte de le perdre[2]. L'enfant qui se réfère au phallus et au père se réfère à un tiers, à un symbole culturel et à des valeurs partagées. Il ne dépend plus uniquement du regard de sa mère. Lorsque le narcissisme de l'enfant ne dépend plus du jugement d'une seule personne, les risques encourus par l'enfant sont moindres. L'angoisse de castration ou même l'angoisse de mort qui en dérive sont donc des peurs de moindre intensité que les terreurs relatives à l'Autre jouissance.

---

[1] Nous donnerons des précisions sur les différents types de jouissance dans la troisième partie.

[2] Nous donnerons ultérieurement des précisions concernant l'angoisse de castration.

Cela dit *le motif de la castration ne protège pas toujours du retour des terreurs fondamentales*. L'angoisse de chute notamment peut être réactivée lors de moments difficiles du vieillissement[1].

*L'angoisse de chute* est liée à l'expérience de la pesanteur, depuis le traumatisme de la naissance, et en particulier lors de l'apprentissage de la marche. Antonietta et Gérard Haddad ont judicieusement fait remarquer que la marche humaine comportait un prodigieux risque de chute[2]. L'angoisse de chute provient de ces expériences infantiles. Et les motifs de la marche et de la chute se chargent par la suite d'autres valeurs symboliques. On pensera évidemment à la chute aux enfers, dans le registre moral.

Remarquons le lien entre *la marche et le cheminement conjoint*, d'une part, *de la parole et de la pensée*, et, d'autre part, des protagonistes du dialogue.

Pensons à l'image des personnes qui dialoguent tout en se promenant. Henri Rey-Flaud écrit que le pas est « l'expression corporelle de la dynamique du langage[3] ».

Cette remarque prendra sa valeur après-coup, lorsque nous évoquerons l'inquiétude d'évoluer dans le monde comme sur des chemins parsemés d'embûches en forme de trous et d'abîmes.

Joël Clerget écrit que *la marche est une métaphore de l'écriture*[4]. « [...] nos pas sur le sol écrivent notre chemin d'homme, particulier à l'humain [...][5] », dit-il, en insistant sur le fait que nous marchons debout. Clerget considère que les premiers pas de l'enfant constituent un moment important préparant les conditions de l'entrée dans l'écriture. L'enfant qui commence à marcher se sépare du corps de sa mère. Clerget se réfère à un tableau de Van Gogh représentant un enfant qui s'apprête à quitter sa mère pour marcher vers son père, qui lui tend les bras[6].

À propos de l'expérience de *la marche, dans ses rapports avec le corps et l'espace,* on pourra lire Baldine Saint Girons[7].

---

[1] Je remercie Gérard Decherf de m'avoir éclairé sur ce point.

[2] HADDAD Antonietta et HADDAD Gérard, *Freud en Italie. Psychanalyse du voyage.* Paris, Albin Michel/Hachette Littératures, 1995, p. 22.

[3] REY-FLAUD Henri (2010), *Les enfants de l'indicible peur. Nouveau regard sur l'autisme.* Paris, Aubier Flammarion, 2010, p. 141.

[4] CLERGET Joël, *L'enfant et l'écriture,* Érès, 2002, p. 11.

[5] *Ibid.*, p. 47.

[6] À propos de ce tableau voir, dans le livre de CLERGET, l'introduction et la conclusion.

[7] SAINT GIRONS, Baldine et BOURRET Éric, *Dans la gueule de l'espace.* Marseille, Arnaud Bizalion éditeur, 2015, pp. 48-50.

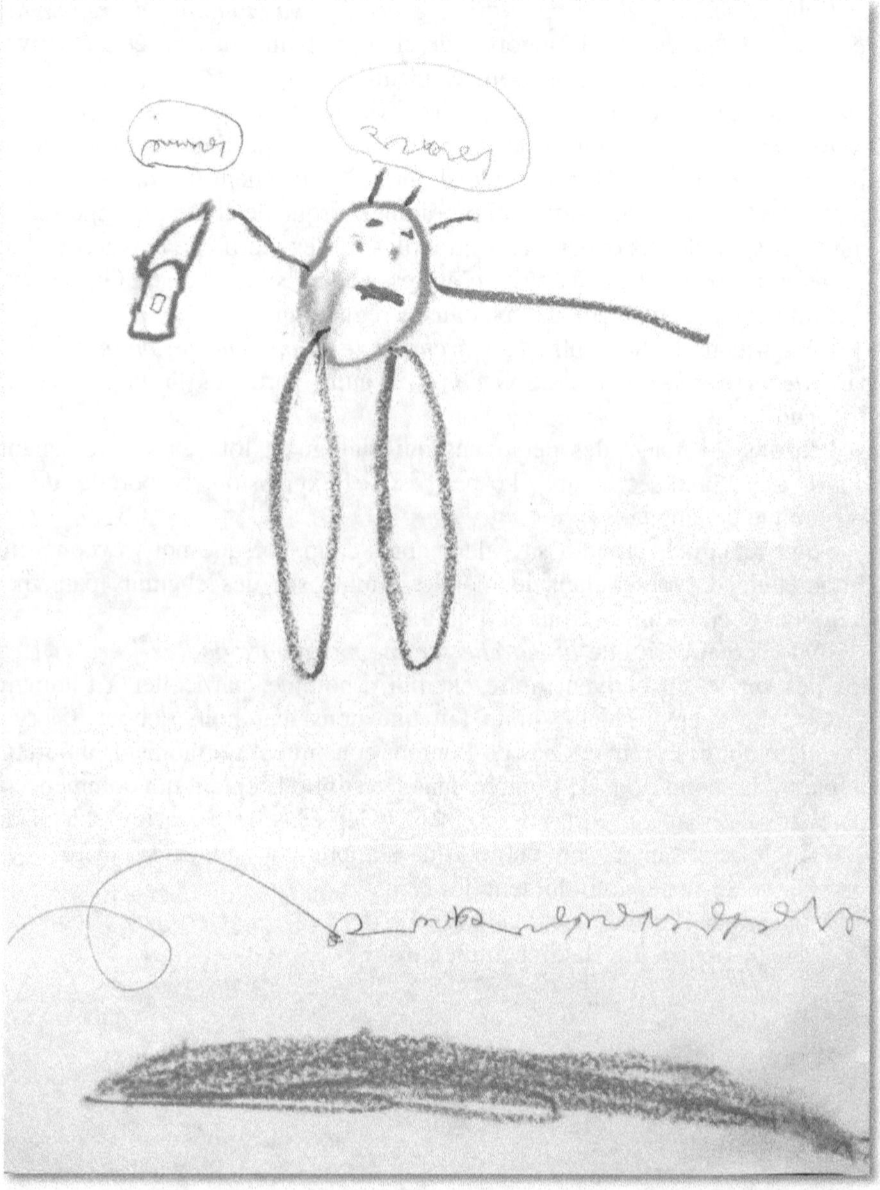

Un des rares dessins d'Anthony où les jambes sont figurées. Le personnage semble en chemin. Il est dessiné en rouge, à l'exception du contour du visage et des yeux, bleus. La zone coloriée en bas est de couleur bleue. L'élément qui ressemble à une maison est de couleur jaune.

### C) La structure du moi, comparée à une maison. Les mécanismes de défense structurant le dedans et le dehors : le rejet, le déni et le clivage, le refoulement originaire

#### 1) Être dans ou en dehors de la réalité

Parler de structure, c'est aussi parler de ce qui tient ou ne tient plus dans le rapport au monde.

*Les psychoses ont été caractérisées par la perte du contact avec la réalité* (déni de la réalité, rejet de la réalité, perte de la réalité).

Cette rupture du contact avec la réalité a été décrite dans la dépersonnalisation, le délire, l'hallucination ou bien encore dans ce qu'on appelait le repli autistique[1].

On a également caractérisé les psychoses infantiles par l'infiltration de la réalité. *Le rêve, la rêverie, la fabulation, voire dans certains cas l'hallucination et le délire, infiltrent la réalité.* Roger Misès parlait d'une « infiltration des processus secondaires par les processus primaires ».

Cela dit, les psychanalystes s'accordent pour dire que *l'hallucination et le délire se rencontrent aussi dans le champ de la névrose*. Les psychanalystes lacaniens parlent notamment de delirium névrotique. La dépersonnalisation peut également se produire chez un sujet névrosé.

On ne peut donc pas prétendre que les névrosés seraient dans la réalité tandis que les psychotiques seraient en dehors de la réalité. Pour ne pas parler des autistes, désormais exclus du champ des psychoses infantiles, en dépit du célèbre retrait autistique.

Les rapports à la réalité et au réel diffèrent selon les structures et selon l'état du sujet (stabilisé ou déstabilisé, ayant décompensé ou pas).

La réflexion philosophique nous a depuis longtemps invités à douter de la réalité. Le psychanalyste Jacques Lacan considérait que la réalité relevait non pas du réel, mais de l'imaginaire. La vérité, disait-il, a structure de fiction. Remarquons que les croyances collectives sont surdéterminées par l'idéologie ou la religion dominante.

Fort heureusement la différence entre la structure névrotique et la structure psychotique ne se fonde pas que sur ce critère : être « dans » ou bien « en dehors » de la réalité.

#### 2) Se construire un abri dans le monde. La maison dans la baie, face à la mer

Il y a aussi une question de dedans et de dehors dans cette affaire de névrose et de psychose, comme si notre moi était une maison, un abri dans le monde.

---

[1] Repli autistique lié au concept de régression narcissique. Régression en deçà du stade du miroir, jusqu'à l'autoérotisme.

Le psychologue Jean Château a insisté sur l'importance des représentations de la maison et de la route[1]. Le psychanalyste Carl Gustav Jung a utilisé la métaphore d'un édifice pour représenter l'appareil psychique[2]. Sigmund Freud employait parfois le mot « Bau », traduit par « construction » ou « édifice », pour parler de la structure[3]. *La structure du moi pourrait donc être comparée à une maison.*

Alain Rouby a également utilisé cette métaphore : « Prenons une image pour nous représenter plus facilement comment se déroule la construction de l'appareil psychique : on peut la comparer à la construction d'une maison intérieure que l'enfant bâtit [...] » pour loger son Moi dans une « maison intérieure », un espace psychique[4]. En fonction de l'environnement et donc de son vécu, l'enfant construira une maison plus ou moins habitable, plus ou moins solide. « L'endroit où l'enfant va bâtir sa maison est [...] plus ou moins accidenté, battu par les vents, riche ou désolé... L'environnement d'accueil de l'enfant peut être vu comme un terrain plus ou moins en pente… » La métaphore du terrain incliné figure certainement le danger d'effondrement de l'édifice. Alain Rouby l'emploie pour rappeler qu'à l'origine du mot « normalité », il y a *norma*, mot latin désignant l'équerre, outil de bâtisseur permettant de construire un bâtiment « d'aplomb » même sur un sol en pente sérieuse[5].

Je figurerais le danger plus par le caractère mouvant du sol que par la pente du terrain. Bien que l'image d'une famille ou d'une maison bancale me parle tout autant.

Je considérerai pour ma part, comme Alberto Eiguer, que la maison extérieure, voire le monde, est un espace habitable qui se trouve en rapport avec la « maison intérieure ». Ces structures sont construites et à construire. Leur structuration est conjointe. Pierre Kaufmann a d'ailleurs parlé du rapport entre architecture et for intérieur.

Nous allons maintenant, cher lecteur, prendre la mer. Partons à la recherche des métaphores. L'aube approche. Nous trouverons bien un phare pour nous guider et, le jour levé, quelques images pour exprimer nos idées.

J'imagine que *l'autiste de Kanner* serait *comme un sans-abri accroché à sa couverture*. Il n'aurait trouvé que la solution de l'accrochage ou du collage à une sensation ou à une surface familière.

À propos de l'autisme de Kanner, Henri Rey-Flaud[6] considère que le sujet se trouve exposé aux flux de sensations qui lui viennent du monde.

---

[1] CHÂTEAU Jean (1976), *Psychologie des attitudes intellectuelles.* Paris, Vrin, 1976.

[2] JUNG Carl Gustav, *Ma vie, souvenirs, rêves et pensées.* Paris, Gallimard, 2013 — Henri Rey-Flaud le cite et reprend cette métaphore dans REY-FLAUD (2014), pp. 230-234).

[3] SIERRA RUBIO Miguel, *Les structures cliniques. Fondements et perspectives d'une doctrine lacanienne.* Rennes, Presses universitaires de Rennes, 2019, p. 41.

[4] ROUBY Alain (2002), *Éduquer et soigner l'enfant psychotique.* Paris, Dunod, édition 2007, p. 14.

[5] *Ibid.*, p. 15.

[6] REY-FLAUD (2008).

C'est néanmoins, depuis Bettelheim, *l'image de la forteresse vide* qu'on évoque, à juste titre, lorsque l'on parle de l'autiste. Une maison comme une prison. « Si le monde n'est pas menaçant, écrit Alain Rouby, inutile de fermer toutes les issues comme le fait l'autiste[1]. »

D'où me vient cette étrange métaphore du sans-abri accroché à sa couverture ?

L'image de la couverture me renvoie à *un souvenir d'enfance* : un soir je m'étais caché sous ma couverture et j'avais placé mes peluches sur mon visage, comme pour ne pas être regardé par la nuit et les rêves. Ma peur persistait néanmoins, car l'idée m'était venue que l'air pourrait être empoisonné et pénétrer par mon nez, qui émergeait hors de ma cachette. Sans doute craignais-je de me dissoudre dans la nuit, avec la perte du reflet de mon visage et du contour de mon corps. Mes parents n'étaient pas dans la chambre. J'avais perdu le miroir de leurs regards. En leur absence étais-je à la merci de la mauvaise mère, dont parle Mélanie Klein ? Mon corps, enfoncé dans la chaleur du matelas, caché sous les couvertures, ne faisait plus qu'un avec le lit. Je ne pouvais plus compter sur la perception des limites et des contours de mon image du corps. Il me fallait lâcher prise et m'endormir, au risque de me retrouver envahi par un cauchemar.

Freud [2] nous donne une représentation de l'appareil psychique dans laquelle *le ça est comparé à la mer*. Il évoque les polders, la terre gagnée sur la mer. *Le moi serait donc comme une maison construite en bord de mer.*

Le sol peut être mouvant lorsque l'eau le recouvre. Le vent peut déplacer les dunes. Une digue nous protège des vagues. Mais la mer est là, immense, sans limites, avec ses mille vagues et ses miroitements incessants sous le soleil. La mer et l'océan sont beaux, mais peuvent également être ressentis comme des choses puissantes et inquiétantes.

On trouve des évocations inquiétantes de la plage et de la mer chez Schopenhauer[3] : « *La vie* [...] *est une mer pleine d'écueils et de gouffres* [...] » écrit-il, page 395. Il décrit la dévoration des animaux par leurs prédateurs sur la plage, pages 1081 et 1082.

J'associerais volontiers les signifiants « mer » et « mère », en fantasmant la colère de la mère, la mère dévorante, la mère qui reste silencieuse, la mère endormie, la mère morte, l'absence de la mère, la mauvaise mère, dirait Mélanie Klein, la Chose.

Selon Henri Rey-Flaud *l'eau* présente à l'enfant une première figure de l'étrangeté de l'Autre. Lorsque le petit enfant expérimente l'élément liquide, l'eau peut incarner la figure de l'Autre redouté qui peut détruire ou engloutir

---

[1] ROUBY Alain (2002), *op. cit.*, p 14.

[2] FREUD Sigmund (1933), *Nouvelles conférences d'introduction à la psychanalyse.* Paris, Gallimard, 1984, conférence XXXI, p. 108.

[3] SCHOPENHAUER Arthur, *Le monde comme volonté et comme représentation*, Paris, 1992, p. 395, p. 404, pp. 1081-1082.

l'enfant. Avec l'habitude l'enfant peut apprivoiser cet élément étranger et l'eau pourra alors présenter une figure rassurante et bénéfique[1].

Pierre Kaufmann[2] évoque quant à lui l'image de *la plage à marée basse* contemplée par un homme dans un moment de solitude :

> « Comme le reflux de la mer [...] découvre à l'infini la grève jonchée de varechs, du reflux de l'Autre dont s'est tarie la donation de sens, émerge l'immensité d'un espace où chaque chose rayonne solitairement sa propre fulguration. »

L'homme, privé de la reconnaissance d'autrui et de la possibilité de parler, fait dans sa solitude l'épreuve de la déréliction. Il se retrouve seul face à la Nature qu'il peut ressentir alors de façon étrangement inquiétante.

Le reflux de l'Autre, ce pourrait être *le silence et le retrait de la mère qui se renferme en elle-même comme Chose*. Lorsque la mère Nature ne répond plus, l'homme se retrouve dans une solitude angoissante.

Kaufmann donne tout de suite après l'exemple de la liberté, qu'un personnage, se tenant sur le bord du monde des hommes blancs[3], ressent comme un vide terrifiant, tel un pullulement de lumière dans un espace chaotique.

Cet espace où pullulent les stimuli, c'est ce qu'Henri Rey-Flaud appelle *l'espace de la Chose*.

Il faut pouvoir se protéger du flux des sensations qui pullulent en trouvant *un écran, un bord, une limite*.

Il faut aussi se doter d'*un contenant sécurisant* empêchant les intrusions du réel, le retour de paroles ou d'images rejetées (hallucinations visuelles ou auditives) et le débordement ou l'effondrement du moi.

### 3) Le corps de la mère, le corps du groupe familial, la maison et notre corps

*Notre monde, c'est d'abord le corps de notre mère, puis notre famille. La maison familiale,* chère à Jean Château et à Alberto Eiguer[4], y tient une place essentielle. Et au sein de cette maison, la mère occupe souvent la place centrale. C'était en tout cas vrai autrefois, à l'époque des mères au foyer. La chambre des parents et le lit conjugal, puis notre propre lit et notre chambre ont également une grande importance dans cette histoire[5].

Notre corps est en rapport avec le corps et l'image du corps d'autrui, et en premier lieu avec le corps de notre mère.

---

[1] REY-FLAUD Henri (2010), *Les enfants de l'indicible peur. Nouveau regard sur l'autisme.* Paris, Aubier Flammarion, 2010, pp. 269-271.

[2] KAUFMANN Pierre (1967), *L'expérience émotionnelle de l'espace.* Paris, Vrin, 1987, p. 50.

[3] Au sens des hommes de race blanche.

[4] EIGUER Alberto, *Une maison natale.* Paris, Dunod, 2016.

[5] EIGUER Alberto, *L'inconscient de la maison.* Paris, Dunod, 2013, p. 14 et pp. 16-17.

La référence unique à la mère est une façon commode de parler, une simplification. Les adultes qui prennent soin de l'enfant sont bien souvent les deux parents et l'assistante maternelle. Cette commodité de langage véhicule aussi l'idéal et le mythe, encore actuels, de la Mère maternante chargée de prendre soin des enfants.

*Le moi-monde* du début est celui d'un enfant qui n'est pas séparé de sa mère. Il s'agirait dans un premier temps de sensations corporelles et de morceaux ou d'images partielles du corps (sein, bouche, mains, peau, visage, regard, voix des parents, odeurs corporelles, goût du lait…), sans que la question se pose de savoir s'il s'agit du corps de l'un ou bien du corps de l'autre. Tant sur le plan du regard et de l'image que sur le plan de la parole, le petit enfant est aliéné à sa mère. C'est dans son regard qu'il se reconnaît. C'est elle qui parle de lui et qui parle pour lui. Il voit dans l'image de sa mère un moi idéal. Lorsqu'elle le porte dans ses bras, il rêve de la compléter, de la combler, et il croit participer de cette puissance maternelle, sur laquelle il exerce une emprise affective.

Mélanie Klein avait remarqué que la relation entre le bébé et sa mère est à la fois une relation avec un objet total (une personne) et une relation avec un objet partiel (le sein). L'objet partiel ne peut s'intégrer dans l'objet total, et permettre une relation de personne à personne, qu'une fois élaborée la position dépressive, laquelle est en rapport avec l'absence et le manque de l'objet.

Avant cela l'objet reste clivé entre le bon et le méchant, et son absence est vécue comme une mauvaise Chose.

Gisela Pankow [1] considère l'image du corps comme une Gestalt et s'intéresse au rapport entre la partie et le tout. Elle montre que l'intégration des parties du corps propre ou la reconnaissance d'un manque dans le corps peuvent être défectueuses dans la psychose.

*La structure du corps du moi est aussi en rapport avec la structure du groupe familial.* Gérard Decherf [2] parle du fantasme de corps commun. Didier Anzieu [3] parle d'un groupe-bouche-sein. René Kaës évoque le fantasme d'une fratrie accrochée au corps de la mère[4] ; ce qui fait penser à l'image des enfants accrochés à la jupe de maman.

Gisela Pankow met en rapport la structure du corps avec la structure familiale.

> « En me référant à l'image du corps […] j'ai pu mettre en évidence que des zones de destruction dans l'image du corps chez les psychotiques et chez certains

---

[1] PANKOW Gisela *Structure familiale et psychose.* Paris, édition Aubier-Montaigne, 1977, p. 27 et pp. 68-69.

[2] DECHERF Gérard, KNERA Laurence et DARCHIS Elisabeth, *Souffrances dans la famille. Thérapie familiale psychanalytique d'aujourd'hui.* Paris, éditions In Press, 2003.

[3] ANZIEU Didier, *Le Groupe et l'Inconscient. L'imaginaire groupal,* Paris, Dunod/Bordas, 1984.

[4] KAES, René. *Le complexe fraternel.* Paris, Dunod, 2008.

psychosomatiques correspondaient aux zones de destruction dans la structure familiale de ces malades[1]. »

Alberto Eiguer parle de l'organisation du soi et du moi en référence aux travaux de Paul Schilder sur l'image du corps et de Didier Anzieu sur le moi-peau[2]. *Le narcissisme renforce certaines structures du moi, dit-il ; le moi-peau notamment, qui sépare le moi de l'environnement.* Eiguer parle de « structures d'encadrement », c'est-à-dire de cadres ou de contenants.

Il emploie le concept de « signifiant formel », introduit par Anzieu, pour nommer les « représentations des configurations spatiales » qui sont les signifiants de diverses formes d'organisation du soi et du moi.

Ces signifiants aident à repérer des différences : le sec et le mouillé, le dur et le mou, le solide et le liquide, le liquide et l'état gazeux, la position allongée et la position debout, le proche et le lointain, l'espace bidimensionnel et l'espace tridimensionnel, la figure et le fond, le dedans et le dehors, le tout et la partie. Cela correspond, dirais-je, à un premier mode, infra-verbal, de la pensée par couple, qui offre un premier niveau de savoir concernant les corps, le corps propre et l'espace sensori-moteur. Eiguer parle notamment de la somatognosie[3].

Alberto Eiguer parle ensuite *d'une projection de l'image du corps dans l'habitat et d'une introjection de la maison*[4]. « La solidité du cadre de la maison se nourrit du narcissisme et le nourrit à son tour[5]. »

Remarquons enfin qu'Alberto Eiguer reconnaît que la maison est indissociable de la maisonnée comme groupe social[6]. Il emploie les concepts d'habitat intérieur et de groupe interne pour nommer ces objets introjectés.

## 4) Les défenses contre un danger qui vient de l'intérieur ou bien de l'extérieur

Selon Freud[7] :

- La *névrose* (de transfert) correspond au *conflit entre le moi et le ça.*
- La *psychose* au *conflit entre le moi et le monde extérieur.*
- La névrose narcissique au conflit entre le moi et le surmoi.

Le moi n'est pas le maître dans sa propre maison, dit Freud[8].

---

[1] PANKOW, *op. cit.*, p. 8.

[2] EIGUER Alberto, *L'inconscient de la maison.* Paris, Dunod, 2013, p. 9 et pp. 45-46.

[3] *Ibid.*, p. 12

[4] *Ibid.*, pp. 7-8 et pp. 13-14.

[5] *Ibid.*, pp. 19 et 20 et p. 57.

[6] *Ibid.*, pp. 14-15, et 19-21.

[7] FREUD Sigmund (1924) *Névrose et psychose,* In : FREUD Sigmund, *Névrose, psychose et perversion, op. cit.*, pp. 284-286.

[8] FREUD Sigmund (1933) *Nouvelles conférences d'introduction à la psychanalyse.* Paris, Gallimard, 1984.

*Le névrosé* aurait affaire avec *son dedans, refoulé ou oublié* dans la cave de la maison.

Tandis que *le psychotique* aurait affaire avec *son dehors, d'où lui reviennent*, par les fissures des murs de la maison, *les mauvaises choses* dont il avait voulu se débarrasser au moyen de la projection.

Émile Jalley, parlant des cas cliniques se situant entre névroses et psychoses, remarque « une allure caractéristique des processus de pensée, dont les divers mécanismes s'expliqueraient par une fragilité particulière des limites entre le dedans et le dehors de l'organisation psychique[1]. »

Freud[2] parle du refoulement et du déni. Le moi dispose de l'un ou de l'autre de ces deux mécanismes de défense selon que le danger vient de l'intérieur ou de l'extérieur. *Il tente de repousser au moyen du refoulement une exigence pulsionnelle venue de l'intérieur.* On retrouve ici l'angoisse devant la force des passions logées dans le ça. *Il tente de démentir une partie du monde extérieur lorsqu'il est exposé aux menaces de la réalité.* On retrouve ici l'angoisse réelle devant le monde extérieur.

## 5) Le déni, le démenti, le désaveu

Freud opposerait donc, d'un côté, *la névrose avec le refoulement face au danger interne*, et, d'un autre côté, *la psychose, avec le déni face au danger externe*. Mais les choses ne me semblent pas être si simples. Freud dit aussi que le déni peut se produire dans la perversion et dans la névrose.

Et je me suis toujours demandé si des psychotiques en bonne santé ne pouvaient pas eux aussi utiliser le refoulement. Bergeret[3] dit que les états limites peuvent recourir au refoulement, mais que celui-ci se trouve souvent mis en échec, d'où le recours au clivage et au déni.

Nous allons maintenant parler du déni.

Le terme utilisé par Freud est *Verleugnung*. Il a été traduit par « déni », « désaveu » ou bien encore « démenti ».

Dans son livre intitulé *Je ne comprends pas de quoi vous me parlez. Pourquoi refusons-nous parfois de reconnaître la réalité ?*, Henri Rey-Flaud[4] étudie *le démenti*. Les propos qui suivent sont tirés de la lecture de cet ouvrage.

Henri Rey-Flaud montre que cette opération défensive peut avoir lieu chez un individu dans la norme ou chez un névrosé. Jusqu'alors on parlait généralement de déni dans la psychose ou la perversion. Il dit aussi que le démenti peut donner lieu à une hallucination ou à une bouffée délirante chez certains névrosés, qu'il qualifie de borderline.

---

[1] JALLEY Émile (2006 b) *La psychanalyse et la psychologie aujourd'hui en France*, Paris, librairie Vuibert, 2006, p. 114.

[2] FREUD Sigmund (1938) *Abrégé de psychanalyse.* Paris, PUF, pp. 82-83.

[3] BERGERET Jean (2013), *op. cit.*

[4] REY-FLAUD (2014) *op. cit.*

Le démenti originaire, qui se produirait durant l'enfance, serait un préalable au refoulement originaire, une condition du refoulement[1].

Le démenti est une opération défensive à l'origine de la structure névrotique. C'est donc une opération structurante.

Selon Henri Rey-Flaud[2], le démenti peut être à nouveau mis en œuvre *chez l'adulte névrosé lorsque le moi est exposé à une réalité qui le met en danger. C'est notamment le cas lorsque la chose perçue ou représentée touche à un clivage dans le domaine des idéaux du moi. Le démenti (démenti secondaire) peut alors tenter de contenir une menace d'effondrement du moi et du monde.* Il en résulte un sentiment d'étrangeté du monde ou du moi. La représentation touchée par le démenti se trouve désaffectée.

Remarquons au passage l'importance des idéaux du moi dans la représentation du monde.

Le démenti est une défense contre le surgissement de l'horreur. C'est le dernier rempart devant le vide. Lorsque le démenti actuel (démenti secondaire) ne tient plus, *lorsque ce mécanisme de défense est mis en échec, des visions d'horreur peuvent surgir.* Elles sont en lien avec le démenti originaire portant sur le phallus maternel. Les *visions d'horreur* qui peuvent surgir alors sont celles *de la Chose oubliée* du fait du démenti originaire concernant la castration maternelle.

Le complexe de castration concerne d'abord le phallus de la mère. Ce phallus maternel, c'est celui que l'on voit parfois figuré par un trait, entre les jambes de maman, dans les dessins d'enfants. L'instauration de la valeur phallique nécessiterait le refoulement de ce signifiant.

## 6) L'importance du phallus, du démenti et du refoulement dans la structure qui fonde la représentation du monde

Les psychotiques ont le souci de faire tenir le monde. *Anthony* veut que la maison tienne.

Anthony a 5 ans et demi lors de la consultation que je vais évoquer. Ce jour-là, pour la première fois, il a joué en ma présence. Son jeu exprimait un fantasme sexuel et une défense contre la sexualité angoissante. Anthony se défendait contre une idée sexuelle, idée qui émergeait malgré tout et de façon crue.

Il s'est servi d'un boudin de pâte à modeler, en disant que c'était « une bite ». Il l'a placée sur le toit de la maison, « pour protéger la maison », dit-il.

Cela m'a fait penser à ce que Freud appelle la scène originaire ou scène primitive. Il s'agit de la scène de rapport sexuel entre les parents, observée ou supposée d'après certains indices et fantasmée par l'enfant. Cette scène

---

[1] Les démentis originaires porteraient sur le phallus maternel, le père mort, l'idéal du moi, le Nom-du-Père.

[2] Toujours d'après REY-FLAUD (2014).

est généralement interprétée par l'enfant comme un acte de violence de la part du père.

Dans le jeu d'Anthony, la bite est protectrice. Mais on peut supposer que ce bon sexe est là pour le protéger contre la violence du sexe. Une fois cette bite placée sur le toit de la maison, Anthony a pu mettre des objets dedans. C'est *comme si cette bonne bite protectrice permettait d'avoir une maison contenante, un lieu où s'abriter, de crainte qu'un mauvais sexe ne casse la maison.*

Dans cet exemple il est question de bite. Mais il ne s'agit pas du phallus paternel. Cet enfant aime à penser que sa mère est pourvue d'un pénis.

## 7) Les mécanismes de défense

Revenons au livre d'Henri Rey-Flaud[1]. Il parle des mécanismes de défense à l'œuvre dans les psychoses et les névroses : l*a schizophrénie et la paranoïa relèvent de la forclusion, la névrose (et le fétichisme) relève(nt) du démenti.*

Henri Rey-Flaud parle aussi de la normalité. *La normalité, c'est quand le jeu entre refoulement et retour du refoulé fonctionne bien, sans qu'il y ait besoin de recourir aux opérations défensives plus radicales que sont la forclusion ou le démenti*[2].

Dans cette perspective, l'accès à la normalité serait réservé aux personnes de structure névrotique, si on considère que le refoulement n'a lieu que dans la névrose (Ce qui me semble discutable).

*Le refoulement originaire* est censé avoir permis non seulement la construction de la personnalité névrotique, mais aussi la construction de la représentation du monde. Le refoulement originaire est nécessaire à l'avènement de la réalité dite symbolique ou psychique[3]. Le refoulement originaire est la condition de l'instauration de l'inconscient, son échec (forclusion) signant *a contrario* un destin de psychose[4].

---

[1] Toujours d'après REY-FLAUD (2014), cette fois pp. 292-299 et 339-349.
[2] D'après la p. 332.
[3] D'après les pages 97, 105 et 339.
[4] REY-FLAUD (2008), *op. cit.*, p. 62, note 1.

## D) LA DÉSTRUCTURATION, QUAND ELLE MENACE ET QUAND ELLE SE PRODUIT

### 1) Le nouage du réel, du symbolique et de l'imaginaire comme condition de la consistance et de la saveur du monde et de l'existence

#### a) La structure comme nouage du réel, du symbolique et de l'imaginaire

*La structure selon Lacan*

Lacan redéfinit le concept de structure dans les années 1970 en accordant une place centrale à ce qu'il appelle le réel[1].

Lacan s'intéresse aux solutions trouvées par chacun pour nouer ensemble le réel, l'imaginaire et le symbolique.

Il avait tout d'abord décrit la structure de l'inconscient comme une chaîne, la chaîne signifiante. Il s'intéressait alors à la dimension symbolique. Une chaîne est composée d'anneaux.

Dans son dernier enseignement, Lacan décrit la structure subjective comme un nœud, comme le nouage de trois anneaux (celui du réel, celui du symbolique et celui de l'imaginaire[2]).

Pour Lacan la réalité a une structure de fiction. Nous la regardons à travers le cadre d'un fantasme[3].

La structure et la consistance de cette réalité dépendent du nouage du réel, du symbolique et de l'imaginaire.

*L'importance vitale du mythe et du rite, du fantasme et du jeu de fiction*

On peut être surpris de voir Lacan situer la réalité du côté de l'imaginaire. Mais songeons que l'imagination et le jeu sont source de motivation et de vitalité. En voici trois illustrations :

- Pour animer la journée d'un groupe d'enfant, les animateurs ont recours à un thème ludique.
- J'ai connu un enfant présentant un syndrome d'Asperger et passionné par les mathématiques. Il vivait sa journée d'école comme s'il s'agissait d'un jeu : arriver le premier dans la cour de l'école, donner la bonne réponse, accumuler les bons points. Cet enfant passait son temps à compter et voulait décrocher le meilleur score.
- Un chef d'entreprise disait qu'il vivait sa vie sur le mode d'un combat. Il allait au travail comme un guerrier part à la guerre.

[1] D'après TRICHET (2011) *op. cit.*, p. 232.

[2] Toujours d'après TRICHET.

[3] S'agit-il d'un cadre symbolique ? Le fantasme pourrait à mon avis relever des trois dimensions. Il est proche du mythe, et donc du symbolique. Il est proche de la mise en scène ou de l'image, et donc de l'imaginaire. Il est proche des traces de jouissance (les lettres), et donc du réel.

Cela semble être une nécessité vitale pour l'être parlant que de se raconter une histoire pour pouvoir jouer un rôle sur la scène du monde[1].

Mythes et rites, fantasmes et jeux semblent essentiels au maintien du dynamisme vital des individus et des groupes.

Dans ses jeux et ses histoires, l'enfant traite des problèmes du devenir : la naissance et la mort, la croissance et l'angoisse de n'être pas grand, le devenir homme ou femme, l'amour et la haine, la solitude et la vie en famille ou en groupe[2].

Philippe Malrieu évoque « la passion de l'enfant pour les récits, où il se retrouve toujours lui-même en train de devenir — de naître comme la Belle au Bois dormant dans un monde étrange, de grandir, de mourir et de ne pas mourir, comme l'enseigne l'alternance de la veille et du sommeil, de l'oubli et du souvenir[3] ».

*Être une personne animée par le désir ou bien survivre comme un zombi ?*

L'adulte peut vieillir, se momifier, se scléroser dans son petit monde et ses routines. Dans le fantasme ou le délire, un sujet peut se croire mort ou foutu. Certains mélancoliques se disent morts ou à tuer. Les névrosés obsessionnels sont concernés par cette question : suis-je mort ou vif ?

C'est une question de désir. Pour incarner un personnage vivant sur la scène du monde, il faut être porté par le désir. Sinon, à quoi bon se lever le matin ?

Or le désir du sujet est en rapport avec son fantasme. Et lorsque le fantasme ne tient plus, la réalité vacille[4].

*Quand la structure de la réalité vacille ou s'effondre...*

Si la structure se dénoue, le sujet est en proie à des sentiments de dépersonnalisation ou de déréalisation. Dans certaines psychoses le sujet peut se croire mort (syndrome de Cotard) ou développer un délire de fin du monde.

Remarquons que lorsqu'on parle de structure, il s'agit tout autant de la structuration de la personnalité que de celle de la perception et de la représentation du monde. Pour faire encore plus simple, disons qu'il s'agit de la construction de la réalité.

---

[1] Certains rôles nous sont assignés. Mais lorsque la situation le permet, nous pouvons construire notre style et choisir d'autres rôles.

[2] Cf. MALRIEU Philippe (1953), *Les origines de la conscience du temps. Les attitudes temporelles de l'enfant.* Paris, PUF, 1953, p. 74 et 97.

[3] MALRIEU Philippe, *La construction des imaginaires.* Paris, L'Harmattan, 2000, p. 217.

[4] D'après LACAN. Il en est également question dans ce livre : MARTIN-LAVAUD Virginie, *Le monstre dans la vie psychique de l'enfant,* Toulouse, Ères, 2009.

**b) L'effacement de la saveur du monde et de l'attrait sexuel des corps**

Le passage du monde simplement perçu, source de jouissance, de plaisir et de souffrance, au monde exprimé par la médiation du langage et représenté parfois de façon abstraite, soit le passage d'une symbolisation primaire par l'image à une symbolisation secondaire par le langage, se fait au prix d'une perte de jouissance.

Henri Wallon[1] écrit que la construction de la connaissance exclut la sensibilité personnelle du monde des choses et des êtres :

> « La connaissance exige des représentations totalement relatives à l'objet et d'où soit exclue la sensibilité personnelle, source pourtant de l'expérience pour chaque individu. L'histoire des idées montre suivant quelle progression cette élimination s'est faite d'objet en objet, depuis la nature inanimée jusqu'aux formes de la vie qui paraissent les plus douées de spontanéité. Le sujet lui-même devient objet pour la psychologie [...]. Mais cette différenciation graduelle entre ce qui relève de l'objet et le fait pour chacun d'en éprouver soi-même l'existence laisse un résidu, qui peut subjectivement sembler l'essentiel puisque, la sensibilité et l'expérience personnelle abolies, le monde serait comme s'il n'existait pas. Le fondement de son existence reconnue et attestable, c'est donc le pouvoir qu'a le sujet de le soutenir par sa propre vie. En fait il donne l'impression d'irréalité à celui dont fléchit le tonus vital. »

Jacques Lacan parle un peu de la même chose lorsqu'il évoque la perte de jouissance, la chute de l'objet petit *a*, consécutive à la division du sujet lorsque ce dernier consent à payer une livre de chair pour prendre la parole.

Le psychanalyste Joël Clerget[2] parle du refoulement de l'image qui accompagne nécessairement la pratique de l'écriture. Il s'est référé pour cela aux travaux de Jacques Lacan et de Françoise Dolto.

Par ailleurs Lacan a parlé du nécessaire habillage de l'image du corps visant à masquer la présence ou l'absence des objets de la pulsion et du désir.

Le sociologue David Le Breton fait quant à lui remarquer que la présence des corps se trouve refoulée dans les interactions sociales.

Toutes ces formulations nous font entendre l'effacement de la saveur du monde et de l'attrait sexuel des corps qui est nécessaire à la pratique des échanges langagiers et sociaux, surtout dans leurs formes les plus abstraites.

**c) Le jeu du désir doit animer la structure de la réalité**

Jean Château[3] parle de la nécessaire incarnation de la représentation. Les fictions du langage fonctionnent dans notre vie lorsqu'elles ont pris le poids de réalités. Elles sont plus ou moins matérialisées dans l'existence. Il en a donné des illustrations, notamment l'exemple de la représentation du Juif qui

---

[1] WALLON Henri (1945), *Les origines de la pensée chez l'enfant,* Paris, PUF, 1975, p. 741.
[2] CLEGET Joël, *L'enfant et l'écriture,* Éres, 2002.
[3] CHÂTEAU Jean (1976), *op. cit.*

prenait une existence concrète aux yeux du Nazi, convaincu de l'existence d'une race[1].

> « Il a parlé aussi de la teinte affective de son azalée. « Jeune enfant le mot d'azalée fut pour moi comme un mot magique : il répondait à une plante que je n'avais jamais vue, dont seuls les livres m'avaient parlé, à une plante mystérieuse et belle que seuls connaissaient les riches de ce monde et quelques bienheureux sauvages. Sans que j'aie connu d'elle autre chose que son nom, cette plante avait pris en moi une réalité, elle comportait une teinte affective, elle était en relation avec les éléments les plus sensibles de mon être, elle s'était comme enracinée dans les profondeurs de mes affects[2]. » L'azalée est, dit-il, une « sorte d'être mythique, fruit de mes rêves d'enfant. »

Lacan parlerait sans doute de la valeur phallique attachée à l'azalée, signifiant du désir de Jean Château.

### d) Lorsque c'est la jouissance et non le désir qui donne vie au monde

On peut observer dans la psychopathologie des adultes des phénomènes de dépersonnalisation ou de déréalisation ainsi que des manifestations d'angoisse causées par la présence trop réelle de l'objet de jouissance. Rappelons que la dépersonnalisation se rencontre aussi bien dans le champ de la névrose que dans celui de la psychose[3].

La clinique des psychoses de l'adulte témoigne souvent de la présence de l'objet *a*.

L'un des objets *a*, le regard, est présent dans l'angoisse et dans le sentiment de persécution. Le sujet a le sentiment d'être regardé.

Une enfant racontait que les petits de l'école maternelle avaient eu peur des yeux des arbres.

On peut supposer que cela est plus fréquent dans le cas de la structure psychotique et dans les états limites (l'homme aux loups notamment). Jacques Lacan[4] cite une schizophrène qui dit être toujours vue.

Dans la structure psychotique et les états limites, on pourra s'interroger sur la place du regard dans l'organisation de l'espace en lien avec la construction du narcissisme et du fantasme.

Dans la névrose le désir de voir le monde est à l'œuvre tandis que dans la psychose décompensée le sujet est perturbé par la jouissance d'un Autre qui le regarde.

À propos des psychoses de l'adulte, considérées plutôt sur le modèle de la schizophrénie, Augustin Jeanneau[5] parle du poids de la réalité :

---

[1] D'après *ibid.* p. 116.
[2] *Ibid.* p. 115.
[3] À ce propos, on pourra lire : JEANNEAU Augustin, *Les délires non psychotiques*, Paris, PUF, 1990, p. 52-53.
[4] LACAN Jacques (1962-1963), *Le séminaire, Livre X, L'angoisse,* Paris, Seuil, 2004, séance du 19 décembre.
[5] JEANNEAU, *op. cit.*, p. 61.

« Alors, le psychotique découvre un beau jour que plus rien n'est vraiment sûr ni à coup sûr tout à fait vrai. Tantôt ce qu'il voit n'est plus qu'une fausse réalité ; tout s'y déploie dans un décor qui n'est que factice agencement ; les personnes ne sont que leur propre sosie, et cet homme est persuadé d'avoir été transporté dans un autobus d'opérette pour aller faire ses courses dans des boutiques postiches où lui ont été vendus de faux objets, et puis ce curieux cortège qu'il a croisé, un enterrement qui n'en était pas un et la tête des gens dans la rue, et leur démarche qui n'étaient pas "tout à fait ça". Tantôt c'est la présence même des choses, dont la substance par trop lourde s'impose sans donner ses raisons, qui sont ce jour-là demandées. »

## 2) L'angoisse n'est pas la même selon le niveau de structuration du Je et du Monde

*À un premier niveau*, on ne peut pas encore parler d'un Moi et d'un Monde unifiés et distincts l'un de l'autre. On parlera d'un Moi-Monde. Mais cette expérience sensible est éphémère. Il s'agit d'un vécu de continuité ou de rupture, de rassemblement ou de dispersion des sensations. Ce vécu est lié au fait d'être à certains moments soutenu, porté, regardé, et d'être, à d'autres moments, comme lâché. C'est alors une sorte d'effondrement, une angoisse de chute ou une terreur liée au fait d'être exposé sans protection au flux de sensations multiples. *L'expérience émotionnelle de l'espace est à ce premier niveau celle du chaos ou de la chute dans le vide.*

*L'autiste décrit par Kanner* tente de maintenir le monde en arrêt, il veut le rendre immuable, car tout mouvement implique l'émergence d'un chaos, au sens d'un abîme dans lequel l'enfant entrevoit qu'il va être englouti. L'univers de l'autiste n'est pas un monde stable[1].

La plupart des gens ne revivent pas les terreurs qui ont été les leurs lorsqu'ils étaient bébés et l'autisme de Kanner est une pathologie rare. On ne tiendra donc généralement pas compte de ce premier niveau dans notre représentation du monde.

On peut, me semble-t-il, commencer à parler de structure du Moi et du Monde lorsque des formes sont perçues, sur le fond d'un espace où elles résident en un lieu.

J'avance cette idée un peu rapidement. Il faudrait distinguer et articuler les notions d'espace et de lieu.

L'espace, dit Baldine Saint Girons [2], appartient à l'ordre de la représentation, dont il constitue la condition de possibilité. Aristote concevait le lieu comme une puissance du corps, mode de son apparaître, profondeur vécue. Tout lieu est lieu d'un corps, voué comme tel à la disparition.

---

[1] Cf REY-FLAUD Henri (2010), *Les enfants de l'indicible peur. Nouveau regard sur l'autisme.* Paris, Aubier-Flammarion, 2010, p. 159 et pp. 174-175.

[2] SAINT GIRONS Baldine « Pour une théorie de l'"ornance" : les leçons de l'art mural » In : LAROQUE Didier et SAINT GIRONS Baldine, *Paysage et* ornement, Verdier, 2005, p. 60.

Jean Château dit que l'espace mental est un espace sans lieux. Cet espace est déraciné. Le lieu a disparu, mais l'extension demeure[1].

Certaines angoisses sont liées au rôle de l'image de la mère ou des parents dans la structuration du moi.

Le moi trouve son image dans les modèles idéaux des parents et des enfants plus grands. On parle de moi idéal concernant la Gestalt, la bonne forme, l'image du corps idéalisé. La structuration est essentiellement imaginaire à ce niveau.

L'image du corps de la mère jouerait un rôle dans l'établissement de la représentation du monde, voire dans l'établissement de la perception.

Mais j'avance cette dernière idée un peu trop rapidement. Cette affirmation est discutable. Un enfant qui ne serait pas élevé par sa mère pourrait tout de même percevoir le monde. Néanmoins la perception nécessite certainement l'investissement de l'image d'un corps familier. Dans notre mythologie il s'agit du corps de la mère. Mais on a décrit des enfants sauvages qui s'étaient identifiés à des animaux, dont ils reproduisaient le style de motricité.

Toujours est-il que la figure maternelle joue un rôle très important dans la perception primordiale d'autrui et du groupe familial.

L'aliénation dans le lien à la mère et l'angoisse de l'absence de cette dernière sont donc des problèmes essentiels à résoudre.

*L'aliénation dans le regard et la parole de la mère peut être rapprochée du mythe de Méduse. Il faut pouvoir échapper à la sidération.*

*La mère absente ou le fantasme de la mère morte peuvent évoquer une Chose angoissante.*

Dans la structure psychotique, la séparation serait impossible.

*Au second niveau, la personne peut craindre de perdre un morceau de son corps, notamment en allant à la selle. De même, la perte des dents peut faire peur. Le Moi peut également craindre de se vider de sa substance (selles, urine, sang, larmes) ou de son énergie[2]. Il se pourrait aussi que la personne ait peur de ne plus pouvoir se tenir debout, peur de s'évanouir, peur que le sol vacille ou bien encore peur que le sol se dérobe. La structure du Moi-corps et du Monde menacent de s'effondrer. On parle d'angoisses de morcellement, de fragmentation, de mutilation.* Je me demande s'il n'y a pas aussi dans certains cas une peur générée par la diffraction de l'image en une multitude de reflets ou de doubles. On a parlé à ce propos de régression en deçà du stade du miroir. *De telles angoisses se rencontrent dans des états psychotiques, mais sans doute aussi dans des états limites, des états dépressifs ou des délires névrotiques. L'angoisse de perdre l'objet dont on dépend peut en effet provoquer l'effondrement du Moi. On dit que l'angoisse de ce second niveau serait celle d'un retour dans l'espace de la Chose.*

---

[1] Cf. CHÂTEAU Jean. *Psychologie des attitudes intellectuelles, op. cit.*, p. 55, note 1.

[2] De même que dans le fantasme la mère pourrait être épuisée en étant vidée de son lait par son bébé.

« *Le psychotique est confronté à un espace du désordre*, qui ne paraît pas d'abord très éloigné du chaos de l'autiste. Seulement, au prix d'un labeur psychique harassant et incessant, *il s'emploie à maintenir un monde au-dessus de l'abîme* [...] », écrit Henri Rey-Flaud[1].

*À un niveau supérieur,* on parlera de l'espace du Je, en employant plutôt le terme Je que le terme Moi. Il s'agit en effet d'une structuration permise par l'accès au symbolique, l'usage du langage, l'appropriation de la parole, l'usage des pronoms personnels Je et Tu, la demande adressée à l'autre et le désir de reconnaissance. La communication est alors personnalisée. Le sujet parle en son nom et s'adresse à son interlocuteur en tenant compte du code et de la syntaxe. Nous nous situons alors sur le plan des représentations partagées et du Monde commun. Il ne s'agit plus simplement de l'espace sensori-moteur. Nous sommes sur le plan de l'espace mental, là où les représentations du Monde se construisent. La personne a alors commencé à comprendre le jeu des relations sociales. Je veux parler des rapports de domination et de soumission, des jeux du désir, de la séduction et de l'amour, des relations de pouvoir, de l'autorité et du jeu des alliances. L'enfant à ce niveau a déjà commencé à se faire une place dans le monde. Il a souvent un lit à lui, des jouets, une chambre, des lieux familiers. Il dispose de personnes de référence sur qui s'appuyer et de partenaires de jeux. Il a des intimes, des personnes proches, des amis. Et il a pu développer un rapport intime à lui-même (dialogue avec un alter ego, monologue intérieur, capacité à jouer seul, développement de sentiments, de passions, de centres d'intérêt, construction narcissique du style). Chez les jeunes hommes et les jeunes femmes, c'est le système des valeurs et le développement de projets qui complétera cette construction du Moi et de la personnalité.

*L'angoisse, à ce troisième niveau,* peut prendre des formes diverses.

Il s'agit tout d'abord de *la peur de perdre l'amour des personnes aimées* (des membres de la famille, le ou la meilleur(e) ami(e), l'amoureux ou l'amoureuse) et de *la crainte d'être exclu d'un groupe* (la famille, un groupe de camarades, la classe ou un autre groupe d'appartenance). Cette crainte de l'exclusion correspondrait à ce que Freud appelait « l'angoisse sociale », et Karen Horney « l'angoisse basique ».

Le symbole du phallus sert généralement à exprimer la puissance et le désir. *L'angoisse de castration caractérisera à ce niveau la névrose. Elle peut se transformer ultérieurement en angoisse de mort.*

Des sujets de structure psychotique peuvent se situer à ce niveau de structuration, mais d'une façon différente, et de façon plus précaire peut-être. Leurs rapports au phallus et à l'idéal notamment diffèrent. *Lors de la décompensation psychotique, certains sujets expriment un sentiment de fin du Monde.* Le délire qui commence à se développer à ce moment-là participe

---

[1] REY-FLAUD Henri (2010), *Les enfants de l'indicible peur. Nouveau regard sur l'autisme.* Paris, Aubier-Flammarion, 2010, p. 174.

d'une tentative de guérison que nous pourrons considérer comme une forme de restructuration.

Pour prévenir l'effondrement du Moi et le basculement du Monde dans le chaos, le Moi dispose d'une défense que l'on nomme déni ou démenti ou bien encore désaveu. Cette défense peut permettre d'éviter l'angoisse.

*Les vécus de dépersonnalisation et de déréalisation que l'on peut rencontrer chez des sujets de diverses structures* pourraient être en lien avec le désinvestissement de représentations qui touchent à l'idéal du Moi et à l'identité de la personne. Le maintien de la structure du Monde et du Moi dépend en effet aussi des investissements libidinaux.

Le Monde est le champ du désir et de l'amour. On a besoin de pouvoir savourer ce monde et de le trouver beau. Les objets du monde doivent être attrayants. Il faut bien sûr aussi pouvoir placer, un peu à l'écart, *le dégoûtant, l'impur, l'horrible.* Les cadavres et la chair crue, la sexualité et la violence doivent pouvoir être mis de côté. La pudeur est de mise.

## 3) Les expériences fondamentales de l'angoisse

### a) Le monde de la cavité primitive. L'espace oral. Et les figures du vide et du trou

Des psychanalystes (René Spitz, Jacques Lacan[1], Pierre Kaufmann[2], Marie-Claude Lambotte[3], Geneviève Haag, Henri Rey-Flaud...) ont parlé d'espaces vécus sous la forme d'un trou ou d'un vide.

*Trou et vide sont des figures caractéristiques de l'expérience émotionnelle de l'espace dans les angoisses d'effondrement, de chute, ou dans l'angoisse de se vider, ou bien encore dans la peur d'être aspiré ou vampirisé par une sorte de bouche.*

Marie-Claude Lambotte, à la suite de Freud, parle de l'hémorragie libidinale dans la mélancolie, comme si les forces du sujet se vidaient dans un trou.

Donald Woods Winnicott parle de crainte d'effondrement et d'agonie[4].

La cavité primitive dont parle Spitz est en rapport avec le trou de la bouche.

Frances Tustin parle de l'expérience du trou noir qui fait suite à celle de l'arrachement du museau dans l'autisme lors de la séparation d'avec le sein.

---

[1] Lacan a parlé du vide de la Chose. LACAN Jacques (1959-1960) *Le Séminaire. Livre VII. L'éthique de la psychanalyse.* Paris, Seuil, 1986.

[2] Kaufmann avait parlé de la chute dans le Chaos.
KAUFMANN Pierre (1967) *L'expérience émotionnelle de l'espace*, Paris, Vrin, 1987, p. 144.

[3] Lambotte a parlé de l'image du trou, du vide et de la problématique des bords.
LAMBOTTE Marie-Claude (1993 a) *Le discours mélancolique. De la phénoménologie à la métapsychologie,* Paris, Anthropos, 1993.

[4] WINNICOTT Donald Woods, *La crainte de l'effondrement et autres situations cliniques,* Paris, Gallimard, 2000, chapitre « La crainte de l'effondrement ».

Le vide n'évoque pas simplement, comme le trou, le risque de chute. Le vide évoque aussi l'absence de prise où s'accrocher dans l'espace qui englobe le sujet. Le trou présente des bords tandis que le vide nous englobe sans présenter de limites.

On pensera à l'expérience de la nuit, où les repères manquent, où l'absence de l'Autre se fait cruellement ressentir, où le risque de chute est présent, sans rien ni personne à qui s'accrocher, sans personne pour nous porter, là où l'on risque de trébucher, là où même le sol n'est plus sûr.

On pourra lire l'article que Jean-Pierre Cléro consacre au trou dans son *Dictionnaire Lacan*. Il écrit [1] :

> « Le trou est le lieu où non seulement l'intérieur vient, en apparence, croiser l'extérieur, mais où l'humide vient se jouxter au sec, le glandulaire au musculaire, où le goût et le dégoût se rencontrent. Autant les déjections peuvent dégoûter, par leur détachement de l'organisme, autant les sécrétions peuvent être attirantes dans le cas, du moins, de certaines passions comme l'amour. »

### b) L'espace de la Chose

*Après la bouche et le trou laissé par l'arrachement du sein, il me semble que le trou du sexe féminin et le vide laissé par l'absence de la mère caractérisent un second espace vécu.*

*Henri Rey-Flaud parle d'un espace qu'il nomme « espace de la Chose ». La Chose dont il parle me semble être la Mère absente ou pour le dire comme Mélanie Klein « le fantasme du corps maternel vide et noir ».*

Le sketch de Zouc intitulé « La nuit » illustre l'inquiétante expérience de la mère endormie. L'enfant qui se réveille alors qu'il dort avec sa mère peut vivre un moment de solitude et d'inquiétude lorsque cette dernière est encore plongée dans le sommeil.

*La Chose serait selon moi cet objet perdu ou cet Autre inquiétant qu'était la mère phallique.* Dans les fantasmes de l'enfant, elle était toute-puissante et sa jouissance était la seule chose qui comptait.

Selon Rey-Flaud, le refoulement portant sur le phallus maternel entraîne l'oubli de l'espace de la Chose. Chez le névrosé, l'éclipse de la fonction phallique fait ressurgir des visions de ce monde oublié. C'est pourquoi j'ai tendance à présenter la Chose au niveau du fantasme de la mère phallique.

Mais je ne suis pas sûr que cette façon de présenter la Chose soit la meilleure. En effet, selon Patrick Martin-Mattera, la constitution de la Chose se situerait dans un temps antérieur. Ce temps relèverait de l'espace « originaire » dont parle Piera Aulagnier, me semble-t-il. Il s'agirait donc d'une expérience vécue et non pas d'un fantasme.

Mélanie Klein, dans son récit du cas de Dick, parle du fantasme du corps maternel vide et noir. Le mot fantasme devrait ici être placé entre guillemets,

---

[1] CLÉRO Jean-Pierre, *Dictionnaire Lacan,* Ellipses, 2008.

car il s'agit plutôt, comme le dit Patrick Martin-Mattera, d'une expérience « négative » :

> « [...] il y a quelque chose "avant" l'objet effectif, c'est-à-dire aussi avant toute constitution du moi, et [...] ce quelque chose se situe en un temps où la nomination n'a pas encore arrêté la réalité du monde pour le sujet qui y est plongé. C'est là, à proprement parler, ce que Lacan appelle *la Chose* : un *avant-l'objet-maternel*, mais aussi *la matrice* de cet objet qui est, lui, à l'inverse de la Chose, repéré en tant que tel puisque potentiellement nommable pour l'enfant. Il s'agit donc d'une expérience primaire, même première, si l'on veut, mais qui ne peut cependant s'accomplir qu'en lien direct avec le monde signifiant dans lequel l'enfant est déjà immergé. Cette expérience, en effet, ne pourra être saisie qu'à l'occasion de la survenue, au sein même de l'univers rassurant que la mère constitue, d'une part d'étrangeté radicale qui échappe à toute appréhension signifiante. Par exemple, lorsque la mère, à une occasion quelconque, se détourne de l'enfant, rompant ainsi avec lui toute communication et tout lien actuel de désir[1] : elle se rassemble alors en elle-même, pour ainsi dire, se ramasse en une chose qui se détourne, en devenant à la fois totalement étrangère et absolument essentielle pour l'enfant. À cet instant, quelque chose lui échappe [...]. Ce qui lui échappe alors ne peut être reconnu en tant que tel[2] car cela vient seulement creuser un vide signifiant, qui est en même temps un manque à vivre, un vide à la fois physique et psychique, qui ne pourra jamais plus être comblé, sauf à tenter, toujours maladroitement, d'y introduire une représentation signifiante de substitution, dont le caractère approchant, fictif et symbolique n'équivaudra jamais à ce qu'il a ressenti comme une expérience vitale manquée. Cette expérience "négative" de la Chose nous indique qu'il y a, entre elle et ce que Lacan appelle le *réel*, une très grande proximité[3]. »

*La Chose me semble être l'Autre maternel réel, la mère dont le bébé dépend, celle dont l'absence crée un vide. Cette mère est vécue comme toute-puissante. Mais elle présentera néanmoins un trou, là où l'enfant imaginait le phallus. Parler de la mère comme de la Chose, et du sexe maternel comme d'une chose étrange, serait une façon d'exprimer quelque chose des expériences du vide laissé par l'absence et du trou imaginé là où le phallus manquerait à la mère phallique.*

*La Chose sera aussi le nom de la Mère interdite, en lien avec l'interdit de l'inceste.*

Dans les exemples que donne Henri Rey-Flaud,[4] *la Chose est rencontrée soit dans le monde, soit dans le corps d'autrui, soit dans le corps propre.*

---

[1] On pourrait parler d'un reflux de l'Autre, pour reprendre l'expression de Pierre Kaufmann.

[2] Patrick Martin-Mattera écrit, en bas de cette page 35 : « Peut-être pouvons-nous aussi penser, à ce propos, à ce qu'évoque Winnicott dans son article "La crainte de l'effondrement" [...] ».

[3] MARTIN-MATTERA Patrick (2005), *Théorie et clinique de la création,* Paris, Economica, 2005, pp. 35-36.

[4] REY-FLAUD Henri (2014) *Je ne comprends pas de quoi vous me* parlez, *op. cit.*, chapitre « L'espace de la Chose ».
Et à propos de l'espace de la Chose chez les autistes Asperger : REY-FLAUD Henri (2008), *L'enfant qui s'est arrêté au seuil du langage, op. cit.*

Cela ne me semble pas étonnant, car les images du monde, de la vie et du corps peuvent être associées par métaphore. C'est ainsi notamment que Lacan a pu parler de « la gueule ouverte de la vie[1] ».

À chaque fois il s'agit, me semble-t-il, d'une expérience de dessaisissement du regard et de la pensée. *Une chose fascine et sidère le sujet ou/et entraîne dégoût et répulsion.* Cette Chose est obscène, innommable, inclassable. C'est un chaos, un « pullulement de signes ». Je crois que le sujet, dans ce moment de solitude face au monde, se sent concerné, regardé par ces signes, ces stimuli. Cela a à voir avec le sexe et avec la mère, avec la perte et l'absence, avec la chair, la vie et la mort aussi.

Nous pouvons facilement nous introduire dans l'espace de la Chose. Il suffit de lire la description qu'en donne Jean-Paul Sartre. Le personnage de son roman *La nausée*[2], le dénommé Roquentin, en fait l'expérience dans un moment de solitude où il éprouve l'existence absurde des choses, et notamment celle d'une racine de marronnier. Roquentin est plongé dans la stupeur devant l'arbre et sa racine. Les catégories du langage ne lui permettent plus de dire les choses et sa pensée dérive en suivant le cours de quelques associations d'idées.

L'organisation du monde se déstructure. Les choses apparaissent dans le désordre et l'excès. Le sujet a peur qu'une lame de fond n'arrive depuis le derrière de sa tête et qu'elle le soulève[3]. C'est dire qu'il craint d'être débordé par les idées qu'il a derrière la tête. Et le sujet projette en effet ses fantasmes sur les choses, lesquelles en retour suscitent ses associations d'idées. Le moi ne s'y retrouve plus, identifié qu'il est à cette racine, à ce serpent mort et à cette griffe de vautour (un charognard[4]). Dans cette expérience les choses apparaissent étrangement inquiétantes. Elles le regardent. Elles évoquent d'autres choses. On pourrait presque dire que les choses lui parlent, lui parlent de la vie et de la mort. « Le sourire des arbres, du massif de laurier, ça voulait dire quelque chose ; c'était ça le véritable secret de l'existence[5]. » Roquentin découvre l'absurdité de l'existence. Remarquons que dans cette situation la chose échappe à son inscription dans les catégories du signe. « Je ne me rappelais plus que c'était une racine. Les mots s'étaient évanouis, et avec eux la signification des choses, leurs modes d'emploi[6] [...] »

La description de *l'expérience du vertige et de la nausée* par Pierre Cassou-Noguès complète celle de Sartre. L'auteur raconte ce qu'il a ressenti dans un bateau, lors d'une tempête, en regardant un film.

> « Le film s'ouvrait sur un vol en hélicoptère, au-dessus d'une forêt. L'appareil frôlait la cime des arbres, avant que brusquement une falaise, un gouffre ne

---

[1] LACAN Jacques (1960-1961), *Le séminaire. Livre VIII. Le transfert,* Paris, Le Seuil, p. 242.
[2] SARTRE Jean-Paul, La nausée, Paris, Gallimard, 1938, pp. 180-192.
[3] *Ibid.*, p. 183.
[4] Nous parlerons bientôt d'une charogne. Ce sont des mises en scène de la vie et de la mort.
[5] *Ibid.*, p. 192.
[6] *Ibid.*, p. 181.

s'ouvre, dans lequel il plongeait. Cette image, associée au mouvement de la mer, me causa un horrible vertige. »

Je sombrais dans mon estomac, dit-il.

« Cette nuit se déroula presque entièrement dans la masse noire de mon estomac. J'y habitais comme un démon hante une planète, ou un paysage. Je n'y voyais pas, je n'avais pas d'yeux, je n'avais pas non plus ce point de vue, cette place dans l'univers, que donnent des yeux et un corps à proprement parler. »

Cassou-Noguès témoigne non seulement d'une perte d'équilibre et d'une chute, mais encore de la perte de la conscience du corps. La description se clôt sur l'évocation de la voix, de l'haleine et de bouches, au sortir du malaise[1]. On peut parler ici d'angoisse de chute et d'absorption dans la masse noire de l'estomac. On remarquera que l'image consciente du moi-corps se trouve ici remplacée par l'image inconsciente du corps. Françoise Dolto parlait à ce propos d'une image respiratoire-olfactivo-auditive intégrée dans une image orale également liée à l'image du ventre et de l'estomac[2].

Parlant de *l'espace de la Chose*, Henri Rey-Flaud écrit [3]:

« Cet espace est un chaos langagier fait d'inscriptions (essentiellement "empreintes" mais aussi "images") qui ne font pas lien entre elles et que Goethe qualifiait pour cela d'"empires de la déliaison" [...]. Imprimés sans effet de temporalité, ces signes n'ont pas de sens en eux-mêmes ni les uns par rapport aux autres. Tels quels, ils produisent toutefois un premier espace de langage, antérieur à la mise en place de l'inconscient représentatif, sous la forme d'un pullulement scriptural incontrôlé. La mythologie nous a transmis la vision de cet espace sous les traits de la face de la Méduse (*Gorgô*). »

Henri Rey-Flaud donne plusieurs illustrations de la Chose, dont l'image de *la Charogne* du poème de Baudelaire[4]. Dans ce poème, la vie côtoie la mort, et l'amour le sexe. La charogne est présentée les jambes en l'air, comme une femme lubrique, ventre ouvert. Les mouches et les larves s'agitent sur la carcasse du cadavre.

Un autre exemple est celui d'une femme fascinée par son sexe, qu'elle exhibe à elle-même au moyen d'un miroir à main, rond et grossissant.

Il y a aussi le cas d'une psychotique, angoissée par la pousse des poils sous sa peau.

Henri Rey-Flaud parle également d'une femme horrifiée par la vue d'une crépine de porc. Là encore il est question de *la chair*.

Cette même personne s'est aussi angoissée en regardant un sol pavé de tomettes octogonales. Les tomettes semblaient se répéter à l'infini. Et, une autre fois, l'angoisse a surgi lorsqu'elle regardait la bâche d'un camion.

---

[1] CASSOU-NOGUES (P), *op. cit.*, pp. 31-32.
[2] DOLTO, Françoise, *L'image inconsciente du corps*. Paris, éd. du Seuil, 1984, pp. 51-52.
[3] REY-FLAUD Henri (2014), *Je ne comprends pas de quoi vous me parlez, op. cit.*, p. 131.
[4] On trouve ce poème dans l'œuvre *Les Fleurs du Mal*.

Cette bâche portait un dessin de nids d'abeilles sur toute sa surface. C'est donc là aussi *la réitération indéfinie d'un motif géométrique identique* qui a produit cet effet visuel angoissant.

Henri Rey-Flaud cite Platon :

> « L'Un s'émiette instantanément en une multiplicité infinie et s'éclate en simulacres, comme dans un cauchemar, lorsque se dissémine l'unité de la Forme intelligible[1]. »

Il me semble que cette problématique de l'Un est liée à l'identification au phallus maternel, source de l'unité de l'image du corps vécu comme moi idéal.

[1] REY-FLAUD Henri (2014), *op. cit.*, p. 133.

# III) Le rapport à autrui et à soi-même

## A) LE MONDE, LE MOI, L'AUTRE ET LES AUTRES

La structuration du monde est solidaire de la structuration du moi. Un élément du monde joue un rôle essentiel dans cette structuration conjointe, il s'agit d'autrui.

*Le rôle des identifications et dans la genèse du Moi et du Je*

Le moi se forme en s'identifiant à l'image du corps d'un autre. C'est ce que Lacan a appelé « stade du miroir », bien qu'il ne s'agisse pas d'un stade.

Cette théorisation de Lacan concerne moins la reconnaissance de soi dans le miroir que la construction du fantasme et l'incarnation du désir. Il est plus question de l'attrait exercé par le corps de l'autre que du support qu'offre le reflet du miroir dans l'établissement de l'identité de la personne.

C'est Françoise Dolto qui a parlé de la reconnaissance de soi dans le miroir. Certes Lacan a parlé de l'identification imaginaire constitutive de l'image du moi. Mais il s'agit d'une identification à un moi idéal, à l'image d'un corps, à l'idéal d'une motricité puissante. C'est la question du désir qui intéresse principalement Lacan, pas la question de l'identité et du portrait.

Lacan s'intéressait d'abord à l'identification au semblable.

La question reste ouverte de savoir si ce corps peut être autre qu'un corps humain. Cela aurait été le cas pour certains enfants sauvages qui ont imité la façon de se mouvoir des animaux auxquels ils s'étaient attachés[1].

Lacan avait considéré cette identification comme un phénomène d'empreinte. L'apparition de l'image du corps d'un congénère de la même espèce occasionnerait cette identification imaginaire.

La vue d'un humain permettrait au nourrisson d'anticiper la forme et la puissance motrice du corps qui sera le sien.

La constitution de l'image du corps propre et aussi du visage, dont parle Dolto, relève d'un niveau plus élevé de complexité. C'est une question d'identité. Se pose alors le problème du regard et des paroles que nos parents portent sur nous. Lacan et d'autres auteurs ont parlé de ce problème.

---

[1] Cf. MALEVAL Jean-Claude (1981). *Folies hystériques et Psychoses dissociatives.* Payot, Paris, 1981.

L'exemple des bébés inuits qui commencent par se voir attribuer le nom d'un ancêtre permet d'entrevoir le problème. La problématique dite de « l'enfant de remplacement », né après le décès d'un frère ou d'une sœur, donne également à réfléchir.

Jacques Lacan parle de l'aliénation du sujet dans la parole maternelle. Henri Wallon avait souligné l'influence de l'opinion d'autrui sur le jugement que nous portons sur nous-mêmes[1]. René Kaës, après Piera Aulagnier, parle de contrats narcissiques. C'est aussi une question d'amour et d'insertion sociale au sein des groupes d'appartenances.

Jacques Lacan a parlé d'aliénation et de séparation.

D'une part, l'image du moi idéal perçue par le nourrisson est fascinante. Le moi est tout d'abord aliéné dans cette image que lui offre la vision du corps d'un plus grand que lui.

D'autre part, le bébé et l'enfant idéalisé qu'aiment les parents pourra être l'objet d'une interrogation de l'enfant :

Qui est cet enfant que ma mère ou mon père ont aimé lorsqu'ils m'ont regardé lorsque j'étais petit ?

Grandir, puis quitter l'enfance, c'est aussi se séparer de cette image mystérieuse, perdue dans le passé.

Lorsque le petit enfant face au miroir se retourne vers l'adulte qui le porte, il détache son regard de l'image de son reflet. L'image de l'enfant que ce dernier regarde avec son parent dans le miroir, sur les photographies ou les vidéos, s'accompagne de commentaires. Ce moment peut être pour lui celui d'une possible interrogation sur la façon dont les autres le voient.

La parole des parents assigne l'enfant à une place. Dans certains cas il peut s'agit de la place d'un mort. Cette parole peut exercer un effet de sidération. Maurice Villard donne des exemples d'enfants ainsi aliénés dans le regard d'un parent qui les assigne à une certaine place. Certains enfants semblent porter le poids d'un fantôme sur leurs épaules[2].

Le Je se constitue dans la parole. La personnalisation de la communication par l'usage des pronoms personnels « je » et « tu », est une étape importante[3]. Le récit des souvenirs et la construction des projets participent de la construction identitaire du Je[4]. Cela nécessite de pouvoir prendre de la distance par rapport à notre image et par rapport aux propos que les autres tiennent sur nous. On nous assigne à une place. Dans le meilleur des cas, on peut se dégager de cette place pour en trouver une autre qui nous convient mieux.

---

[1] Extrait de WALLON Henri (1934) *Les origines du caractère chez l'enfant*. Paris, PUF. Cité par DELIGNY Fernand dans « *a comme asile* », page 8.

[2] VILLARD Maurice, *Entre Méduse et Narcisse. Regard, psychose, institution.* Saint-Denis, Edilivre, 2017.

[3] Cette expression « la personnalisation de la communication », je la dois à Pierre Kaufmann. KAUFMANN Pierre (1967) *op. cit.*, p. 238.

[4] DE MIJOLLA-MELLOR Sophie, *Penser la psychose. Une lecture de l'œuvre de Piera Aulagnier*, Paris, Dunod, 1998.

*Le rôle de l'élaboration fantasmatique dans la structuration du moi, de l'autre et des rapports conjugal, familial ou social*

La structuration du moi et d'autrui va de pair avec une élaboration fantasmatique. Cette élaboration s'appuie sur les récits mythiques concernant l'histoire de la famille, du couple et du sujet. La construction du fantasme fondamental, dont parlait Lacan, permet d'incarner le désir et de structurer les échanges amoureux et sociaux sous la forme d'un jeu du désir.

*Distinctions de différents types de moi et d'autrui*

Les auteurs qui travaillent sur la personne et son rapport à autrui considèrent divers types de moi et d'autres. Henri Wallon, dans le champ de la psychologie, a proposé une théorie du développement du moi et de l'autre. Mélanie Klein, dans le champ de la psychanalyse de l'enfant, a distingué différents types de relations à des objets partiels ou complets.

Jacques Lacan a distingué plusieurs types d'autres, le petit autre, imaginaire, et le grand Autre, symbolique.

Le petit autre, c'est le semblable, celui auquel on s'identifie. On s'identifie à son image.

Le grand Autre, c'est autrui en tant qu'il parle.

Cet Autre est « non barré » dans la psychose, et il est « barré », divisé, dans la névrose.

*Le rapport aux autres et à soi-même dans la psychose et dans l'autisme*

Les psychotiques devraient toujours faire avec l'idée d'une mère ou d'un grand *Autre* puissant, qui les regarde et qui parle d'eux. Cet Autre serait soit comblé soit en attente de l'être par le sujet lui-même. Certains sont prêts à s'offrir comme objet pour satisfaire à sa jouissance.

Freud a parlé du développement et de la structure du moi. Il a fait remarquer *l'auto-érotisme ou le narcissisme* des psychotiques. Le terme d'autisme a d'ailleurs été créé à partir du terme « autoérotisme ». Selon Freud une régression narcissique aurait lieu dans la pathologie psychotique.

Certains pensent qu'*autrui* n'existe pas comme un alter ego dans certaines formes cliniques d'autisme ou de psychose.

Par exemple, lorsqu'un *autiste* manipule notre main comme un outil ; ou lorsque le *psychotique* dans son délire de fin du monde considère ses semblables comme des ombres d'hommes[1] ; ou bien encore dans la crise *maniaque*.

Binswanger dit que le maniaque ne perçoit pas autrui comme un alter ego, au sens d'un partenaire dans notre monde commun. Il voit l'autre comme un étranger ou plutôt comme une chose. Autrui est parfois réduit à

[1] Référence aux ombres d'hommes bâclées à la 6, 4, 2, dont parlait le Président Schreber, psychotique dont Freud avait étudié les mémoires.

un « simple objet d'usage ou d'utilisation[1] ». Binswanger dit qu'il y a dans la manie une défaillance des expériences constitutives de l'ego, de l'alter ego et du monde commun[2]. Il écrit :

> « En aucune façon, pour le maniaque, nous ne sommes un *alter ego*, un partenaire, mais nous sommes un étranger-X quelconque ou plutôt une chose étrangère, un quelque chose qu'on inspecte et qu'on saisit, qu'on consomme et qu'on blesse, qu'on perturbe et qu'on détruit. Même la haine effrénée et des menaces furieuses de vengeance que les maniaques "irascibles" profèrent contre ceux qui les internent ou les "retiennent" à l'hôpital, n'est pas la haine envers quelqu'un ou le plaisir de vengeance à l'égard d'un alter ego, mais, conformément à la perte de l'expérience constitutive de l'*ego*, c'est seulement encore la furie contre un obstacle, contre quelque chose de résistant placé sur leur chemin[3]. »

Dans la pratique nous sommes confrontés aux problèmes de la *communication* et du *transfert*, qui se manifestent différemment dans l'autisme, dans la névrose et dans la psychose.

La question de l'*empathie* revient souvent dans les réflexions des psys à propos de la psychose ou de l'autisme. Le sujet est-il capable de ressentir de l'empathie ? À propos de l'autisme, des psychologues anglophones ont développé la théorie de l'esprit et parlé du manque d'empathie et de l'incapacité à comprendre le point de vue d'autrui.

La manipulation d'autrui ou son instrumentalisation, d'une part, le sadisme ou la perversion, d'autre part, sont deux problématiques connexes que l'on rencontre aussi dans le cours de cette réflexion sur l'empathie et la culpabilité.

*Les relations sociales dans la névrose et dans la psychose*

Le *psychotique* serait incapable de prendre part au *jeu du désir* qui motive les échanges. Faute de référence au père et au phallus, ce jeu n'aurait pas de sens pour le psychotique. Le *névrosé*, qui aurait intégré la valeur phallique, serait quant à lui pris dans ce jeu du désir. De plus, le don reçu ou le rappel de la dette pourrait susciter une angoisse chez le psychotique qui ne disposerait pas du cadre du fantasme fondamental pour parer à l'*énigme du désir de l'Autre*. Dans les échanges, il y a toujours quelque chose à perdre… Que veut l'Autre ?[4]

On pourrait penser que le diagnostic de structure pourrait se faire sur la simple observation de la présence ou de l'absence de désir orienté par les valeurs sociales. L'absence d'ambition par exemple. L'affaire est plus

---

[1] D'après BINSWANGER Ludwig (1960) *Manie et mélancolie.* Paris, PUF, 1987, p. 86. À ce propos, Jean Château dit que la mère est le premier outil. CHÂTEAU Jean (1972), *Les sources de l'imaginaire.* Paris, éditions universitaires, 1972.

[2] BINSWANGER Ludwig (1960) *Manie et mélancolie, op. cit.*, p. 84.

[3] *Ibid.*, p. 86.

[4] Je remercie Flora Seret de m'avoir aidé à réfléchir à cela.

compliquée que cela, car l'identification imaginaire, le mimétisme, l'envie, l'avidité, la volonté de posséder beaucoup, peuvent également expliquer les pratiques des consommateurs ou le fait de vouloir gagner et accumuler beaucoup d'argent.

Certains psychotiques feraient semblant de jouer le jeu en imitant les autres.

Les psychotiques qui ont décompensé vivraient dans la *jouissance*, une jouissance pleine d'angoisse, faute de pouvoir vivre dans le désir.

## B) La communication. Le rapport à autrui et à soi-même. La reconnaissance mutuelle

### 1) L'évolution de la communication, fonction des mutations du rapport à autrui

#### a) La communication verbale, la communication non verbale et la communication personnalisée

Selon Pierre Kaufmann [1] il y a trois niveaux d'expression auxquels correspondent trois types de signes :

- *La communication non verbale du nourrisson*, faite de signes adhérents. Le sourire signifie à qui le perçoit une certaine situation de coexistence. Le signe est dit « adhérent » parce qu'il demeure lié à l'actualité de la situation vécue, à la présence de l'Autre.
- *La communication verbale du petit enfant* qui ne s'exprime pas encore en disant « Je ». Les signes ne sont pas personnalisés. C'est le cas de l'enfant qui depuis son lit appelle sa mère qui se trouve dans la chambre voisine. C'est aussi le cas de l'enfant qui parle seul en jouant avec des poupées. L'enfant adresse sa demande, il réclame comme le dit Kaufmann. « Mais il s'adressera aussi bien à un absent qu'à un présent. » L'Autre s'est dissocié de cette présence bénéfique immédiate qui était la sienne. Remarquons que le signe sensible où s'exprimait la satisfaction primitive, le sourire par exemple, ne trouve pas à s'insérer à ce niveau.
- *La communication personnalisée*. Parler en son nom propre, dire « je » nécessite une mutation du sujet articulée à une mutation de l'Autre. En termes lacaniens nous parlerons d'assomption subjective. « Une telle mutation implique une scission entre le sujet et l'Autrui. » En termes psychanalytiques nous parlerons de séparation.

> « Il en résulte que le sujet qui parle, perd l'assurance de trouver en l'Autrui la confirmation du sens de sa propre parole. Bien plus, cette confirmation peut être exclue, si elle désigne, dans l'expérience propre, un genre de "réclame" que l'Autrui récuse. »

---

[1] KAUFMANN Pierre (1967), *L'expérience émotionnelle de l'espace, op. cit.*, p. 238.

C'est dire que l'Autre du code ne se montre pas toujours compréhensif. Pierre Kaufmann fait référence à la situation du sujet qui ne reçoit en réponse à son appel que le mépris ou l'indifférence de l'Autre. Autrui lui refuse alors la dignité de l'interlocuteur.

Ce qu'écrit Pierre Kaufmann peut signifier aussi que la mère ou les parents sont destitués de la toute-puissance qui leur était attribuée. Auparavant la mère ou les parents traduisaient les paroles de l'enfant et celui-ci a pu penser qu'ils devinaient ses pensées. Maintenant la mère ou les parents sont destitués de leur pouvoir sur les significations. Sans doute ne s'agit-il à cette étape que de la mère. Peut-être n'est-ce qu'à la fin de l'Œdipe que le père se voit lui aussi destitué[1].

**b) Les signes inconscients à l'œuvre dans la présentation de soi**

En prenant l'exemple du sourire, Pierre Kaufmann parle des signes inconscients. J'ajouterais, à ce propos, ceci :

Ces signes peuvent être présents à notre insu dans la communication.

Il s'agirait d'abord des signes que le nourrisson a perçus chez sa mère. Pierre Kaufmann parle du sourire, mais on pourrait tout aussi bien évoquer le regard, la voix, le geste adressé. Remarquons que le nourrisson ne connaît pas encore son propre visage, et qu'il constituera ultérieurement l'image de son moi à partir d'identifications. Il constituera son visage et son style corporel à partir de traits empruntés aux personnes qui ont compté pour lui. Nous parlons donc non seulement des signes que nous produisons, mais aussi des signes que nous percevons chez autrui, tout en sachant que le sourire de l'un a pu se modeler sur le sourire d'un Autre.

Chez l'adulte, la communication non verbale n'est pas entièrement consciente et volontaire et elle s'appuie sur des constellations de signes qui fondent l'identité et la position des interlocuteurs. Des représentations du moi et de l'autre sont en jeu dans les échanges, mais plus fondamentalement, c'est la présentation de soi qui est en cause. On peut prendre l'exemple du sourire, qui participe de façon parfois inconsciente à la présentation de soi dans l'interaction. Il s'agit aussi, me semble-t-il, des mimiques, de la gestuelle, du timbre et du ton de la voix qui font le style d'une personne et qui peuvent exprimer sa position subjective, sa sensibilité, ses modalités de jouissance, son orientation sexuelle, son désir. Il s'agit également, je crois, de ce que Lacan appelait les insignes de l'Idéal du moi. Lacan prend l'exemple d'une femme qui dit « — Je tousse comme mon père[2]. » Il s'agit

---

[1] À ce propos on pourra lire : CASTORIADIS Cornelius. *L'institution imaginaire de la société,* Paris, Seuil, pp. 416-418.

[2] LACAN Jacques (1957-1958) *Le séminaire, Livre V, Les formations de l'inconscient,* Paris, Seuil, 1998, p. 294.

enfin aussi des gestes, mimiques et attitudes corporelles qui indiquent notre appartenance culturelle et notre position sociale[1].

### c) Texte de Pierre Kaufmann

Pierre Kaufmann présente ainsi « la stratification des couches de l'expression[2] » :

> « Prenons-en pour exemple un certain sourire maternel, tel que l'enfant a pu le percevoir dans les premiers mois de son existence. Ce sourire est déjà un signe, en ce sens qu'il signifie à qui le perçoit une certaine situation de coexistence. Mais c'est un signe que nous pouvons qualifier d'adhérent. Il n'est pas exprimable dans une communication parlée, il demeure lié à l'actualité de la situation vécue, à la présence de l'Autre. Supposons maintenant que soit constitué un courant de communication verbale. Nous n'avons pas, originellement, à tenir cette communication pour personnalisée. Le sujet qui parle, un enfant de deux ans par exemple, ne se désigne pas lui-même comme un je, en première personne. Il s'adressera cependant à un Autrui dont la position pourra être toute différente de celle de l'Autrui avec lequel il coexistait. À cet Autrui, il emprunte désormais les signes verbaux, pour autant que l'Autrui a à les comprendre. Mais il s'adressera aussi bien à un absent qu'à un présent. Au lieu et place de cet Autrui avec lequel il communiquait immédiatement, car l'Autrui était présent dans son sourire, s'est donc constitué un Autrui auquel il adressera, par exemple, certaines "réclames" : dans ces "réclames", le signe sensible où s'exprimait la satisfaction la plus primitive, ne trouve pas à s'insérer. Car l'Autre s'est dissocié déjà en quelque façon de cette présence bénéfique immédiate qui était la sienne. Le signe préverbal signifiait la qualité d'une proximité immédiate, il est exclu par principe du champ d'une communication verbale qui déploie des signes relatifs à des objets virtuels. Considérons encore le passage d'une parole non personnalisée à une parole capable de s'exprimer en première personne. Une telle mutation implique une scission entre le sujet et l'Autrui. Il en résulte que le sujet qui parle, perd l'assurance de trouver en l'Autrui la confirmation du sens de sa propre parole. Bien plus, cette confirmation peut être exclue, si elle désigne, dans l'expérience propre, un genre de "réclame" que l'Autrui récuse.
>
> En de telles conditions, un signe pourra se voir en quelque façon refuser l'accès à un certain niveau d'expression : tel est, sinon l'essentiel de la découverte freudienne, du moins l'un des points essentiels de son articulation à la réflexion philosophique. Le signe inconscient n'est pas simplement étranger à la conscience. Il est exclu de la conscience en vertu d'un conflit entre la position de l'Autrui à laquelle la conscience s'ordonne, et l'ordre de signification dont il relève en tant que signe préalablement constitué. Mais cette exclusion porte certains effets et l'investigation psychanalytique porte précisément sur ces effets. Car le signe exclu de la conscience, qu'il s'agisse du signe que nous avons qualifié d'adhérent, du signe non personnalisé, ou du signe inassimilable à un certain type de rapport de coexistence — ce signe continue de hanter la

---

[1] Marcel MAUSS en 1934 avait fait remarquer cela dans son article sur « Les techniques du corps ».

[2] KAUFMANN Pierre, *L'expérience émotionnelle de l'espace, op. cit.*, pp. 237-239.

conscience. Il ne peut réapparaître, mais d'autres signes viendront se substituer à lui ou s'y relier, selon des lois originales. C'est pourquoi nous ne parlerons plus seulement de représentations inconscientes, mais d'un inconscient doté d'une certaine structure, ou, comme dit Freud, d'un système inconscient. »

## 2) Communication et tromperie

Jean Château[1] fait remarquer que le simulacre trompe autrui tandis que le symbole comporte une reconnaissance de l'Autre et une communication entre des sujets qui sont de connivence.

Voici ce qu'il écrit[2] : « [...] ce glissement du simulacre au symbole implique un progrès : il ne s'agit plus de tromper autrui, mais de lui faire comprendre quelque chose. »

Jean Château prend comme exemple de simulacre l'épouvantail disposé dans un jardin. « Le simulacre pouvait s'adresser à des êtres que l'on ne considérait point comme des semblables, par exemple aux oiseaux qui mangent le grain de semence. »

> « Le symbole, au contraire, comporte une reconnaissance de l'Autre comme un autre esprit, capable de saisir, derrière le signifiant un signifié qui en est cependant différent. C'est donc au niveau du symbole que se fait vraiment la différence entre signifiant et signifié. »

Nous pouvons donc considérer qu'il s'agit de différents modes de communication, de rapport à autrui et de transfert. Et nous pouvons même aller jusqu'à dire que l'autrui que l'on trompe avec un simulacre n'est pas le même que celui avec lequel on s'entend au moyen d'un symbole ou d'un signe.

Lacan[3] écrit :

> « [...] il est clair que la Parole ne commence qu'avec le passage de la feinte à l'ordre du signifiant, et que le signifiant exige un autre lieu, — le lieu de l'Autre, l'Autre témoin, le témoin Autre qu'aucun des partenaires, — pour que la Parole qu'il supporte puisse mentir, c'est-à-dire se poser comme Vérité. »

---

[1] CHÂTEAU Jean, *Les sources de l'imaginaire.* Paris, éditions universitaires, 1972, pp. 208-218.

[2] *Ibid.*, p. 212.

[3] LACAN Jacques, *Subversion du sujet et dialectique du désir dans l'inconscient freudien*, In : *Écrits II*, Paris, Le Seuil, Format Poche, p. 167.

## 3) Un enjeu : la reconnaissance de soi

### a) Parler entre Hommes

Lacan[1] dit :

> « La parole est essentiellement le moyen d'être reconnu. »

> « Il y a un langage des animaux dans la mesure exacte où il y a quelqu'un pour le comprendre. »

Lacan commente l'histoire des compagnons d'Ulysse transformés en pourceaux[2]. Les pourceaux ne représentent pas ici des animaux sales, mais des animaux dépourvus d'intelligence.

Rappelons que ses compagnons, avant même d'être transformés en porcs, poussaient des gémissements parce qu'ils se sentaient affligés et perdus. Lacan fait ce commentaire :

> « Le grognement du pourceau ne devient une parole que lorsque quelqu'un se pose la question de savoir ce qu'il veut faire croire [...] dès lors qu'il veut faire croire et exige la reconnaissance, la parole existe. »

Que veulent faire croire les compagnons d'Ulysse transformés en pourceaux ? Qu'ils ont encore quelque chose d'humain, nous dit Lacan.

Est-ce que cela signifie simplement qu'un homme veut être reconnu comme humain et comme membre de son groupe d'appartenance ? On peut penser que ce désir de reconnaissance va jusqu'au désir de ne pas être confondu avec ses semblables. Le narcissisme des petites différences, dont parlait Freud, est une réalité sociale. Je veux être reconnu pour moi-même, dans ma singularité.

Les compagnons d'Ulysse grognent aussi pour être reconnus derrière leur apparence trompeuse, parce qu'ils ne sont pas ce qu'ils paraissent être. Les humains ont le souci de leur apparence et connaissent l'usage des masques.

Parler manifeste notre inscription dans le groupe, mais aussi chez les humains notre inscription dans le symbolique. C'est donner des signes de reconnaissance à autrui.

Lacan [3] appelle « discours courant » nos conversations banales, qui évoquent la réalité qui nous est commune. Il écrit : « La plupart du temps, ce discours ne consiste qu'en un fin brassage des idéaux reçus. »

Lacan évoquait à ce propos l'image d'un « moulin à paroles ».

> « Le discours ne dit absolument rien, sinon de vous signaler que je suis un animal parlant. C'est le discours commun, fait de mots pour ne rien dire, grâce à quoi on s'assure que l'on n'a pas simplement affaire en face de soi à ce que l'homme est au naturel, à savoir une bête féroce. »

---

[1] LACAN Jacques (1953-1954) *Le séminaire, Livre I, Les écrits techniques de Freud.* Paris, Le Seuil, 1975, pp. 264-265.

[2] Référence au chant 10 de *L'Odyssée* d'Homère.

[3] LACAN Jacques (1957-1958), *Le séminaire, Livre V, Les formations de l'inconscient*, Paris, Le Seuil, leçon du 6 novembre 1957, 1998, pp. 16-17.

Sans doute peut-on rapprocher cette fonction du discours courant de la fonction phatique décrite par Roman Jakobson. Mais il s'agit aussi d'une fonction de réassurance et de pacification nécessaire au lien social. Parler permet de séduire ou d'attaquer, mais aussi de passer contrat. Le contrat social implique la parole.

### b) Parler aux animaux

La reconnaissance et le désir de reconnaissance existent chez d'autres animaux que nous.

Jane van Lawick-Goodall écrit [1], dans son témoignage sur les chimpanzés : « [...] une mère par exemple connaît le cri de son rejeton. Il est probable qu'un chimpanzé est capable d'identifier les appels de la plupart de ses camarades. »

Je témoigne quant à moi des faits suivants :

Pour parler à un chien, il faut pouvoir se poser avec lui. On retrouve là la notion de présence à soi, à autrui et au monde.

Le chien a plus de difficultés que l'adulte humain pour se concentrer ainsi. Il est facilement attiré par des perceptions qui déclenchent ses actions. Son monde est plein de saveur et de mouvements. C'est le monde sensible. Le chien se trouve de ce fait facilement porté à l'action ou dans un état d'excitation ou d'inquiétude.

Dans le monde humain, ce sont les images et les mots qui sont mis en avant. Les perceptions du chien ne sont pas symbolisées par des images parce que l'odorat et l'ouïe priment sur la vue.

Les spectacles visuels statiques, ma chienne ne semble pas les voir. Un chat immobile peut passer inaperçu.

On peut donner des ordres à un chien. Notre parole peut scander l'acte et sanctionner la conduite du chien.

Le monde, nous pouvons le savourer avec l'animal familier. Le monde peut être l'objet de notre attention commune ou d'un intérêt partagé.

Mais pour attirer l'attention du chien sur une action ou un événement, il faut sans doute que cet acte, ce mouvement, ce changement fassent partie de ses routines.

Peut-on dire le monde à son chien ? Il n'a pas accès à l'abstraction et il ne peut pas parler. Il peut néanmoins écouter et regarder nos gestes lorsqu'on lui fait signe. Sans doute peut-on attirer son attention sur une piste où il reconnaîtra des odeurs.

Ma chienne n'a aucune connaissance de ce que peut être une personne ou un objet. Elle reconnaît néanmoins ses proches et elle tient sa place dans notre famille. Plusieurs fois ma chienne s'est posée devant nous et s'est mise à vocaliser alors que nous étions deux ou trois personnes en train de discuter,

---

[1] VAN LAWICK-GOODALL Jane, *Les chimpanzés et moi*, 1970, p. 275.

comme si elle voulait prendre place à son tour dans notre bavardage. Elle manifestait ainsi son désir d'être reconnue et d'avoir une place parmi nous.

Pour prolonger cette réflexion sur la communication avec les animaux, on pourra lire les livres de Dominique Lestel[1].

Le lecteur aura peut-être été surpris par la présence dans ce livre d'une réflexion sur la communication avec les animaux. Mes rencontres avec des psychotiques et avec des autistes ont été orientées par le désir d'entrer en communication avec des personnes délirantes ou en retrait du monde. L'autisme et la psychose apparaissaient comme des énigmes. Dans les hôpitaux psychiatriques, nous essayions d'entrer en relation avec ces personnes, et si possible de parler avec elles. D'où mon intérêt pour la communication avec les animaux. L'usage des pictogrammes avec les autistes est d'ailleurs une idée qui a pris sa source dans les tentatives de communications avec les grands singes.

## 4) L'individuation et l'affirmation de soi, notamment par l'assomption de sa propre parole. La phase d'opposition et la crise du personnalisme. Le Je

*Un moment essentiel pour la construction de la personne*

L'assomption de son prénom par l'enfant est liée à l'acceptation ou au refus du contrat ou du pacte narcissique imposé par la mère ou les parents.

Le refus de la nomination rend difficile la prise de parole[2].

Vers deux ans l'enfant utilise le pronom personnel « moi » et se reconnaît dans le miroir[3].

Le processus de personnalisation dure peut-être toute la vie. Mais Henri Wallon considérait que la personne connaissait un moment décisif de sa constitution avec la crise du personnalisme, mieux connue sous l'expression « crise d'opposition[4] ».

Durant cette crise la personne s'affirme en s'opposant. Cette crise mène, entre autres progrès, à l'usage du « je[5] ». Wallon situait vers trois ans l'apparition du pronom personnel « je ».

Aliyah Morgenstern [6] fait remarquer que les trois formes d'autodésignation que sont le prénom, le « moi » et le « je » ne se succèdent

[1] LESTEL Dominique. *Paroles de singes : l'impossible dialogue homme-primate.* Éditions La Découverte, 1995, coll. Textes à l'appui.
LESTEL Dominique, *L'animal singulier,* Paris, Seuil, 2004.

[2] KAES René, *Les alliances inconscientes.* Paris, Dunod, 2009, pp. 55-76.
REY-FLAUD Henri (2010), *Les enfants de l'indicible peur. Nouveau regard sur l'autisme.* Paris, Aubier Flammarion, 2010, p. 294, 299 et 304.

[3] ZAZZO René (1993), *op. cit.*

[4] WALLON Henri (1934), *Les origines du caractère chez l'enfant. Les préludes du sentiment de personnalité,* Paris, PUF, 1973.

[5] WALLON Henri (1934), *op. cit.*

[6] MORGENSTERN Aliyah (2006), *Un JE en construction,* Paris, Ophrys, 2006.

pas de façon nette dans la diachronie et sont plutôt employées simultanément, notamment entre deux ans et deux ans et demi.

C'est, de nos jours, vers deux ans et demi, en moyenne, que l'enfant utilise le « je ».

Un autre progrès a lieu à la suite de la crise du personnalisme.

Avec Wallon et Jean Château[1] nous pouvons considérer que le moi (en tant que corps et visage reconnus) prend place vers trois ans dans un espace mental, dans un monde mental où le sujet peut se représenter son moi en le considérant du point de vue de l'Autre.

Les pronoms personnels expriment d'ailleurs le point de vue, la perspective adoptée par celui qui parle face à celui auquel il s'adresse[2].

La crise du personnalisme se trouve suivie de trois à six ans par le stade du personnalisme durant lequel le développement concerne principalement la personne.

*L'importance du pronom personnel « Je »*

L'apparition du « Je » et du « Tu » comme les difficultés rencontrées dans l'usage de ces pronoms personnels sont des signes cliniques qui peuvent témoigner du développement de l'enfant et qui sont à prendre en considération dans une démarche diagnostique visant à déceler un éventuel trouble envahissant du développement.

Cela dit, l'apparition du « je » n'est pas un signe pathognomonique et l'usage de ce prénom personnel n'est pas la garantie d'une personnalisation réussie.

Certaines langues d'ailleurs fonctionnent sans le pronom « je ». La langue japonaise par exemple ne fait pas usage de ce prénom personnel.

Jespersen considère qu'un enfant qui se réfère à lui-même par son prénom peut avoir un sens de soi aussi développé que celui qui a appris « la petite astuce linguistique qui consiste à dire je[3] ».

Cette remarque vaut sans doute pour un jeune enfant. Mais il serait anormal qu'un plus grand ou un adulte se désigne par son prénom au lieu de dire « je ».

Selon Jacques Lacan[4] le Je n'est pas le seul signifiant qui permette de désigner le sujet de l'énonciation. Le « ne explétif » peut remplir cette fonction.

Jean-Claude Quentel[1] en 1993 critique l'idée selon laquelle l'usage du « je » permettrait et de se poser comme sujet et de s'approprier le langage. Il

---

[1] CHÂTEAU Jean (1976) *op. cit.*, p. 80.

[2] DANON-BOILEAU Laurent, *Le non-moi. Entre stupeur et symptôme.* Paris, Gallimard, 2017, chapitre « Le pronom, expression du point de vue ».

[3] JESPERSEN Otto (1922), *Language : its nature, development and origin*, p. 123, traduit et cité par MORGENSTERN Aliyah (2006), *op. cit.*, p. 10.

[4] LACAN (1960) *Subversion du sujet et dialectique du désir dans l'inconscient freudien,* In : LACAN Jacques, *Écrits*, *op. cit.*

présente ainsi la position de Lacan : certes le « je » se constitue dans une expérience de langage. Mais l'appropriation du langage, la conquête de la langue maternelle n'est pas qu'une affaire de pronoms personnels. Le langage dans son ensemble est à subjectiver.

Maintenant que j'ai pris connaissance de toutes ces critiques, je ne considère plus l'absence d'usage du « je » comme un signe caractérisant à coup sûr l'autisme ou la psychose infantile. J'attendais autrefois l'apparition de ce pronom personnel dans l'espoir de me réjouir d'une sortie de l'autisme.

L'autodésignation du sujet dans sa propre parole continue néanmoins à m'intéresser, de même que les difficultés que rencontrent certains enfants dans l'usage des pronoms personnels. Il y a notamment des enfants autistes qui inversent les pronoms personnels « tu » et « je ».

## C) La constitution du moi, de l'Autre et de l'Alter Ego selon Henri Wallon

Ce chapitre comporte une description des différents types d'autrui qui apparaissent au fil du développement et des observations relatives au rapport à autrui.

Cette description complète nos propos sur le monde, la pensée, l'expression et la communication.

Henri Wallon a décrit la constitution de l'Autre et de l'Alter Ego.

> « De façon lapidaire la théorie de Wallon peut se formuler ainsi : entre *le moi* et *les autres* le rapport s'établit par l'intermédiaire de l'*autre* que chacun porte en soi[2]. »

Wallon a développé cette théorie dans deux articles :

- WALLON Henri (1946), « Le rôle de "l'autre" dans la conscience du "moi" », In : *Enfance,* numéro spécial de la revue, 1985.
- WALLON Henri (1956), « Niveaux et fluctuations du moi », In : *Enfance,* numéro spécial de la revue, 1985.

On trouve des commentaires de ces textes dans les livres suivants :

- ZAZZO René (1975), *op. cit.*, chapitre III.
- JALLEY Émile (1998), *op. cit.*, chapitre XXIV.

Enfin on trouvera un prolongement de ces idées dans ce livre :

- CHÂTEAU Jean (1965), *L'enfant et ses conquêtes,* Paris, Vrin, 1976, notamment pp. 207-209

---

[1] QUENTEL Jean-Claude (1993), *L'enfant. Problèmes de genèse et d'histoire, Bruxelles,* De Boeck, 1997, pp. 204-207.

[2] ZAZZO René (1975), *op. cit.*, p. 59.

*L'Alter*

Cet *autre* que chacun porte en soi, Wallon le nomme l'*Alter*.

« L'Alter joue le rôle d'intermédiaire ou de charnière entre le monde intérieur et le monde concret de l'entourage[1]. »

L'*Alter* « sert d'intermédiaire entre le moi et son entourage d'êtres réels[2]. »

Wallon décrit ainsi le rapport entre l'individu et son entourage réel :

> « Influences réciproques d'individualités plus ou moins douées de prégnance ou de soumissions mutuelles[3]. »

C'est à ce propos qu'il écrit :

> « [...] ce rapport lui-même paraît avoir pour intermédiaire le fantôme d'autrui que chacun porte en nous[4]. »

Émile Jalley formule ainsi cette théorie : l'Alter est un terme intermédiaire entre le *Moi* et l'*Autre*. L'*Alter* « serait susceptible d'occuper des positions variables sur la chaîne continue qui va du *Moi* à l'*Autre* extérieur[5]. »

Wallon présente cet *Alter* sous ses diverses facettes.

En 1946[6], il parle du « fantôme d'autrui », de « cet autre que chacun porte en soi », de cet *« autre intime »* qui est le complément nécessaire du moi.

En 1956[7] apparaissent deux idées nouvelles :

- L'*Alter* originaire peut devenir l'*Alter Ego*, qui est « un double du *Moi* ».
- L'*Alter* peut soit rester intime soit s'incarner dans une personne réelle.

Cet *Alter* peut être comme un ami familier ou bien comme un étranger intrusif ou un ennemi hostile — cela peut être ainsi dans la psychose.

> « Il est le confident, le conseiller, le censeur et parfois l'espion[8] [...] »

Le *Moi* domine normalement l'*Alter*. Mais on peut voir ressurgir cet *autre* dans le dialogue avec soi-même, en un sentiment plus ou moins vif de dualité. Wallon donne l'exemple du démon de Socrate.

Et dans des cas extrêmes, relevant de la psychose, le *Moi* peut se sentir espionné, envahi, sous influence[9], l'*Alter* s'émancipe et peut devenir écho ou prise de la pensée, prémonition, menace[10].

---

[1] WALLON (1956), *op. cit.*, p. 355.
[2] *Ibid.*, p. 356.
[3] WALLON (1946), *op. cit.*, p. 92.
[4] *Ibid.*, p. 92.
[5] JALLEY Émile (1998), *op. cit.*, p. 327.
[6] WALLON (1946), *op. cit.*, pp. 92-94.
[7] WALLON (1956), *op. cit.*, p. 355.
[8] WALLON (1956), *op. cit.*, p. 355.
[9] WALLON (1946), *op. cit.*, pp. 92-94.
[10] D'après WALLON (1956), *op. cit.*, p. 355.

*La formation d'un moi, différencié de l'Autre*

Wallon décrit en 1946 les étapes de la constitution de l'*Autre* et de l'*Alter Ego* : le nourrisson commence par se lier à autrui, sans pouvoir encore distinguer, dans cette symbiose, le moi et l'autre.

> « L'union de la situation ou de l'ambiance et du sujet commence par être globale et indiscernable.
>
> Ainsi débute l'enfant. Aussi n'arrivera-t-il à différencier sa personne de ce qu'il devra dissocier dans les impressions comme ne lui appartenant pas, qu'à travers toute une série d'exercices et de jeux qui prennent une précision croissante en même temps qu'ils provoquent chez lui des manifestations d'attente anxieuse et des explosions de surprise ou de joie. J'ai cité ces jeux d'alternance où le même acte se répète, dont il est tour à tour l'auteur à l'égard d'autrui et l'objet de la part d'autrui : donner et recevoir une tape par exemple. Par cet échange de rôle avec autrui, il arrive à connaître le dédoublement à opérer entre celui qui agit et celui qui subit. Mais cette alternative qu'il fait passer de lui à l'autre, cet aller et retour de même impression n'est pas encore l'affirmation du point de vue personnel ; c'est seulement l'écheveau embrouillé du faire-subir qui est ramené à chacun de ses deux termes complémentaires. Le partenaire se détache de l'enfant, mais tous les deux conservent une sorte d'équivalence essentielle. Avec un simple décalage dans le temps, leurs gestes sont les mêmes et leurs impressions les mêmes. Deux individus si l'on veut, mais parfaitement assimilables ou interchangeables entre eux. Le moi n'a pas encore pris vis-à-vis de l'autre cette espèce de stabilité et de constance qui nous paraît indispensable à la conscience, de soi, qui nous paraît être constitutif de la personne.
>
> La période de l'alternance finit cependant par rendre possible au *moi* de prendre position vis-à-vis de l'*autre.* Cette nouvelle étape a souvent l'aspect d'une véritable crise. C'est la crise de personnalité qui surgit aux alentours de trois ans. Assez brusquement disparaissent les jeux d'alternance et en particulier ces dialogues que beaucoup d'enfants ont avec eux-mêmes et dont ils sont tour à tour les deux interlocuteurs, soulignant avec tant d'ardeur le ton propre à chacun que bien souvent le ton subsiste seul, et le contenu des paroles devient un vrai bafouillage. Au lieu d'être tour à tour deux personnages, l'enfant ne parle plus que sous forme personnelle, il fait abus de la formule "moi je".
>
> Mais surtout il s'affirme en s'opposant. Opposition à propos de tout, et par suite, purement formelle. En apparence absolue, mais en réalité simple contre-pied de l'attitude rencontrée ou soupçonnée en autrui. En somme toute relative. Le moi et l'autre restent complémentaires, mais à l'alternance des rôles succède la fixation obstinée à l'un des termes en présence. Cependant cette distinction doit se trouver un contenu et c'est d'abord dans les choses qu'elle le rencontre sous la forme du mien et du tien.
>
> Jusque-là l'enfant était plus ou moins convoiteur de ce qu'il apercevait aux mains d'autrui. Besoin d'imitation, d'auto-substitution à autrui témoignant encore d'une certaine indifférenciation entre le moi et l'autre. Avec leur opposition s'introduit la nécessité de partage, souvent sous la forme d'une protestation contre le partage. L'enfant ne cherche plus seulement l'usage, mais la propriété des choses et souvent la propriété pour elle-même, la propriété de

choses dont il n'aurait spontanément aucun désir. Ce premier besoin de propriété se fonde sur un sentiment de compétition. Il s'agit de s'approprier ce qui est reconnu comme appartenant à autrui. Par la violence, par la ruse, par le mensonge l'enfant s'efforce de transformer le *tien* en *mien*. Il n'est satisfait que dans la mesure où le rapt est flagrant, c'est-à-dire implique une différenciation parfaitement nette du mien et du tien.

Cette phase combative où le moi se conquiert en même temps qu'il s'oppose tend vers une sorte d'apaisement à mesure que s'affermissent et se stabilisent les limites de son contenu tant sur le plan matériel des choses extérieures que, plus tardivement, sur celui des motifs et de la conduite, des pensées et de la réflexion. Longtemps, en effet, il reste incertain si c'est par libre détermination ou sous l'influence qu'il agit, si ses raisonnements sont spontanés ou inspirés. Mais enfin, avec plus ou moins d'assurance ou de doute, il s'attribue une pleine autonomie. C'est-à-dire qu'il croit à la totale extériorité d'autrui et à la totale intégrité de son moi.

Toute trace de confusionnisme initial paraît avoir été éliminée. La personne est un tout fermé. C'est là du moins ce qu'elle prétend affirmer d'elle-même. Simple limite idéale dont la réalité psychologique diffère sensiblement[1]. »

En 1956 Henri Wallon raconte à nouveau la genèse de l'*Autre* et de l'*Alter Ego*.

Il écrit : « La pratique de l'alternance lui fait reconnaître l'altérité dans sa propre sensibilité, précédemment indivise[2]. »

Il donne d'autres exemples de jeux d'alternance : « donner et recevoir une tape, se sauver et rattraper, se cacher et chercher[3] ».

Remarquons que dans ces exemples l'un agresse, l'autre subit, l'un est présent (et montre sa prestance), l'autre s'absente (en se sauvant ou en se cachant).

On doit remarquer l'agressivité en jeu dans ces échanges ludiques, dans l'opposition et dans le vol. Wallon parle d'ailleurs d'une phase combative[4].

Notons aussi que ces jeux peuvent s'accompagner de moments d'anxiété. Wallon parle de « manifestations d'attente anxieuse[5] » et parfois d'un sentiment de « malaise ». Le contraste entre le rôle de celui qui agit et le rôle de celui qui subit produit un sentiment de désaccord, de surprise et parfois de malaise[6].

Les jeux de disparition (faire partir l'autre, se cacher) et l'expression « le fantôme de l'autre » me suggèrent qu'une élaboration fantasmatique pourrait être à l'œuvre sur le thème de l'absence ou de la disparition de l'autre. Sans doute l'enfant ressent-il, malgré sa volonté d'autonomie, sa dépendance

---

[1] WALLON (1946), *op. cit.*pp. 90-91.
[2] WALLON (1956), *op. cit.*, p. 350.
[3] *Ibid.* p. 350.
[4] D'après WALLON (1946), *op. cit.*, p. 91.
[5] *Ibid.*, p. 90.
[6] D'après WALLON (1956), *op. cit.*, p. 350.

affective vis-à-vis d'autrui. Wallon parle de ce « complément de soi pris en autrui, dont le besoin s'impose à l'enfant de deux ans[1] ».

Je crois comprendre que Wallon considère que l'état de dépendance pousse l'enfant en quête d'autonomie à se chercher un *Alter Ego*.

Il écrit en effet :

> « Ce n'est pas dès ses premières velléités d'autonomie que l'enfant peut faire un choix dans ses relations avec autrui. Son négativisme purement formel, son narcissisme puis sa docilité imitative ne lui livrent qu'un Autre extrêmement pauvre. D'autre part il est encore encastré dans une structure familiale où il occupe une place inamovible et dont il reçoit une empreinte souvent profonde, une empreinte irrécusable et sans contrepoids.
>
> Du moins cette fixité intransigeante d'autrui à son égard a-t-elle pour effet de lui faire se chercher un *Autre* intérieur[2]. »

### *Le destin de l'Alter*

Wallon décrit un processus génétique qu'Émile Jalley résume ainsi[3] :

> « Dans un premier temps, ceci dans le contexte de la crise de trois ans, une première bipartition opposerait le *Moi* à l'*Alter*, première forme de l'*Autre*. Ultérieurement, cet *Alter* originaire se subdiviserait lui-même en deux termes, l'*Alter* proprement dit, l'Autre intime, le double du moi, et les *Autres*, l'*Autre* radical, les sujets extérieurs, y compris sous la forme du groupe. »

Voici comment Wallon décrit la première bipartition :

> « Antérieurement il lui arrivait d'alterner entre deux rôles contraires ou complémentaires, de soutenir un dialogue à deux personnages sans s'identifier avec constance à l'un ou à l'autre. Du jour où le *Moi* s'affirme, il n'y en a plus qu'un, mais le second ne s'évanouit pas totalement. Il n'est plus l'*Ego*, mais il devient l'*Alter Ego*. C'est le "*socius*" de Pierre Janet ; c'est un double du Moi qui lui est concomitant et consubstantiel, mais qui ne lui est pas toujours concordant, tant s'en faut. Il est le support de la discussion intérieure, de l'objection aux déterminations encore douteuses[4]. »

> « Le *socius* ou l'*autre* est un partenaire perpétuel du moi dans la vie psychique. Il est normalement réduit, inapparent, refoulé et comme nié par la volonté de dominance et d'intégrité complète qui accompagne le moi[5]. »

Cette idée me semble très importante, même si les mécanismes invoqués sont divers et mal définis. L'*Alter* est-il réduit, caché, refoulé, nié ou tout cela à la fois ? Toujours est-il que le *Moi* entretient avec l'*Alter* un rapport de domination, qui va jusqu'à nier l'existence de l'A*utre* intime. Cela me suggère le fantasme d'un meurtre de l'*Autre* intime, dont le fantôme pourrait

---

[1] *Ibid.*, p. 350.
[2] *Ibid.*, p. 354
[3] JALLEY Émile (1998), *op. cit.*, p. 327.
[4] WALLON (1956), *op. cit.* pp. 354-355.
[5] WALLON (1946), *op. cit.*, p. 92.

revenir hanter le *Moi*. J'imagine aussi ce meurtre de l'*Alter Ego* comme un meurtre de soi-même.

*Le dédoublement du moi dans le jeu*

Voici un exemple d'*Autre* intime :

Piaget relate chez sa fille Jacqueline à l'âge de trois ans et onze mois une série de jeux mettant en scène un personnage fictif, l'Aseau :

Obs. 83 : J. à 3 ans et 11 mois :

> « Elle invente un animal qu'elle nomme "l'aseau" (par différenciation voulue de "oiseau", correctement prononcé à cet âge). J. l'imite et l'incarne : elle court dans la chambre en battant des ailes (bras étendus) pour mimer le vol. Mais elle rampe aussi à quatre pattes en grognant : "C'est une espèce de chien" et en même temps il est "comme un grand oiseau". Sa morphologie varie selon les jours : il a des ailes, des pattes, une grandeur "immense", de longs cheveux (J. dit à sa mère : "Tu as des cheveux comme les aseaux"). Il possède une autorité morale : "Il ne faut pas faire ça (déchirer un papier) : Aseau va gronder." À deux jours de distance J. s'efforce de bien manger, de peur qu'Aseau ne gronde. [...] »

Piaget relate encore quelques observations à propos de cet être fictif, puis il conclut :

> « D'une manière générale, cet être étrange qui l'a préoccupée environ deux mois lui a servi de support à tout ce qu'elle apprenait ou désirait, d'encouragement moral dans l'exécution des ordres et de consolateur dans les chagrins. Puis il a disparu. »

Plus loin (p. 139), Piaget écrit :

> « [...] les personnages fictifs que le jeu permet à l'enfant de se donner pour compagnons n'acquièrent d'existence que dans la mesure où ils servent d'auditeurs bénévoles et de miroirs pour le moi. Leur invention supplée à ce qui sera chez l'adulte la pensée intérieure en ses formes restées égocentriques (rêverie), de même que le monologue de sujets de cet âge équivaut à ce qui sera plus tard le langage intérieur[1]. »

Wallon parle de la capacité qu'acquiert l'enfant en grandissant de se dédoubler dans son jeu. Il prend l'exemple du jeu avec des marionnettes[2]. Les jeux de fiction et d'imitation préparent l'avènement de ce dédoublement. Mais il faut que la crise du personnalisme soit passée pour que l'enfant puisse manier convenablement l'usage des pronoms personnels lorsqu'il fait parler sa marionnette. Et il faut encore que d'autres progrès soient accomplis pour qu'il puisse alternativement se projeter sur scène en s'identifiant à sa marionnette, et s'en distancier, hors scène, lors des arrêts de jeu. L'enfant n'arrive à faire cela qu'à partir de l'âge de sept ans.

---

[1] PIAGET Jean (1945), *La formation du symbole chez l'enfant,* Neuchâtel Paris, Delachaux et Niestlé, 1976, p. 137. On pourrait également lire à ce sujet : TAYLOR (M.), « Imaginary companions and the children who create them », New York, Oxford, 1998.

[2] D'après WALLON (1956), *op. cit.*, p. 353.

*L'intimité partagée*

Wallon parle en 1946 de l'importance de la propriété privée (ou plutôt de l'appropriation) pour la construction de la personne[1]. En 1956 il parle de l'importance des secrets (ou plutôt de la confidence). « Souvent ce n'est pas la chose réservée qui importe, c'est la réserve elle-même[2]. » (Secrets de Polichinelle.)

S'il est vrai que les petits enfants croient que leurs parents peuvent lire leurs pensées, je comprends l'importance de l'intimité pour la construction de la personne.

Parlant de la confidence, Wallon écrit :

> « Elle est un besoin que personne n'ignore. Elle a pourtant ceci de paradoxal qu'elle nie ce qu'elle voudrait sauvegarder : le secret. Lui aussi répond à un besoin que nul n'ignore. Si intimes que soient les relations de sentiment, de sincérité, de confiance entre deux personnes, il doit y avoir toujours en chacune quelque chose de réservé. [...] Vivre dans tous les recoins de son âme sous l'œil d'autrui, avoir à se dire qu'il n'y a rien dont on puisse disposer à soi tout seul et par suite qui soit ignoré d'autrui, ce serait de nature à créer un état de dépendance et de dépersonnalisation insupportable. Les mères qui s'autorisent de leur rôle providentiel pour exiger de l'enfant une véracité totale en font des individus incomplets, révoltés ou sournois. [...]
>
> Cependant le secret le mieux gardé ne peut être tu à tous. Il ne suffit pas qu'il soit confié à l'*Alter* intime. Celui-ci se cherche par les *Autres* quelqu'un qui endosse effectivement le rôle de confident. Par cet intermédiaire, le *Moi* cherche quelqu'un que la complicité du secret puisse enchaîner à sa personne, mais dont en même temps cette complicité va le faire dépendre[3]. »

De l'*Alter*, Wallon nous dit qu'« Il est le confident, le conseiller, le censeur et parfois l'espion qui peut soit rester intime, soit s'incarner dans une personne réelle[4]. »

C'est pourquoi l'*Alter* se subdivise finalement en deux termes :

- l'Alter proprement dit, l'Autre intime et intérieur,
- et les personnes réelles qui l'incarnent. Il peut alors s'agir de l'ami intime, du confident, de l'être aimé aussi sans doute, ou bien d'un groupe avec lequel le sujet partagera des « secrets de clan ».

*Le rapport à soi-même*

La relation à l'Alter intime intéresse la construction du rapport à soi-même. Ce rapport intime se développe en lien avec les personnes proches, lorsque celles-ci respectent le droit à la parole de l'enfant ainsi que sa pudeur et son intimité.

---

[1] *Ibid.*, p. 91.
[2] WALLON (1956), *op. cit.*, p. 355.
[3] *Ibid.*, p. 355.
[4] *Ibid.*, p. 355.

L'intimité, ça se partage, mais pas avec n'importe qui, et dans certaines limites seulement. L'enfant a besoin que lui soit attribué un espace personnel : avoir son lit à soi, son bureau, sa chambre, ses jouets, ses affaires personnelles. Il doit pouvoir jouer ou dessiner.

Jacques Lévine avec Solange Petiot, Marie-Jo Rancon et Nicole Rodriguez ont parlé du dessin en tant que miroir identitaire offrant à l'enfant qui dessine un accompagnement de soi par soi[1].

Winnicott a montré l'importance de l'acquisition de la capacité d'être seul en présence d'autrui[2].

L'enfant doit pouvoir créer ou travailler sans que l'on soit tout le temps sur son dos, sans que l'on fasse intrusion dans son espace.

Il doit aussi, si besoin, pouvoir faire appel à quelqu'un d'assez disponible.

*Niveaux de fonctionnement, en lien avec les stades du développement*

Henri Wallon distingue plusieurs niveaux de fonctionnement des rapports entre le Moi, l'Autre et l'*Alter Ego* :

> « Au début c'est une cénesthésie confuse [...]. Puis les rapports de l'enfant avec son entourage, par l'intermédiaire d'une mimique expressive où sont unies les données kinesthésiques et visuelles préludent à la distinction du subjectif et de l'objectif, du personnel et de l'extérieur. Vient alors la parole qui par définition, pourrait-on dire, s'adresse à quelqu'un et, à défaut d'un interlocuteur étranger, est adressée à soi-même ; d'où les soliloques dialogués du petit enfant. Ainsi se prépare la disjonction du *Moi* et de *l'Autre*. Elle donne lieu en se produisant à une crise de personnalisme qui se traduit d'abord par une opposition purement formelle et sans contenu à l'égard de ce qui procède d'autrui. Le *Moi* et *l'Autre* se constituent conjointement. La première forme de *l'Autre* c'est d'être le second terme du couple par où s'introduit dans la conscience la distinction fondamentale d'êtres différents entre eux, mutuellement indépendants et dont l'existence ne se confond plus avec les situations successivement vécues par le sujet. Ce couple à l'état pur a comme la valeur d'une catégorie dont les contenus successifs répondront à la croissance et à l'histoire de la personne.
>
> Un des premiers élargissements du couple c'est de s'objectiver en multipliant derrière l'interlocuteur intime, c'est-à-dire *l'Autre*, un nombre indéfini d'interlocuteurs possibles et par contrecoup d'amener le *Moi* à se mettre lui-même au nombre des *Autres*. Les distinctions pronominales du langage aident à cette promotion du *Moi* vers l'état d'individu prenant place parmi d'autres, mais il est lui-même le reflet des progrès rendus possibles par l'évolution de la personne. Dès lors le *Moi* et *l'Autre* pourront jouer le rôle de concepts sans pourtant que soient abolis les modes plus affectifs de leurs relations : la

---

[1] LEVINE Jacques et coll. « Dessin, liens de filiation et accompagnement de soi par soi » In : ANZIEU Annie *et al. Le dessin de l'enfant. De l'approche génétique à l'interprétation clinique.* France, La pensée sauvage, 1996.

[2] On pourra lire sur ce sujet : DUPONT Sébastien. *Seul parmi les autres. Le sentiment de solitude chez l'enfant et l'adolescent.* Toulouse, Érès, 2010.

participation et l'identification, dont le rôle a d'ailleurs été de premier plan dans certains systèmes de croyance et de civilisation[1]. »

*Identité et rapports sociaux*

C'est grâce au développement de la pensée catégorielle, à partir de 9-10 ans, que le Moi et l'Autre pourront jouer le rôle de concepts. Cela va de pair avec la construction de notre identité.

Notre « moi officiel » présente, au-delà des caractéristiques de son anatomie, des signes de distinction sociale. La pensée catégorielle s'appliquera aux catégories socioculturelles, à commencer par la catégorie du genre. L'enfant va se considérer comme faisant partie du groupe des garçons par exemple. Et il pensera les différences de classes sociales en comparant sa famille avec celle des autres enfants qu'il rencontre à l'école. Il voit par exemple que son ami possède plus de jouets que lui. L'enfant et l'adolescent se situent socialement en référence à leurs groupes d'appartenance.

Wallon décrit le passage de l'Autre aux autres et il évoque le fait de se considérer comme un autre parmi les autres.

Il écrit aussi :

« Sous peine d'être au ban de son groupe, l'individu doit s'adapter à l'opinion, doit lui subordonner ses besoins, ses appétits ou du moins il doit donner à ses appétits ou besoins une forme et des objets tels que la satisfaction en soit approuvée ou tolérée par l'opinion. Ce qu'il apprend à exprimer et par suite à connaître de ses désirs, ce n'est en somme que leur aspect socialisé[2]. »

Lacan a parlé de l'Autre, mais peu du groupe et de la société des autres. Il a fallu attendre Anzieu et Kaës pour que cela soit pris en compte.

*Le confusionnisme, la participation et l'identification*

Jalley nous permet de nous repérer dans les stades précédents :

« La délimitation du *Moi* par rapport *à l'Alter* et *à l'Autre* résulte d'une genèse progressive selon trois paliers principaux : le confusionnisme, la participation et l'identification. Parmi ces trois formes de processus, Wallon indique par le contexte que le confusionnisme relève du stade impulsif et émotionnel (de 00 à 0,9-1 an), la participation du stade sensori-moteur et projectif (de 0,9-1 an à 3 ans), tandis que l'identification, qui s'installe avec le stade du personnalisme (de 3 à 6 ans), suppose la différenciation achevée du couple Moi-Autre, rendant possible le jeu des deux formes centripète-introjective et centrifuge-projective de ce processus[3]. »

---

[1] WALLON (1956), *op. cit.*, p. 359.

[2] Extrait de WALLON Henri (1934) *Les origines du caractère chez l'enfant.* Paris, PUF. Cité par DELIGNY Fernand dans « *a comme asile* », page 8.

[3] JALLEY (1998), *op. cit.*, p. 328.

Les jeux d'alternance se développent de deux ans et demi à trois ans environ[1].

Le « stade des personnalités interchangeables » a lieu durant le stade projectif. Il s'agit donc plutôt d'un sous-stade. L'enfant ne sait pas encore dégager sa personnalité et celle d'autrui des situations particulières où elles sont chaque fois mêlées.

« Sous le signe de situations ou de circonstances analogues, il est tenté de confondre des sujets différents, et inversement de dissocier le même en autant de personnages qu'il l'a vu dans des conditions diverses. Lui-même n'est pas toujours très sûr de sa propre identité ou du moins il ne parvient pas à lui donner le pas sur ses changements de rapport avec l'entourage[2]. »

« La confusion du sujet avec l'entourage peut enfin prendre une dernière forme, celle du transitivisme[3] »

Exemple de transitivisme[4] :

« La petite A (2 ; 9) est assise entre sa gouvernante et sa jeune amie H..., un tas de mousse rassemblé près d'elles deux pour jouer. Depuis quelques instants A... est comme inquiète et tourmentée d'un désir, quand brusquement elle frappe et pousse H... "Que fais-tu ?" lui dit-on. "H... est méchante. Elle vient de me frapper" répond-elle. "Mais non, vois donc, cette gentille H... est tranquillement assise près de toi. Elle a ramassé de la mousse pour jouer. Tu l'as frappée, embrasse-la !" Le regard d'A... devient lointain comme devant une révélation, elle pousse un "oui" prolongé et s'exécute volontiers, désormais rassérénée. »

*Les identifications*

Henri Wallon écrit :

« Un rôle très étendu revient, dans les fluctuations du *Moi,* à l'identification. Il s'agit là d'un fait très général, mais qui comporte des niveaux très différents et même deux orientations inverses centripète et centrifuge. Elle est distincte du confusionnisme précisément parce qu'elle est orientée et elle diffère de la participation parce qu'elle n'est pas dépendance, mais assimilation.

Tantôt le *Moi* projette en autrui les traits de son personnage, que parfois il n'ose pas s'avouer à lui-même. [...]

Tantôt au contraire ce sont des personnes ou des objets étrangers que le *Moi* cherche à incarner en devenant lui-même comme un autre personnage. [...]

L'objet de l'identification peut être très divers. Il ne se limite pas aux personnes. Il peut être un animal. Cela devient plus rare à notre époque et n'a plus guère qu'un caractère ludique, bien que l'illusion puisse être terrifiante pour les enfants. Mais aux siècles de sorcellerie la conviction pouvait être si profonde que même la menace du bûcher ne pouvait faire que le soi-disant sorcier y renonce

---

[1] D'après WALLON (1934), *op. cit.*, p. 271.
[2] *Ibid.* p. 279.
[3] *Ibid.* p. 282.
[4] *Ibid.* p. 283.

et, dans l'Antiquité, les fêtes dionysiaques étaient pleines de simulacres et d'emportements inspirés du monde animal.

L'objet peut être aussi une chose inanimée. Finbogason a soutenu qu'il pouvait y avoir une imitation par nos attitudes ou plutôt par notre imagination posturale de simples choses. On rapporte que Taine dans sa vieillesse aimait s'absorber dans la contemplation d'un vieil arbre plein de sérénité dans sa robustesse végétative. Un autre exemple est cette confidence d'un toréador qu'au moment où le taureau bondissait sur lui, il imaginait pour l'attendre de pied ferme, une feuille d'arbre pendillant au bout d'une branche immobile comme le chiffon rouge au bout de son bras tendu.

L'objet peut aussi être collectif. Le même toréador avouait avoir eu certain jour un geste de timidité qui l'avait fait siffler, mais que rentrant dans l'arène il s'était montré d'une folle témérité parce que, expliquait-il "la première fois j'étais seul, mais ensuite c'est comme si tout le peuple avait été en moi[1]". »

Les identifications sont importantes pour la constitution de l'identité. J'en donnerais deux exemples :

« Selon Leenhardt "le corps du Canaque se comprend par des analogies végétales : la peau est l'écorce, la masse des chairs est la chair ou le noyau du fruit, l'ossature est le corps du bois, les os enveloppants sont la coquille ou la calebasse, les intestins sont des entrelacs de liane[2]." »

La représentation du corps dépend de la symbolique sociale. Ici une identification au végétal est au fondement de l'identité.
Jacques Lacan dit :

« Le moi, fonction imaginaire, n'intervient dans la vie psychique que comme symbole. On se sert du moi comme le Bororo se sert du perroquet. Le Bororo dit *je suis un perroquet,* nous disons *je suis moi.* Tout cela n'a aucune espèce d'importance. L'important est la fonction que cela a[3]. »

Dans ces deux exemples, il s'agit d'identifications symboliques.

*Le soubassement affectif des échanges langagiers*

Wallon écrivait ceci :

« [...] le *Moi* et *l'Autre* pourront jouer le rôle de concepts sans pourtant que soient abolis les modes plus affectifs de leurs relations : la participation et l'identification, dont le rôle a d'ailleurs été de premier plan dans certains systèmes de croyance et de civilisation[4]. »

Zazzo semble considérer que la première relation à l'Autre forme une base de sécurité au fondement des rapports humains. Il écrit :

---

[1] WALLON, 1956, *op. cit.*, p. 358.
[2] Citation de CHÂTEAU (1976), *op. cit.*, p. 82.
[3] LACAN Jacques (1954-1955) *Le séminaire, Livre II, Le moi dans la théorie de Freud et dans la technique de la psychanalyse*, Paris, Seuil, 1978, leçon du 1er décembre 1954, p. 52.
[4] WALLON (1956), *op. cit.*, p. 359.

« […] quelles que soient les formes évoluées du Moi et de l'Autre, quelles que soient l'évidence et la solidité des réalités ainsi conquises, les formes archaïques demeurent.

Non pas essentiellement comme une menace de régression, mais comme le soubassement et la garantie de notre communication, de notre communion avec autrui[1]. »

*Les psychoses infantiles*

Wallon décrit bien les liens originels entre le moi, autrui et le monde. Il fait aussi remarquer que l'objet de l'identification ne se limite pas aux personnes. Il peut être un animal.

Nous retrouverons des identifications à des choses, des machines, des animaux dans certains cas d'autisme et de psychose infantile.

Nous pourrions nous inspirer de cette observation du rapport à l'autre et au groupe pour considérer la problématique du lien à autrui dans la psychose infantile, d'une part dans la relation au semblable, et, d'autre part, dans la relation aux groupes d'enfants.

D'une part, j'ai rencontré chez des enfants psychotiques une tendance à développer une emprise sur le copain, considéré comme une sorte de double.

D'autre part, on sait les difficultés d'intégration sociale de ces enfants. Je me demande comment un enfant psychotique perçoit le groupe des autres enfants lorsque ceux-ci jouent entre eux et le rejette. Ils lui renvoient sa différence. Il y aurait de quoi développer une rancœur à l'égard du groupe. Mais cette hostilité ne s'exprime pas toujours franchement. Et chez certains le sentiment d'étrangeté permet d'éviter la confrontation aux autres. Le sujet juge les autres bizarres et il reste dans sa bulle. Les autres le trouvent étrange et le laissent dans son coin. C'était, je crois, le cas de Cédric.

## D) Le sujet, le moi, le petit autre et le grand Autre, selon Jacques Lacan

### 1) La constitution du petit autre, le semblable et le prochain, selon Jacques Lacan

Le moi se forme selon Lacan dans une identification à l'image du semblable. Il est rêvé comme moi idéal.

Jacques Lacan distingue l'idéal du moi du moi idéal. L'idéal du moi, dit-il, « c'est l'autre en tant que parlant[2] ».

Il me semble que l'on pourrait prolonger cette idée en parlant d'une identification de l'animal humain à un idéal représentant l'humanité, l'Homme[3].

---

[1] ZAZZO René (1975), *op. cit.*, p. 64.
[2] LACAN Le séminaire. Livre I., *op. cit.*, séance du 31 mars 1954, p. 162.
[3] Cette idée donne à penser, mais serait à reprendre.

Philippe Julien raconte par quelles étapes le sujet passe pour aimer son prochain dès lors qu'il commence à s'interroger sur le désir de l'Autre[1].

Le prochain est d'abord rencontré selon la figure du semblable.

La question « Que me veut-il ? » débouche sur une première réponse : il convoite ce que j'ai et qu'il n'a pas. Le rapport au petit autre est chargé d'agressivité.

Le sujet trouve ensuite une autre réponse : l'Autre ne me veut ni bien ni mal. Le grand Autre n'est que le médiateur et l'agent d'une loi impersonnelle qui s'impose à tous.

Le déplacement de la question « Que me veut-il ? » en « Que veut-il ? » est la condition de l'exploration de l'Autre en tant que Chose. La Chose apparaît comme le lieu du danger, de l'arbitraire, de la mauvaiseté et de l'affolant. C'est la singularité de l'objet aimé qui permettra de sortir de cette horreur.

## 2) La constitution du sujet et de l'Autre, selon Jacques Lacan de 1958 à 1962

Jacques Lacan a indiqué dans la construction du graphe du désir différents moments de l'histoire du sujet dans ses rapports avec l'Autre[2]. Nous ferons un lien entre ces trois niveaux du rapport à l'Autre, qui sont aussi des niveaux de langage, et les structures (état ou structure de l'autisme, structure psychotique et structure névrotique).

*Premier niveau*

Un premier schéma indique la prise du sujet dans le langage.

Ce premier niveau correspondrait d'une part à la reconnaissance de l'Autre comme être parlant, d'autre part à la constitution d'une première batterie signifiante, structure faite de couples de signifiants opposés l'un à l'autre. Ces signifiants ne sont d'ailleurs pas forcément des mots. Lacan[3] précise :

> « [...] il n'est peut-être même pas nécessaire que l'enfant parle encore pour que déjà cette marque, cette empreinte mise sur le besoin par la demande, s'exerce au niveau déjà des vagissements alternants. »

---

[1] JULIEN Philippe *L'étrange jouissance du prochain.* Paris, Seuil, 1995, pp. 141-152.

[2] Lacan a élaboré le graphe du désir pour son séminaire, en 1958.

LACAN Jacques (1958-1959), *Le séminaire, Livre VI, Le désir et ses interprétations,* Paris, Édition de la Martinière, Le champ freudien, 2013.

La version définitive du graphe date de 1960. On la trouve dans un texte de 1962 : LACAN Jacques, *Subversion du sujet et dialectique du désir dans l'inconscient freudien,* In : LACAN, *Écrits, op. cit.*

[3] LACAN, Séminaire VI, *op. cit.*, leçon du 12 novembre 1958.

Du point de vue de la constitution du sujet, Lacan parle d'une identification primaire du sujet. Ce n'est pas dire que l'enfant serait déjà sujet. Le premier sujet, c'est l'Autre. Lacan dit : l'enfant s'adresse à un sujet qu'il sait parlant, qu'il a vu parlant ; et il se produit « [...] la première identification primaire, la première réalisation d'un idéal dont on ne peut même pas dire à ce moment du schéma qu'il s'agisse d'un Idéal du moi, mais qu'assurément le sujet y a reçu le premier seing, *signum,* de sa relation avec l'Autre[1]. »

*Certains autistes me semblent en être restés à ce niveau du rapport à l'Autre.* Le cas de Dick, que nous présenterons[2], illustre ce premier niveau de langage.

D'autres autistes ont accédé à un niveau supérieur de langage caractérisé par l'usage du pronom personnel Je ainsi que par la division du sujet (division en sujet de l'énoncé et sujet de l'énonciation[3]).

*Second niveau*

Un second niveau apparaît dans les schémas II et III du graphe du désir. Cette nouvelle étape implique que l'enfant parle, qu'il fasse appel à l'Autre, qu'il formule une demande. Comme l'écrit Kaufmann[4], l'Autre n'est plus ici cet autre présent avec lequel je coexiste. L'enfant s'adresse à un Autre qui peut être absent. Lacan le dit ainsi : « Il y a à proprement parler rapport pour autant qu'il y a appel de l'Autre comme présence, cet appel de l'Autre comme présence, comme présence sur fond d'absence à ce moment signalé du fort-da[5]. »

Du point de vue de la constitution du sujet, celui-ci se reconnaît maintenant comme être parlant. Lacan le dit ainsi : « [...] même si l'enfant ne sait pas encore tenir un discours, tout de même déjà il sait parler, et ceci vient très tôt [...] le sujet sait parler et qu'il parle[6]. »

Cette reconnaissance de soi passe par la reconnaissance de l'Autre. Lacan le dit ainsi :

> « C'est donc pour autant que devant l'autre comme sujet de la parole, en tant qu'elle s'articule primordialement, c'est par rapport à cet autre que le sujet lui-même se constitue comme sujet qui parle, non point comme sujet primitif de la connaissance, non pas le sujet des philosophes, mais le sujet en tant qu'il se pose comme regardé par l'autre, comme pouvant lui répondre au nom d'une tragédie

---

[1] *Ibid.*, leçon du 12 novembre 1958.

[2] Dans le chapitre F, ci-dessous.

[3] Henri REY-FLAUD en fait la remarque dans : REY-FLAUD Henri (2010), *Les enfants de l'indicible peur. Nouveau regard sur l'autisme.* Paris, Aubier Flammarion, 2010, pp. 470-471.

[4] D'après KAUFMANN Pierre, *L'expérience émotionnelle de l'espace, op. cit.*, pp. 237-239.

[5] LACAN, Séminaire VI, *op. cit.*, leçon du 12 novembre 1958.

[6] *Ibid.*, leçon du 12 novembre 1958.

commune, comme sujet qui peut interpréter tout ce que l'autre articule, désigne de son intention la plus profonde, de sa bonne ou de sa mauvaise foi[1]. »

Cette deuxième étape implique que l'enfant ait fait l'expérience du désir de l'Autre et qu'il interroge ce désir.

L'Autre a répondu (ou pas) à l'appel du petit enfant. Il a répondu à sa demande, plus ou moins bien articulée et formulée. Mais il a entendu cette demande à sa façon parce qu'il l'a interprétée en fonction de son désir inconscient. L'enfant fait donc l'expérience du désir de l'Autre. Et, de même que l'Autre peut lui demander « – Que veux-tu ? », le sujet interroge et interprète le désir de l'Autre.

L'expérience du désir de l'Autre est angoissante. Lacan a montré par ailleurs que l'enfant s'interrogeait sur les absences de sa mère, se demandant vers qui (le père) ou vers quoi (le phallus) se tournait son désir lorsqu'elle le laissait seul.

Je dirais que l'enfant doit se protéger de cette angoisse et en élaborer le motif. Lacan dit que c'est la construction du fantasme qui vient répondre à la détresse du sujet dans sa relation au désir de l'Autre. Il me semble que l'accès au troisième niveau dépend des solutions trouvées pour faire face à cette détresse.

*Je me demande si les psychotiques ont accédé au troisième niveau.* Toujours à propos de la constitution du sujet lors de la deuxième étape, ajoutons que le sujet se nomme et se compte parmi les autres.

Lacan[2] donne l'exemple du rêve d'Anna.

Anna Freud n'avait que 19 mois lorsqu'elle fit ce rêve. Elle parlait en rêvant : « Anna F-eud, f-aises, g-osses f-aises, flan, bouillie[3] ! »

Lacan remarque que l'enfant se nomme, s'annonce avant de produire cette série de nominations.

Lacan fait le lien avec une question posée dans le test d'intelligence de Binet. La question porte sur le nombre de frères et la mauvaise réponse est : « J'ai trois frères, Paul, Ernest et moi. » L'enfant qui fait cette réponse se compte dans sa fratrie. Celui qui, au contraire, se soustrait au nombre des autres, est celui qui a assumé sa division, la division entre le sujet de l'énoncé et le sujet de l'énonciation.

L'étape à franchir pour pouvoir dire « Nous sommes trois frères, Paul, Ernest et moi » ou « J'ai 2 frères : Paul et Ernest » ou bien encore « On est trois. J'ai deux frères » est celle de la distinction du sujet de l'énoncé et du sujet de l'énonciation. Anna Freud, à 19 mois, n'en était pas encore là.

L'enfant qui a acquis l'usage des pronoms personnels comprend peut-être le « nous », mais il utilise peu ce pronom, qui est plus employé dans la langue écrite que dans la langue parlée. La plupart des gens et les enfants

---

[1] LACAN, Séminaire VI, *op. cit.*, leçon du 20 mai 1959.
[2] LACAN, Séminaire VI, *op. cit.*, leçon du 3 décembre 1958.
[3] FREUD Sigmund (1900, renouvelée en 1929), *L'interprétation des rêves.* PUF, 1967, p. 120.

disent « on » plutôt que « nous ». L'usage du « nous » dans l'écriture traduit sans doute une volonté de mise en retrait de soi au profit de l'affirmation d'un point de vue objectif sur le monde.

*L'accès au troisième niveau. Ce troisième niveau me semble être celui du rapport névrotique à l'Autre*

L'instauration du refoulement originaire, de la division du sujet et la constitution du fantasme sont les critères d'accès au troisième niveau. Ce dernier niveau est figuré dans le schéma III, qui nous donne la version complète du graphe du désir.

Parlons du refoulement et de l'inconscient.

La prise du sujet est inconsciente dans l'articulation de la parole. Mais à la première étape, Lacan préfère la dire « innocente ».

Dans les schémas II et III du graphe, le second étage, qui est celui de l'énonciation, se superpose au premier étage, qui est celui de l'énoncé. L'inconscient se trouve au second étage dans chacun de ces schémas.

Mais dans le rêve d'Anna, qui relève du schéma II, Lacan parle de censure plutôt que de refoulement. Ce n'est que dans le schéma III que l'on peut parler d'inconscient au sens du refoulé. Lacan dit qu'à cette troisième étape le sujet doit s'effacer et disparaître au niveau du procès de l'énonciation.

« Au niveau de la deuxième et de la troisième étape du schéma, je vous ai dit que nous avions un usage beaucoup plus conscient du savoir. Je veux dire que le sujet sait parler et qu'il parle[1]. » Au niveau de la troisième étape le sujet a à se constituer lui-même comme ne sachant pas[2].

Il s'agit également que l'Autre ne sache pas. Pour qu'il y ait refoulement (refoulement portant sur le signifiant) et effacement du sujet (au niveau du procès de l'énonciation), il faut que l'enfant en vienne à penser que les adultes ne connaissent peut-être pas toutes ses pensées[3].

En un premier temps, le petit enfant est certain que ses parents connaissent ses pensées (selon son vœu ?). Il ne voudrait pas qu'ils les sachent lorsqu'il s'agit de choses interdites. Il en viendra à douter qu'ils *ne* les connaissent. Ce « *ne* » fait partie de ces éléments de grammaire qui permettent de maintenir l'écart entre la ligne de l'énoncé conscient et la ligne de l'inconscient. Pour le sujet qui n'a pas encore appris ces formes subtiles, la distinction de ces deux lignes se fait autrement.

Nous avons évoqué la détresse de l'enfant dans sa relation au désir de l'Autre. Il faut ajouter que l'enfant, dans ses identifications, essaye de rejoindre l'objet du désir de sa mère. Il cherchera de ce fait à être le phallus

[1] LACAN, Séminaire VI, *op. cit.*, leçon du 12 novembre 1958.
[2] D'après LACAN, Séminaire VI, *op. cit.*, leçon du 10 décembre 1958.
[3] D'après LACAN, Séminaire VI, *op. cit.*, leçon du 3 décembre 1958.

puis à le posséder. C'est dans cette visée qu'il va construire son moi au moyen d'identifications imaginaires et symboliques[1].

La construction du fantasme va permettre de médiatiser le rapport du sujet à l'objet de son désir. Le sujet s'efforcera de neutraliser sa détresse par l'intercession de la dimension imaginaire du rapport de son moi à l'autre[2]. En 1958, Lacan insère en effet dans le schéma III la ligne imaginaire qui relie le moi à l'autre.

La constitution du fantasme permet au sujet de s'articuler avec ce que Lacan a nommé l'objet petit *a* et qui est l'objet cause du désir. L'effacement du sujet est permis par le fantasme, parce que dans ce moment angoissant le sujet qui s'efface se raccroche à l'objet. L'objet « [...] supporte le sujet au moment précisément où il a à faire face, si l'on peut dire, à son existence[3] [...] »

> « [...] au moment précis où lui, comme sujet, doit s'effacer, s'évanouir, disparaître derrière un signifiant, ce qui est précisément le point, si l'on peut dire, "panique" autour duquel il a à se raccrocher à quelque chose et c'est justement à l'objet en tant qu'objet du désir qu'il se raccroche[4]. »

Je dirais qu'à cette troisième étape le sujet doit devenir lui-même en tant que sujet de l'inconscient. Lacan reformule le texte de Freud :

> « "Là où C'était, là où Ça parle", c'est-à-dire où à l'instant d'avant quelque chose était qui est le désir inconscient, là je dois me désigner, là "je dois être", ce Je qui est le but, la fin, le terme de l'analyse avant qu'il se nomme, avant qu'il se forme, avant qu'il s'articule, si tant est qu'il ne le fasse jamais, car aussi bien dans la formule freudienne ce "*soll Ich werden*", ce doit être ce "dois-Je devenir" est le sujet d'un devenir, d'un devoir qui vous est proposé[5]. »

---

[1] D'après LACAN Jacques, *Le séminaire. Livre V. Les formations de l'inconscient.* Paris, Seuil, 1998, leçon du 5 février 1958.

[2] DOR Joël *Introduction à la lecture de Lacan, Tome 1,* Paris, Denoël, 1985, p. 240 et 244.

[3] LACAN, Séminaire VI, *op. cit.*, leçon du 10 décembre 1958.

[4] LACAN, Séminaire VI, *op. cit.*, leçon du 10 décembre 1958.

[5] LACAN, Séminaire VI, *op. cit.*, leçon du 20 mai 1959.

# IV) Le moi et le chaos des sensations dans l'autisme

## A) La constitution de l'Autre, du moi et du sujet, et l'appel… en défaut dans un cas d'autisme. Le cas de Dick

*Dick* est un cas clinique présenté par Mélanie Klein. Ce cas a été ultérieurement étudié par Jacques Lacan[1].

Il est question dans ce texte de la constitution du moi, des fantasmes et de la réalité. Mélanie Klein parle d'un enfant que l'on dirait aujourd'hui autiste.

Lacan dit[2] que le sujet s'intègre au système symbolique, s'y exerce, s'y affirme par l'exercice d'une parole véritable. Il n'est pas nécessaire que cette parole soit la sienne, ajoute Lacan. Mais il faut l'exercice d'une parole véritable pour que s'ébauche l'accolement du langage à l'imaginaire du sujet[3]. Ce que Lacan dit de la constitution du monde, de la symbolisation de la réalité retiendra notre attention.

Mélanie Klein écrit[4] : « Les fantasmes sadiques qui concernent l'intérieur du corps maternel constituent la relation première et fondamentale avec le monde extérieur et la réalité. »

Et[5] :

> « Les attaques sadiques de l'enfant ont ainsi pour objet le père autant que la mère ; dans ses fantasmes, il mord ses parents, les déchire, les broie ou les découpe en morceaux. Ces attaques éveillent son angoisse, car il craint la punition de ses parents alliés contre lui […] »

Dans son séminaire Lacan commence[6] par remarquer la profonde indifférence de Dick à l'égard du monde et des autres, son apathie, son absence.

---

[1] KLEIN Mélanie, *Essais de psychanalyse*, Paris, Payot, 1989, chapitre L'importance de la formation du symbole dans le développement du moi.
Lacan a commenté ce cas clinique dans LACAN Jacques (1953-1954), *Le séminaire, Livre I, Les écrits techniques de Freud.* Paris, Le Seuil, 1975, leçons des 17 et 24 février 1954.

[2] D'après LACAN Jacques (1953-1954), *Le séminaire, Livre I, Les écrits techniques de Freud, op. cit.*, p. 101.

[3] D'après *ibid.*, pp. 99-100.

[4] KLEIN Mélanie, *Essais de psychanalyse, op. cit.*, p. 265.

[5] *Ibid.*, p. 263.

[6] D'après LACAN Jacques (1953-1954), *op. cit.*, p. 81.

Mélanie Klein rapporte cela à une défense excessive du moi contre le sadisme et l'angoisse qui en résulte. Le rejet de toute tendance destructrice empêcherait l'établissement d'une relation avec la réalité et le développement de la vie fantasmatique[1]. Elle en parle aussi en termes d'inhibition du développement du moi. « Le moi avait cessé d'élaborer une vie fantasmatique et de tenter d'établir quelque relation à la réalité. Après un faible début la formation symbolique s'était arrêtée[2]. »

Selon Mélanie Klein :

> « Dick se retrancha de la réalité et mit sa vie fantasmatique à l'arrêt en se réfugiant dans le fantasme du corps maternel vide et noir. Il avait réussi de cette manière à retirer son attention des divers objets du monde extérieur qui représentaient les contenus du corps maternel[3] [...] »

Le corps maternel vide et noir, ce n'est pas un bon objet. Cela me fait penser à une enveloppe corporelle vidée de sa substance. Cela m'évoque le fantasme du sein vidé de tout son lait par un bébé avide ; une mère vampirisée par son petit. Mélanie Klein et Lacan ont écrit à ce sujet.

De nos jours, les kleiniens diraient peut-être que faisait défaut à Dick l'introjection d'un bon objet, l'expérience d'une mère suffisamment bonne et d'un sein bien rempli, permettant d'instaurer une contenance.

Lacan quant à lui parle d'un défaut de l'ego, qui n'apparaît pas en tant qu'image d'un corps ; ce qui ne permet pas l'inclusion des objets réels dans ce contenant imaginaire qu'est la forme, la *Gestalt* d'un corps. Je crois qu'il ne s'agit pas tant du corps propre du sujet que du corps de sa mère dans sa capacité de contenance. Cela dit le corps de la mère est aussi un modèle de corps pour l'enfant qui s'identifie au parent. Le corps de la mère, c'est l'image du corps dont dispose le petit enfant.

Selon Lacan ce défaut de l'ego ne dépend pas d'une mauvaise expérience, mais d'un mauvais positionnement du sujet dans l'ordre symbolique[4].

L'identification constitutive du moi ne s'est pas encore produite dans le cas de Dick. Lacan ne repère qu'une identification primaire, qui a des noms : le vide, le noir[5]. C'est en effet dans un espace vide et noir que cet enfant prend place (d'abord entre deux portes, et les autres fois dans l'antichambre sombre). Et cela dès que Mélanie Klein s'adresse à lui, dès qu'elle symbolise le mythe œdipien, dès qu'elle représente Dick par un train et interprète l'acte du sujet. Mélanie Klein écrit[6] :

> « Je pris un grand train que je plaçai à côté d'un train plus petit et je les désignai sous le nom de "train papa" et de "train Dick". Il prit là-dessus le train que

[1] KLEIN Mélanie, *Essais de psychanalyse, op. cit.*, p. 272 et 277.
[2] *Ibid.*, p. 268.
[3] *Ibid.*, p. 272.
[4] D'après LACAN Jacques (1953-1954), *op. cit.*, p. 102.
[5] D'après *Ibid.*, pp. 82-83.
[6] KLEIN Mélanie, *Essais de psychanalyse, op. cit.*, p. 270.

j'avais appelé "Dick", le fit rouler jusqu'à la fenêtre et dit "Gare". Je lui expliquai que "la gare, c'est maman ; Dick entre dans maman". Il lâcha le train, courut se mettre entre la porte intérieure et la porte extérieure de la pièce, s'enferma en disant "noir" et ressortit aussitôt en courant. Il répéta plusieurs fois ce manège. Je lui expliquai qu'"il fait noir dans maman ; Dick est dans le noir de maman." »

Considérons donc maintenant la dimension symbolique de ce cas clinique.

Lacan considère que la caractéristique essentielle de ce cas est le fait que cet enfant n'adresse aucun appel[1].

Lacan partage sans doute l'opinion de Klein selon laquelle dans le cas de Dick : « Après un faible début la formation symbolique s'était arrêtée[2]. » Mais il en donne une autre explication.

Dick a déjà son système de langage[3]. Mélanie Klein nous dit qu'il dispose d'un peu de vocabulaire[4]. « Cet enfant est, jusqu'à un certain niveau, maître du langage, mais il ne parle pas. C'est un sujet qui est là et qui littéralement, ne répond pas. La parole ne lui est pas venue », dit Lacan[5]. « Le système par où un sujet vient à se situer dans le langage est interrompu, au niveau de la parole[6]. »

Lacan[7] remarque avec Mélanie Klein que cet enfant se sert du langage d'une façon négativiste. Klein écrit[8] :

> « La plupart du temps, il se contentait d'émettre des sons dépourvus de signification et des bruits qu'il répétait sans cesse. Quand il parlait, il utilisait en général son maigre vocabulaire d'une manière incorrecte. Il n'était pas seulement incapable de se faire comprendre : il n'en avait pas le désir. Bien plus, sa mère percevait parfois chez lui une attitude parfaitement négative s'exprimant dans le fait que souvent, il faisait juste le contraire de ce que l'on attendait de lui. Si elle réussissait par exemple à lui faire répéter certains mots, il les prononçait souvent en les déformant complètement, bien qu'à d'autres moments il fût capable de les prononcer à la perfection. D'autres fois, il disait ces mots correctement, mais continuait alors à les répéter sans cesse, d'une manière mécanique qui finissait par lasser et exaspérer tout le monde. »

Lacan dit que Dick se sert de son langage « pour mener un jeu d'opposition contre les tentatives d'intrusion des adultes[9] ».

---

[1] D'après LACAN Jacques (1953-1954), *op. cit.*, p. 98.
[2] KLEIN Mélanie, *Essais de psychanalyse, op. cit.*, p. 268.
[3] D'après LACAN Jacques (1953-1954), *op. cit.*, p. 98.
[4] D'après KLEIN Mélanie, *Essais de psychanalyse, op. cit.*, p. 266.
[5] D'après LACAN Jacques (1953-1954), *op. cit.*, p. 98.
[6] *Ibid.*, p. 99
[7] D'après *ibid.*, p. 98
[8] KLEIN Mélanie, *Essais de psychanalyse, op. cit.*, p. *266*
[9] LACAN Jacques (1953-1954), *op. cit.*, p. 98

Lacan remarque aussi que Dick ne nomme pas les quelques objets auxquels il s'intéresse : « [...] il a une certaine appréhension des vocables, mais de ces vocables il n'a pas fait la *Bejahung* — il ne les assume pas[1]. »

Mélanie Klein considérait que la relation du sujet au monde extérieur s'édifiait au moyen d'équations symboliques reliant les objets de la réalité à la vie fantasmatique, chaque objet prenant sa valeur de ce qu'il représente dans l'inconscient[2]. Lacan élabore une autre théorie, mais il s'intéresse lui aussi à la constitution du monde et à l'attribution d'une valeur aux objets. Il remarque que dans le cas de Dick, la réalité n'est pas symbolisée. Il est tout entier dans le réel, dans l'indifférencié. Dick ne porte pas intérêt aux différences qui distinguent les objets et il n'établit pas entre eux d'équivalences (pas d'équations symboliques, dirait Klein). Dick s'intéresse à une béance (le vide, le noir) où il ne compte qu'un nombre très limité d'objets, qu'il ne peut même pas nommer[3].

La pauvreté et le caractère indifférencié et ineffable du monde de Dick s'expliqueraient par un défaut de parole n'ayant pas permis au langage de s'accoler au système imaginaire.

En utilisant des concepts plus récents, nous pouvons dire qu'il s'agit d'un problème de nouage du réel, de l'imaginaire et du symbolique.

## B) D'ÉTRANGES FAÇONS DE REGARDER ET D'ENTENDRE

Les fonctionnements psychiques des autistes illustrent le ou les premiers niveaux du fonctionnement psychique.

Il faut prendre en compte la différence entre sensation et perception pour comprendre la modalité de fonctionnement psychique d'enfants présentant un autisme de Kanner.

Marie était une enfant autiste, déficiente mentale et malvoyante. De l'enfance à l'âge adulte, elle n'avait réussi à développer qu'un rudiment de parole. Je ne sais pas ce qu'elle pouvait comprendre de nos propos. On l'a entendu dire quelques mots, mais très rarement. Elle ne semblait pas faire attention à ce qui avait lieu dans l'espace situé en bas de son corps. Si un objet lui tombait de la main, c'est comme s'il avait disparu dans un trou noir en bas. Elle n'entendait pas comme nous. Son ouïe semblait avoir besoin de s'appuyer sur les vibrations ressenties dans son corps. Elle plaçait son menton sur la guitare pour ressentir dans sa mâchoire les vibrations du son.

Le bébé ne réagit pas à tous les stimuli ; certains sons, notamment, semblent dénués de signification pour lui. En serait-il de même pour l'enfant autiste et arriéré qui semble atteint d'une étrange « surdité » ?

---

[1] *Ibid.*, p. 83.
[2] D'après KLEIN Mélanie, *Essais de psychanalyse, op. cit., pp.* 264-265.
[3] D'après LACAN Jacques (1953-1954), *op. cit.*, pp. 81-83.

On sait que les autistes évitent le regard et que certains regardent de côté (vision périphérique).

Je comparerais également le vécu des autistes à la situation des aveugles qui retrouvent la vue à la suite d'une intervention chirurgicale. Ils supportent très difficilement cet afflux d'excitations dans lesquelles ils ne reconnaissent pas encore des formes[1].

## C) Sensation et perception

### 1) De l'excitation sensorielle à l'intuition d'une présence et d'un objet

Sans prétendre donner un exposé complet de la théorie d'Henri Wallon concernant la perception et la représentation, nous allons maintenant donner quelques informations à ce sujet.

> « Le pouvoir de réaliser mentalement l'existence et la présence d'un objet à propos d'une excitation sensorielle est autre chose qu'une simple évocation mentale d'images. C'est essentiellement dans le passage de l'excitation sensorielle à l'intuition d'une présence et d'un objet que consiste la perception[2]. »

Wallon parle des rapports entre la vision, le geste et les sensations. Il remarque l'importance de la kinesthésie et de la vue dans l'assemblage des sensations formant la perception.

Une différenciation entre le sujet et l'objet doit avoir lieu pour que la reconnaissance de l'existence de l'objet et sa représentation soient possibles.

> « Pour se faire accompagner par elle, l'objet doit lui-même se soustraire, en quelque manière, à l'activité immédiate du sujet. Il ne le peut qu'en devenant le lieu d'associations sensorielles, qui lui confèrent une sorte de polyvalence. À aucun moment il ne doit appartenir en propre à une série. Il faut que tous les champs sensoriels lui soient virtuellement ouverts et que, les faisant symboliser entre eux, il puisse à tout instant rester actuel et constant par son passage éventuel de l'un à l'autre.
>
> Dans cette extériorisation de l'objet par rapport au sujet, la vue joue un rôle important, car ses impressions sont de toutes les plus exemptes de cette pénétration par l'activité propre du sujet qui consiste dans l'impression d'effort musculaire. Mais son rôle se borne à fournir la monnaie de ces échanges intersensoriels, car l'essentiel, c'est eux[3]. »

La succession des actes visuels reste, à un certain stade, sous la dépendance exclusive de l'activité motrice. Nous pouvons encore remarquer

---

[1] D'après LE BRETON David, *La saveur du monde. Une anthropologie des sens,* Paris, Métailié, 2006, chap. II, pp. 74-83.

[2] WALLON Henri (1938), *La vie mentale,* Paris, éditions sociales, 1982, p. 247.

[3] *Ibid.*, p. 233-234.

cela chez l'adulte qui, face à une difficulté de lecture, suit du doigt les caractères du texte. Son geste soutient sa vision. La vue ne peut devenir libre de ses investigations qu'à la condition de rompre cette attache.

Lors du stade projectif, entre un an et demi et trois ans, la représentation est qualifiée de projective par Henri Wallon :

> « [La suite des actes que les objets provoquent] s'identifie avec les images qu'ils réussissent à donner d'eux-mêmes. Inversement, pour évoquer l'image il faut comme ressusciter le film des actes.
>
> C'est là le stade qui peut être appelé projectif, parce que la représentation des choses ne parvient à bien s'imposer qu'à travers les gestes qui les réalisent ou les expriment dans leur détail concret et dans leurs circonstances successives. Elle y reste comme incorporée et consiste dans une reviviscence minutieuse des situations, qui ne va pas sans lenteur ni digressions[1]. »

C'est dire que le sujet se trouve pris dans l'objet qui motive son acte. Il ne peut pas encore penser son existence indépendamment de celle de l'objet.

Et, inversement, l'existence des choses semble dépendre des actes qui les font exister.

Wallon dit en effet que la suite des actes appelée par les choses s'identifie avec les images des objets. Et, qu'inversement, pour évoquer l'image de l'objet, il faut comme ressusciter le film des actes.

Wallon pense sans doute ici à l'illusion créée par l'évocation des images. Mais l'accent mis sur le sens de la vue ne doit pas nous empêcher d'envisager une autre hypothèse.

Wallon dit aussi que les gestes réalisent ou expriment les choses. Ce ne serait donc pas seulement une affaire de remémoration visuelle. C'est sans doute aussi la répétition des actes et l'anticipation de leur réalisation qui produit l'illusion.

Wallon a insisté sur l'importance des attitudes. Il a dit que la sensibilité kinesthésique jouait un rôle important dans la construction des attitudes. Cela vaut sans doute aussi pour les attitudes en jeu dans la perception et dans les activités de représentation.

La représentation projective des choses consiste dans une reviviscence des situations permise par la projection du film des actes qui « ressuscite » l'action passée.

La représentation projective est une nouvelle présentation de l'objet. En termes freudiens cette re-présentation serait une hallucination des retrouvailles avec la chose.

Pensons à l'enfant qui joue à mâcher de la pâte à modeler pour faire semblant de manger. Certains se prennent au jeu et mangent un peu de pâte à modeler, en dépit de la différence de goût.

---

[1] *Ibid.*, p. 268.

## 2) La présence du sujet et de l'objet

Philippe Malrieu a écrit sur la présence de l'objet et la présence à soi-même. Il a intégré la dimension du temps dans ces considérations. Voici une présentation commentée du chapitre intitulé « La présence[1] ».

### a) Introduction : être présent à soi-même et au monde ; la construction de l'objet et du moi

La prise de conscience de l'avenir nécessite de se dégager de l'élan vers le futur proche en prêtant également attention au présent.

Cet intérêt porté au présent est en particulier un retour sur soi, et plus largement une présence à soi-même et au monde.

« Il n'y a pas de présent sans présence à soi. » (p. 50)

Il faut arrêter l'élan vers l'avenir, « se désirer soi-même, pour exister, pour reposer dans le présent. » (p. 50)

Ce sont les constructions de l'objet et du moi qui vont permettre ce progrès. Remarquons que les constructions du monde et du moi sont interdépendantes.

Le sentiment du présent est donc lié au sentiment de sa propre présence et tous deux sont liés au sentiment de l'objectivité.

La construction de l'objet commencerait avec un temps d'avance sur la construction du moi. En effet, Malrieu affirme que la permanence de l'objet devient la condition et le modèle de la permanence du moi (cf. p. 50). Dans l'objet, l'enfant apprend à façonner l'unité de son moi, à y trouver une manifestation de sa permanence propre (cf. p. 52).

Nous présenterons donc d'abord la construction de l'objet.

L'intérêt pour la permanence d'un objet se manifeste quand l'enfant voit disparaître l'objet auquel il s'intéressait. Un enfant de six mois, surpris par cette disparition, peut se mettre à crier. Bientôt apparaît la recherche de l'objet disparu. Il y a trois étapes dans les prémisses de la recherche, depuis le mécontentement et les mimiques de réclamation jusqu'aux mouvements pour saisir l'objet perdu de vue. L'étape intermédiaire est celle où l'enfant regarde la main qui a perdu l'objet (cf. p. 50).

Le sentiment d'absence ne peut émerger que sur fond de présence. L'absence suppose une présentification préalable (cf. p. 51).

La présence de l'objet présente tout d'abord un caractère éphémère, fugace. L'objet se dissout en une série fuyante de sensations. Les passions, les impulsions que subit le sujet l'entraînent dans des réactions, des émotions, des sensations qui lui font oublier l'objet. Dans ce mouvement le sujet lui-même se disperse. La présence est le refus de cet oubli sans cesse recommençant. Ainsi se forme une attitude de présentification qui permet la

---

[1] MALRIEU Philippe (1953) *Les origines de la conscience du temps. Les attitudes temporelles de l'enfant.* Paris, PUF, 1953.

Nous citons longuement ce texte parce qu'il n'est plus publié et a été oublié.

présence au monde et à soi-même, la construction de l'objet et du moi (cf. p. 52).

Citons Malrieu (pp. 51-52). Il parle de l'étape intermédiaire et il écrit :

« L'objet ne subsiste que dans le désir et dans l'habitude édifiée au cours des conduites de corrélation. Le sentiment d'absence provient de la déception de cette habitude, de la persistance du désir au-delà de la sensation qui l'a suscité. Pour qu'il apparaisse, il suffit que les habitudes, au lieu seulement d'être éveillées par une sensation en provenance de l'objet, le soient par une pluralité d'autres, provenant du milieu spatial, temporel et social qui l'entoure. L'objet est présent, au-delà des témoignages directs que sont les sensations, par les liens qu'il soutient avec le monde, et qu'ont assurés les corrélations.

L'absence suppose une présentification préalable. Elle n'est pas un vide, mais un effacement. Derrière l'absence une présence veille : un moi ancien. Ainsi le départ d'un être est ressenti au travers des gestes et des paroles que nous lui adressons encore. C'est pour les exorciser que nous prenons la conduite de deuil, qui réalise l'anéantissement. Il y a quelque chose d'analogue en ce qui concerne l'objet. Pour qu'un objet soit présent, il faut sans doute que l'enfant sache l'explorer, mais surtout qu'il sache le retrouver et le distinguer de tous les autres. L'enfant qui se précipite sur lui "pour" le sucer ou pour le manipuler ne le connaît pas en lui-même, car il est *recouvert* par les impulsions, les émotions, les réactions circulaires. Pour que l'objet existe, il doit être *découvert*, dégagé de toutes ces réactions machinales. Il doit être rendu permanent au-delà des gestes et des sensations successifs. C'est ce que permettent la permanence d'une sensation, le plus souvent visuelle, qui sert de fil conducteur à l'observation, et, surtout, une totalité d'habitudes. Ainsi se forme une attitude de présentification qui débute dans un mécontentement contre l'absorption du sujet, la dissolution de l'objet en une série fuyante de sensations. La présence est le refus de cet oubli sans cesse recommençant. Ce qui la rend possible, ce n'est pas la permanence physique, c'est qu'elle est le moyen pour le sujet de conserver son unité, d'échapper à une dispersion qui oppose divers éléments du moi. Dans l'objet, l'enfant, sous la pression d'une structure biologique innée, et à l'invitation du milieu social qui lui offre les objets favorables et le traite comme un partenaire, apprend à façonner l'unité de son moi, à y trouver une manifestation de sa permanence propre.

Voici quelques observations relatives à ce processus de présentification primitive. »

Nous présentons ces observations dans les parties ci-dessous (du 2-b-2 au 2-b-5 inclus).

### b) L'apparition éphémère du sentiment de la présence de l'objet.

Malrieu commence par présenter des observations antérieures à l'âge de neuf mois.

La première montre l'objet englouti au sein des réactions instinctives tandis que la seconde de ces observations montre la présence d'un objet défini.

D. L. (à six mois) tire sur les jambes d'une poupée, l'agite, suce ses pieds avidement, l'agite avec violence. Le jouet n'est pas considéré pour ce qu'il est (la figuration d'un personnage). En termes psychanalytiques, disons qu'il est objet de jouissance. C'est une source de sensations. Il suscite des réactions impulsives et des émotions.

> D. L. (à huit mois et 22 jours) « saisit une cuiller, la laisse tomber par hasard, la reprend, la fait tomber exprès 5 fois, la regarde, la racle en un va-et-vient, lui sourit, la fait tomber sur sa main, la pose sur la table, la pousse du doigt, elle tombe, il la regarde à terre. L'objet est inscrit entre toutes les habitudes du moi. Une sensation, comme le bruit de la chute, est préparée, recommencée, vérifiée, conquise. Elle est présente parce que re-présentée, représentable à l'infini. » (pp. 52-53)

Malrieu met en avant l'inscription de l'objet dans le réseau des habitudes motrices. Il parle aussi du rôle de la répétition dans la construction du sentiment de présence de l'objet. Il ne s'agit pas encore de la construction d'une représentation (au sens de Wallon) ni même d'une image mentale (au sens de Piaget), mais il y a re-présentation et sans doute apparition d'un sentiment de familiarité du bruit de la chute de l'objet. La cuiller est-elle perçue comme un tout ? Malrieu ne le dit pas. Mais il parle plus loin (note de la page 57) de la distinction entre la figure et le fond et de « l'exploration de la figure qui constitue l'unité sensori-motrice de l'objet ». D. L. s'intéressait-elle ici aux détails et à la forme globale de la cuiller ? J'en doute. D. L. me semble plutôt faire varier le fond sur lequel se détache la cuiller, tantôt tenue à la main, tantôt posée sur la table, tantôt tombée au sol. Malrieu ne dit mot du sourire adressé à la cuillère. D. L. fait-elle la différence entre objet bruyant et être parlant ? Sait-elle que la cuiller ne la regarde pas ? La théorie psychanalytique nous permet aujourd'hui de penser que D. L. fait tomber l'objet parce qu'elle a eu peur et qu'elle a peur encore de tomber. La chute d'un objet, cela parle à un nourrisson qui aurait envie de tenir debout ; ça le regarde. Et cela nous parle aussi lorsque Malrieu nous raconte cette histoire qui se termine sur la vision tragique ou comique d'une cuiller tombée à terre.

### c) La question de la permanence de l'objet

Que se passe-t-il après neuf mois ?

Malrieu évoque les expériences de Piaget sur l'objet caché.

Il précise les conditions du sentiment que l'objet est là, caché derrière l'écran :

- inscription de l'objet dans le réseau des habitudes motrices,
- capacité à reconstituer le tout à partir des éléments,
- constitution d'attitudes alternantes par lesquelles l'enfant s'intéresse tour à tour à l'objet et à l'écran.

Ce n'est qu'après neuf mois que l'enfant est capable de découvrir l'objet caché en sa totalité.

Puisque l'enfant s'intéresse tour à tour à l'objet et à l'écran, l'objet ici n'est plus un objet de la perception, mais un moment du réel.

### d) La présence à soi

Malrieu traite ensuite du sentiment du corps propre. Le corps est oublié, sauf lorsque quelque chose en arrête le mouvement et oblige l'enfant à un retour sur soi. Quant à la reconnaissance de soi dans le miroir, on sait aujourd'hui qu'elle ne se fait pas avant deux ans.

Après 8 mois, raconte Malrieu, l'image du reflet semble étrange et l'enfant se retourne vers le familier pour que cette chose étrange soit admise.

À propos des enfants de 10 et 11 mois, Malrieu parle d'un effort pour unifier la perception en constituant l'objet-image, distinct de l'objet-réalité[1] (p. 54).

> « Pour saisir sa propre présence, il faut que le sujet s'évade de l'impulsion et s'appuie sur l'immobilité des choses ; pour qu'existe l'objet, il faut que s'opère une redistribution de nos actes, il ne faut plus être entraîné, il faut marquer un temps d'arrêt, qui est le présent[2]. » (p. 55)

Qu'est-ce que cette « immobilité des choses » dont parle Malrieu, sinon un idéal ? Pourquoi faudrait-il arrêter le mouvement du sujet et des choses ? Sans doute s'agit-il là d'un mécanisme de défense nécessaire contre l'angoisse. Le nourrisson que décrit Malrieu semble lutter contre un réel mouvant où s'effacent les apparitions et les sentiments éphémères de l'objet et de soi-même.

### e) La constitution d'un monde d'objets

Malrieu revient à la description de la constitution du sentiment de la présence des objets. Il cite les âges de 11 et 15 mois. Je dirais qu'il décrit la constitution d'un monde d'objets.

Pour qu'existe l'objet, il faut marquer un temps d'arrêt. C'est le cas lorsqu'à 11 mois l'enfant hésite entre plusieurs objets et manifeste sa préférence pour l'un d'eux.

Le présent se détache de l'immédiat lorsqu'au moment où l'enfant explore un objet, les autres restent présents, comme une toile de fond. Chacun de ces objets peut être l'objet d'un comportement. L'enfant les garde à l'esprit parce qu'il est attaché à ces objets et à ces comportements. Le présent est alors fait de tous les comportements latents (cf. pp. 54-55).

---

[1] Les observations dont Malrieu fait état seraient à compléter par celles qu'a fait depuis René Zazzo.
ZAZZO René, *Reflets de miroir et autres doubles,* Paris, PUF, 1993.
[2] Toujours dans le texte de MALRIEU (1953).

> « Cette extension du présent, nous la retrouvons encore plus nette vers 15 mois, dans l'utilisation des instruments et dans toutes les conduites où l'enfant agit sur une multitude d'objets en les rendant interdépendants les uns des autres. » (p. 56)

La permanence de l'objet, c'est aussi celle de l'espace, support et condition de ces enchaînements de gestes. L'enfant conquiert d'abord l'espace qualitatif de ses habitudes (cf. p. 56). Piaget aurait parlé à ce propos de l'espace sensori-moteur. Des psychanalystes ajouteraient qu'il est aussi question du cadre contenant. Je dirai que les jouets et les instruments sont rangés dans les meubles et que l'adulte, qui connaît le nom des choses, a les clefs de ce trésor. L'enfant peut se constituer des tas d'objets. Malrieu avait d'ailleurs évoqué les comportements de garder, de rassembler des objets en un récipient pour aller les y chercher ensuite.

Malrieu parle enfin de l'importance du langage.

> « Avec la dénomination des objets la permanence fait un nouveau progrès : le nom est une garantie qu'aux yeux de tous, et non seulement de l'enfant, les choses sont stables. L'enfant adopte à leur égard l'attitude d'autrui, et peut ainsi dépasser la présence qui dépend de son seul effort, pour atteindre une permanence faite de l'accord de plusieurs consciences. » (p. 56)

Malrieu ne relate pas d'observations à ce propos. On peut supposer que ce qu'il dit concerne autant la dénomination reçue de l'adulte que celle produite par l'enfant. L'enfant doit comprendre la fonction référentielle du langage et prendre la parole afin de demander quelque chose et de dire le monde. Le progrès de la permanence de l'objet dont parle ici Malrieu ne correspond pas à un âge précis et il dépend de la construction subjective. On ne peut pas dire qu'il s'agisse d'un stade par lequel passeraient tous les enfants.

Avec la question « Qu'est-ce que ? » prend naissance la croyance en un ordre substantiel : la chose est ce qui est nommé, et comme le langage opère une analyse distinguant les principaux aspects des objets (la maison, c'est ce qui a un toit et des fenêtres) il en résulte une perception figée conformément aux définitions (pp. 56-57).

### f) Conclusion et remarques critiques

Le présent résulte d'un arrêt qu'a rendu nécessaire un échec, mais aussi un besoin de se retrouver soi-même. Retour sur soi qui consiste aussi à se recommencer, à se reprendre. « Le présent, c'est la part de soi-même que le sujet consacre à la résistance du réel et à la refonte de son activité. » (p. 57)

Nous avons présenté le processus de présentification et la construction de l'objet et du moi.

Remarquons que Malrieu ne prend pas en considération la construction de l'autrui dans ce développement. Certes le nourrisson ne fait pas tout de suite la distinction entre l'objet et l'autrui. Une chose comme une voiture, un jouet, un arbre peut bouger et faire du bruit. Un animal communique.

L'enfant connaît encore mal le langage. Peut-il savoir d'emblée ce que c'est qu'un humain et ce que c'est que de parler ? Néanmoins les interactions avec les êtres vivants sont précoces.

Ce que Malrieu dit de l'apparition et de la disparition du sentiment de l'objet puis de la distinction entre l'objet-image et l'objet-réalité peut sans doute s'appliquer au sentiment de l'autrui. Nous pouvons supposer que l'enjeu affectif sera plus important s'agissant de l'autrui. Sentir la présence éphémère de l'Autre, rechercher ce sentiment, refuser d'oublier, se représenter son image familière, ressentir son absence, être confronté à sa réalité, tout cela a au moins autant d'importance que la construction de l'objet.

Malrieu semble passer sous silence l'importance de l'altérité. En revanche il met en évidence le rôle du milieu social qui offre à l'enfant des objets favorables, des outils, des images et le langage permettant d'atteindre « une permanence faite de l'accord de plusieurs consciences », la construction du sentiment de l'objectivité, « la croyance en un ordre substantiel », la réalité donc (cf. pp. 55-56).

La question de la constitution du monde, au sens d'un monde commun, se pose également aujourd'hui en termes d'attention conjointe et de développement de la fonction référentielle du langage.

La mère d'un bébé de trois mois attire l'attention de son petit sur des objets. Elle signale la présence de l'objet d'attention conjointe. Le cri de surprise signale qu'il faut faire attention à quelque chose. Le nourrisson de plus de six mois produit des signaux. L'enfant d'un an pointe du doigt des objets et produit ses premiers mots relatifs à ces éléments présents dans le contexte de l'interaction. La présence des objets du monde, des choses qui portent un nom et une image conventionnelle, est signalée par le parent puis par l'enfant au moyen de cris, de vocalises, de mimiques et de gestes, et finalement par le langage. Dès que l'enfant peut montrer du doigt et produire une vocalise qui ressemble à un mot, on joue avec lui en lui demandant : « — Où est le X ? » ou « — Qu'est-ce que c'est ? ». On va lui monter des imagiers et lui apprendre le nom des objets répertoriés du monde. Les objets deviennent finalement des thèmes de dialogue et peuvent être désignés comme cibles d'action, objets à explorer, objets de pensées[1].

---

[1] On pourra se reporter sur ce point à trois livres : BRUNER Jérôme, *Comment les enfants apprennent à parler ?*, Paris, Retz, 1987, chapitre IV. BRIGAUDIOT Mireille et DANON-BOILEAU Laurent (2002), *La naissance du langage dans les deux premières années*, Paris, PUF, 2009, première partie, chapitre IV.
MORGENSTERN Aliyah Morgenstern (2009), *op. cit.*, seconde partie, chapitre sur le pointage chez l'enfant.

## D) La construction du réel. Les états de conscience

Voici quelques réflexions qui me sont venues après avoir lu un livre de 1925 écrit par Henri Wallon. Le livre s'intitule *L'enfant turbulent*[1].

Parmi les enfants dont il parle dans ce livre, et que l'on disait turbulents, épileptiques, idiots ou déments précoces, il y a des autistes et des psychotiques. Wallon compare pathologies et développement normal.

« L'inaptitude absolue au commerce avec autrui s'appelle l'idiotie[2] », écrit Wallon.

Ses observations et théorisations peuvent donc s'appliquer en partie à l'autisme, caractérisé lui aussi par une inaptitude aux échanges avec les autres.

*Comment le bébé prend conscience de ses émotions et de ses sensations ?*

Selon Wallon *la perception* n'est pas donnée d'emblée, elle se construit. Le bébé ne réagit pas à tous les stimuli ; certains sons notamment semblent dénués de signification pour lui.

Ce que Wallon appelle *les réactions circulaires*, ce sont des exercices visant à produire des perceptions conscientes, des expériences laissant une trace dans *la conscience*. Ainsi les vocalises du bébé exercent-elles non seulement sa voix, mais aussi son oreille, sa perception auditive.

Au niveau des *stades impulsif et émotif*, l'enfant cherche à réaliser l'émotion (la colère souvent). Il prend *conscience de ses émotions* tout en les fabriquant.

Au niveau du *stade sensitivo-moteur, les réactions circulaires réalisent les sensibilités protopathique puis tactile et enfin la sensorialité. Il y a découverte tactile du corps et construction de l'espace perçu.*

À ces différents niveaux, l'enfant réalise *des états de conscience qui lui permettent de construire le réel.*

Dans le cours normal du développement, l'activité circulaire donne lieu aux *réactions en écho (l'écholalie par exemple).* Ces réactions en écho contribuent à la formation de l'intelligence pratique (échopraxie) et de l'intelligence discursive.

La parole, l'imitation et le simulacre permettront ultérieurement le passage de l'acte à la pensée[3]. Bien évidemment, il faut l'intervention des autres pour qu'il y ait non plus simplement des états de conscience, mais aussi une personne qui parle et qui pense avec autrui.

En lisant ce qu'écrit Wallon dans le chapitre sur le stade sensitivo-moteur j'ai l'impression que *l'autiste, comme le bébé* à un certain âge recherche… *recherche quoi ?* … pas forcément son image du corps, mais simplement le sentiment qu'il y a quelque chose qui existe plutôt que rien. Il recherche ce

[1] WALLON Henri (1925) *L'enfant turbulent.* Paris, PUF, 1984.
[2] *Ibid.* p. 317.
[3] D'après WALLON Henri (1942) *De l'acte à la pensée.* Paris, Flammarion.

que Wallon appelle *un état de sensibilité.* Il s'agit là d'une forme d'identification, qu'Esther Bick a qualifiée d'adhésive.

*L'identification adhésive*

L'identification adhésive est un concept introduit par Esther Bick. Bernard Golse écrit :

> « Un bon exemple de l'application de ce mécanisme est le comportement du bébé qui s'agrippe au sein ou au doigt de la mère dans la situation d'allaitement ; sa main en continuité avec la peau de sa mère abolit la limite entre les deux corps (entre le self et l'objet[1]). »

L'identification adhésive est un agrippement ou un collage permettant de s'accrocher à une sensation.

*Les stéréotypies des enfants autistes*

Les psychanalystes kleiniens considèrent les stéréotypies des autistes à la façon d'une défense du moi : un agrippement au service de la survie.

Freud aurait parlé d'auto-érotisme et Lacan de jouissance. Des kleiniens ont parlé d'autosensualité, je crois.

Les stéréotypies sont-elles au service des pulsions du moi ou bien au service des pulsions sexuelles ?

Avec Wallon on peut regarder ces stéréotypies comme des exercices fonctionnels répétés au service de la construction de la sensorialité, des émotions, du moi-peau et des états de conscience.

Est-ce pour se rassurer, pour calmer ses angoisses archaïques, que l'autiste se conduit ainsi ? Ou bien est-ce juste pour voir scintiller les sensations ? Les états de sensibilité produits sont-ils source de soulagement ou de plaisir ?

Les deux hypothèses ne sont pas forcément contradictoires. Provoquer un scintillement de sensations peut tantôt être un plaisir et tantôt le moyen de ressentir encore quelque chose, de permettre de maintenir un état de conscience.

## E) Les angoisses des bébés et celles des enfants autistes ou psychotiques

*Le bébé souffre-t-il d'angoisses de morcellement ?*

Les thèses de différents psychologues (Wallon) et psychanalystes (Lacan, Bick et Dolto) s'opposent sur la question du vécu corporel du nourrisson.

Selon Lacan le stade du miroir surgit au « déclin du sevrage » et a pour arrière-fond la prématuration spécifique de la naissance propre à l'être

---

[1] GOLSE Bernard *Le développement affectif et intellectuel de l'enfant,* Paris, 1992, p. 127.

humain. L'enfant se trouve dans un état d'impuissance, de dépendance et d'incoordination motrice. D'où, selon Lacan, le développement de tendances visant à quelque recollement du corps propre. L'identification à la forme humaine viendrait recouvrir la hantise d'un morcellement toujours possible.

Wallon ne partage pas les vues de Lacan concernant le caractère morcelé de la perception initiale du corps chez l'enfant. Il écrit :

> « Que ce rassemblement ordonné des parties dans l'unité dynamique et harmonieuse du corps ne soit pas primitif et qu'il reste dissociable, l'exemple de certains cauchemars ou de certains délires le montre. Mais y voir un retour aux affres de l'enfance comme font les psychanalystes, voir un supplicié dans l'enfant à la recherche de son unité corporelle, parler avec Lacan de "dislocation, de démembrement, d'éviration, d'éventrement, de dévoration, d'ensevelissement", c'est là une tragédie que rien dans le comportement de l'enfant ne permet de supposer[1]. »

Jalley[2] note le ton plutôt serein qu'emploie Wallon pour décrire ce « chaos initial ». Il y voit « un optimisme excessif concernant la quiétude propre à l'état de dépendance infantile ».

Dolto, dans son ouvrage sur *L'image inconsciente du corps*, affirme que « l'enfant se sent cohésif dès avant le stade du miroir[3] » (p. 157). Le désir des parents, les soins maternels, le portage, les paroles adressées à l'enfant forment la source du narcissisme primordial de l'enfant et permettent l'intégration de ses sensations corporelles.

> « [...] le pré-Moi de l'enfant s'origine dans la dialectique de la présence-absence maternelle, dans le continuum sécurisant d'une perception progressivement associée à la présence promise, attendue et retrouvée [...] » (p. 149)

La mère est « le garant du narcissisme fondamental du nourrisson ». Selon Dolto[4] (p. 150), « L'image du corps s'est [...] élaborée comme un réseau de sécurité langagière avec la mère. » Du petit enfant, elle dit qu'« il est aussi sa mère, sa mère est aussi lui ; puisque c'est elle sa paix, sa peine ou sa joie ».

### *La crainte de l'effondrement et l'angoisse de chute*

Selon certains psychanalystes, le bébé et l'enfant autiste vivent des expériences effrayantes et ne disposent pas de représentations pour symboliser ce vécu.

---

[1] WALLON Henri *Kinesthésie et image visuelle du corps propre chez l'enfant.* Cité par JALLEY dans JALLEY Émile. *Freud, Wallon, Lacan. L'enfant au miroir.* Paris, EPEL, 1998, p. 125.

[2] JALLEY *Ibid.* pp. 122-126.

[3] L'événement que Dolto nomme « stade du miroir » advient bien plus tard que ce dont parle Lacan.

[4] DOLTO Françoise, *L'image inconsciente du corps.* Paris, Seuil, 1984, p. 150.

Donald Woods Winnicott parle de crainte d'effondrement et d'agonie[1]. Esther Bick parle de l'angoisse de chute du nouveau-né[2].

*Un trou à la place de la bouche, du nez et du visage de l'autiste*

Frances Tustin a décrit le vécu d'enfants autistes en parlant de l'amputation du museau et de l'angoisse du trou noir qui en résulte.

La notion de museau est à rapprocher du concept de cavité primitive, introduit par René Spitz. Il est question des débuts de la construction du moi et du monde dans un espace centré sur bouche. Pensons au bébé qui touche et goûte le sein. Le toucher de la main et de la peau contribue avec les sensations orales à la constitution de ce premier espace vécu[3].

Je pense que certains enfants autistes manquent non seulement de bouche ou de museau, mais aussi de visage. La mère est le premier miroir, et l'on sait que l'échange des regards pose problème dans l'autisme.

*Un cas de démence précoce. Un enfant qui s'accroche aux derniers vestiges de son moi-peau*

Wallon décrit de façon tragique *le vécu de certains enfants « déchus d'un niveau supérieur d'activité*[4] ». Et sans doute serait-il d'accord avec Haag pour qualifier certains actes de « conduites de survie psychique ».

Il peut s'agir, dit-il, d'une :

> « sorte de *lutte contre l'éparpillement et l'obtusion croissante de la sensibilité.* Ainsi chez cet enfant, parvenu malgré ses bizarreries mentales à un certain niveau de développement psychique, puis rétrogradant, par un rétrécissement progressif de sa conscience, à travers les cycles successifs de sa perception, pour *ne plus exister* enfin *que dans la solitude de son être organique*. Chaque mode particulier de ses connaissances sur le point de l'abandonner, présentait une phase d'excitation, depuis les objets vers lesquels il commence par se précipiter avec avidité pour les nommer, se les faire expliquer, les mettre en œuvre ou les démonter, jusqu'aux *derniers vestiges de sa sensibilité tégumentaire*, que pour finir il s'acharne à réveiller par des coups forcenés et des meurtrissures[5]. »

Il s'agit, dans cette observation, du cas d'un enfant à propos duquel Wallon parle de démence précoce[6]. Cet enfant est donc probablement psychotique. Dans un moment de régression narcissique, il s'accroche aux

---

[1] WINNICOTT Donald Woods, *La crainte de l'effondrement et autres situations cliniques*, Paris, Gallimard, 2000, chapitre « La crainte de l'effondrement ».

[2] D'après STORK Hélène Article *Enfance* In : *Dictionnaire de la Psychanalyse. Encyclopaedia Universalis*, Albin Michel, p. 178.

[3] SPITZ René *De la naissance à la parole*, Paris, PUF, 1965, pp. 48-49.

[4] WALLON (1925) *L'enfant turbulent*, p. 132.

[5] *Ibid.* p. 104.

[6] *Ibid.* p. 325, observation 53.

vestiges de son moi-peau. Anzieu dirait que cet enfant se constitue une enveloppe masochique qui supplée à son Moi-peau défaillant[1].

### F) Le démantèlement

Donald Meltzer puis Geneviève Haag ont parlé du *démantèlement* à propos de la fragmentation des sensations de la perception du moi et du monde.

Le démantèlement a été présenté :

- tantôt comme un état normal de la perception du bébé non encore « mantelé »,
- tantôt comme une déficience des capacités perceptives des autistes,
- tantôt comme une expérience terrifiante vécue par des autistes,
- tantôt comme un mécanisme de défense contre l'angoisse générée par la séparation.

« Le démantèlement est un processus passif, non chargé d'angoisse persécutoire ni de douleur ou de désespoir », écrit Albert Ciccone[2]. Mais si cela est vrai dans l'autisme de Kanner, il me semble en revanche que ce démantèlement peut être vécu comme une catastrophe chez les autistes dits « de haut niveau ». Donna Williams, autiste « de haut niveau », a en effet témoigné d'un moment d'éclatement de son précaire monde perceptif sous l'effet d'un débordement émotionnel. C'était comme si son monde s'effondrait et qu'elle chutait dans un trou noir. « J'étais dans un état de surcharge qui avait déclenché une coupure. Le plancher du sens s'était effondré. Je chutai précipitamment dans le vide du Grand Néant noir », dit-elle[3].

Les autistes qui ont pu construire un espace tridimensionnel peuvent régresser à l'espace bidimensionnel de la sensation pour s'accrocher à une sensation familière (la stéréotypie comme mécanisme de défense) ou parce qu'un traumatisme vient déconstruire l'espace tridimensionnel (comme si le sol de la réalité s'ouvrait et les faisait retomber dans un trou où s'agitent le désordre des sensations et le flux des excitations).

Golse présente ainsi le démantèlement en référence à Meltzer[4] : la capacité d'attention de l'enfant lui permet de coordonner, d'intégrer et d'unifier ses diverses perceptions (sensorielles, coenesthésiques, etc.) en un

---

[1] D'après ANZIEU Didier *Le moi peau.* Paris, Dunod, 1985.

[2] CICCONE Albert In : ROUSSILLON René *et al.*, *Manuel de psychologie et de psychopathologie clinique générale.* Paris, Elsevier Masson, 2007, p. 290.

[3] Citation extraite du livre d'Henri Rey-Flaud (2008), p. 387 de l'édition de 2010. Rey-Flaud fait référence à Donna Williams, *Quelqu'un, quelque part*, *op. cit.*, p. 82 ; ainsi qu'à Donna Williams *Si on ne touche, je n'existe plus*, *op. cit.*, p. 147.

[4] D'après GOLSE Bernard *Le développement affectif et intellectuel de l'enfant*, *op. cit.*, pp. 124-125.

tout cohérent. La suspension de ce processus actif d'attention se traduit par le démantèlement.

« Il a pour conséquence de laisser les différentes modalités sensorielles et perceptives (internes comme externes) fonctionner pour elles-mêmes, chacune cherchant l'objet de satisfaction le plus adapté dans l'instant. Le moi est donc démantelé en ses parties constitutives, en "ses capacités perceptuelles séparées : le voir, le toucher, l'entendre, le sentir, etc., et par là même, partant d'un objet de type 'sens commun' (Bion), le réduisent en une multiplicité d'événements unisensoriels dans lesquels animé et inanimé deviennent indistinguables".

L'objet est donc lui aussi fragmenté en une série de morceaux caractérisés, chacun, par une propriété sensorielle particulière (couleur, odeur, rythme, qualité tactile...) sans possibilité de reconstitution d'ensemble. »

Aucun sens ne peut être attribué à ces sensations isolées les unes des autres. Elles ne peuvent pas prendre valeur d'expérience[1].

Laurent Danon-Boileau présente ainsi le démantèlement[2] :

« Aujourd'hui, un grand nombre de psychanalystes s'accordent à penser que la source essentielle des troubles autistiques est liée à ce qu'il est convenu d'appeler le démantèlement. Face au monde et aux autres, les enfants autistes ne parviennent pas à organiser un mode cohérent de ressentir et d'agir[3]. »

Danon-Boileau parle d'une « désintégration de la sensorialité et de la motricité ».

« L'un des psychanalystes majeurs à avoir explicitement exprimé l'idée que le trouble autistique relevait d'un manque de cohérence somatopsychique est Donald Meltzer. Les travaux de Geneviève Haag en ont proposé un développement remarquable. Par ailleurs, la conviction que l'organisation d'un sujet dans sa relation au monde et aux autres suppose le préalable d'une intégration de nature à lui fournir une enveloppe et un soi stable est une perspective que l'on retrouve dans de nombreuses conceptualisations psychanalytiques. Elle s'est exprimée indépendamment chez Didier Anzieu, Guy Rosolato et Piera Aulagnier. Chacun de ses auteurs a tenté de repérer ce qui advient du sujet lorsque son sentiment d'unité face au monde interne et à autrui subit une entrave ou une déchirure.

Didier Anzieu, par exemple, propose de nombreux développements relatifs à diverses angoisses primitives qui s'expriment sous la forme d'émergence soudaine, d'événements quasi météorologiques que l'on ne peut décrire que comme des énoncés sans sujet réel ("ça apparaît", "ça se morcelle"). Ces sensations térébrantes attaquent le corps dans son lien le plus profond à la psyché (éprouvés de vidage, morcellement, figeage, chute). Il s'agit de ce que le sujet

[1] *Ibid.* pp. 124-125.

[2] D'après DANON-BOILEAU Laurent *Voir l'autisme autrement.* Paris, Odile Jacob, 2012, Chapitre VIII.

[3] *Ibid.* p. 157.

ressent quand ses enveloppes sont mises en défaut, que sa cohérence se délite et qu'il se démantèle[1]. »

Une première étape dans la construction du sujet doit lui fournir « un soi fondé sur la base d'un sentiment de continuité somatopsychique suffisamment stable et cohérent ».

« [Cette étape] fournit au sujet une enveloppe, un substrat identitaire qui permet à sa psyché de contenir les excitations auxquelles elle est soumise lorsqu'il lui faut résister à ses mouvements internes ou qu'il entre en contact avec le monde des choses ou des humains. Les failles que des énoncés comme "ça fond", "ça craque", "ça tombe", "ça éclate" témoigneraient d'un état d'émiettement faisant obstacle à la mise en place d'autres types de représentations.

Quand le sujet vit une mise à mal permanente des contours de son corps, la précarité de ses limites peut l'obliger à faire contact avec les choses pour se rassurer sur ses propres frontières. C'est ce qu'on observe dans la clinique de l'autisme : lorsqu'il est en proie à de telles angoisses primitives, l'enfant se voit parfois contraint de se coller un meuble ou de saisir un objet et de s'y agripper pour tenter de constituer un pôle de stabilité et parvenir finalement à se reconstruire autour d'un fragment de sensation ou d'un geste. [...] Dans un temps ultérieur, il parvient parfois à rapporter cette angoisse à des objets externes : il peut alors s'effrayer d'une flaque d'eau (dont la surface se déforme au gré du vent) ou d'un aspirateur (dont le vide engloutit bruyamment la poussière). Dans d'autres circonstances, ces terreurs peuvent même s'émanciper de la perception directe des objets qui les incarnent. Dans les bons cas, il arrivera peut-être à les figurer par le dessin (un tourbillon, un trou noir) ou par le jeu. Avec le temps, cette angoisse de la déformation et de la perte peut se resserrer autour d'une partie du corps plus circonscrite (oreille détachée, dent arrachée) et préfigurer alors (quoique fort lointainement) une angoisse de castration[2]. »

À propos de l'autisme profond, Danon-Boileau écrit : « Ce manque d'assurance intime sur ses contours et ses limites lui fait constamment redouter de se voir empiété par l'autre ou au contraire lâché par lui dans une chute sans fin[3]. »

« On comprend que prévalent dans son comportement des états d'excitation difficiles à organiser alternant avec des moments d'abattement violent. Faute de pouvoir prendre appui sur les effets heureux de la symbiose que les échanges harmonieux de la petite enfance permettent de renforcer, l'enfant autiste est plongé dans le désarroi et la solitude. Et chaque fois qu'il fait l'expérience douloureuse de cette communication démantelée, le voilà confronté brutalement à un vécu de séparation délétère. Parfois, il le manifeste en se laissant tomber, comme dépourvu de tout tonus. Avec le temps ce démantèlement sensoriel et le recours à l'exacerbation des sensations fragmentaires deviennent une défense

---

[1] *Ibid.* p. 158.
[2] *Ibid.* p. 158-159. Voir aussi à propos de la terreur d'un autiste devant une flaque (angoisse de s'y dissoudre, d'y perdre ses contours) : DANON-BOILEAU Laurent, *Le non-moi. Entre stupeur et symptôme.* Paris, Gallimard, 2017, p. 17.
[3] *Ibid.* p. 176.

(coûteuse) contre la sensation de chute dépressive dans le rien. Il en va de même de ses mouvements de collage aux surfaces (le dos contre le mur ou contre le sol), de ses agrippements frénétiques à un objet dur (qu'on ne peut alors lui retirer sans provoquer chez lui une colère incoercible) ou encore de ses gestes indéfiniment répétés (stéréotypies, écholalies, déambulations sans but). Faute de se sentir unifié à l'intérieur de sa peau et protégé par elle, il tente ainsi de se constituer une "seconde peau" par le contact, la préhension ou l'action afin de retrouver dans l'instant présent le sentiment d'une continuité d'être qui constamment lui échappe et s'émiette[1]. »

Henri Rey-Flaud[2] s'appuie sur des observations cliniques et sur le témoignage d'une autiste pour décrire l'expérience terrifiante du démantèlement et la tentative de construire l'image du corps sur le mode d'un assemblage de pièces. Certains autistes semblent construire l'image du corps comme on assemble les pièces d'un puzzle. Le démantèlement semble dans cette perspective proche de ce qu'on appelle l'angoisse de morcellement du corps.

Henri Rey-Flaud montre également que le corps dont il s'agit dans ce moment d'angoisse et de confusion relève tout à la fois du moi et du non-moi. En d'autres termes, le moi-monde est désorganisé. Le morcellement de l'image du corps est alors en rapport direct avec la désorganisation de la perception du monde. En d'autres termes, il est en rapport avec « le chaos » ou « le réel ». Le corps devient le jouet du chaos, comme un pantin désarticulé, agité par le vent. Le moi explosé est dissous dans le chaos.

Pour plus d'informations, je renvoie le lecteur à ces livres :

- MELTZER Donald, *Explorations dans le monde de l'autisme*. Paris, Payot.
- CICCONE Albert. In : ROUSSILLON René *et al.*, *Manuel de psychologie et de psychopathologie clinique générale*. Paris, Elsevier Masson, 2007, chapitre XVI, « Approche psychopathologie des processus développementaux. Le modèle des "positions psychiques" ».
- REY-FLAUD Henri, *L'enfant qui s'est arrêté au seuil du langage. Comprendre l'autisme*. Flammarion, 2010, coll. Champs essais.
- REY-FLAUD Henri, *Les enfants de l'indicible peur. Nouveau regard sur l'autisme*. Paris, Aubier Flammarion, 2010, p. 47 et pp. 121-126.

## G) Différences entre l'autisme et la psychose infantile

Nous allons maintenant évoquer les différences entre l'autisme et la psychose. Nous ne développerons pas ce thème, qui mériterait d'entreprendre un autre ouvrage.

---

[1] *Ibid.* pp. 176-177.

[2] REY-FLAUD Henri (2010), *Les enfants de l'indicible peur. Nouveau regard sur l'autisme.* Paris, Aubier Flammarion, 2010, pp. 74-82.

Le destin de l'autiste se distingue de celui du psychotique, selon Henri Rey-Flaud[1] :

> « [...] sa subjectivité se distingue de celle du psychotique, éclaté de toujours en mille morceaux épars, qui seront à jamais impossibles à articuler et à synthétiser. À l'opposé de ce destin, le moi "démantelé" de l'autiste porte en lui la potentialité de la synthèse qui peut – qui doit – un jour l'unifier. »

Émile Jalley conseille[2] la lecture d'un livre de Maurice Villard[3]. On y trouve des indications importantes concernant la distinction entre l'autisme de Kanner et la psychose infantile (p. 14 et pp. 196-199) :

- Grande difficulté d'identification à autrui dans l'autisme ; identifications massives dans la psychose,
- Impossibilité ou grande difficulté de relation à autrui dans l'autisme ; relations duelles intensives dans la psychose,
- Accrochage à des stimulations sensorielles dans l'autisme ; troubles de l'image du corps dans la psychose,
- Pas ou peu de scénarios imaginaires dans l'autisme ; envahissement de la pensée par des fantasmes archaïques.

Dans la psychose,

- Règles ou injonctions prises au pied de la lettre dans l'autisme ; non-intégration des interdits dans la psychose.

Une dernière remarque à propos de la psychose infantile :

J'avais remarqué dans le cas clinique d'un enfant nommé *Robert*, présenté par le couple des Lefort[4], le peu de présence d'un objet perçu comme une image, uniquement comme image, comme s'il ne s'agissait pas d'un objet concret source de diverses sensations. C'était un biberon. Or Robert avait souffert d'un traumatisme lors de son allaitement au biberon. En réduisant la chose mauvaise à une image sans saveur, Robert se protégeait donc de ce qu'il aurait pu ressentir à son contact.

---

[1] REY-FLAUD Henri (2008) *L'enfant qui s'est arrêté au seuil du langage. Comprendre l'autisme.* Flammarion, 2010, coll. Champs essais, p. 358. Voir aussi *ibid.*, pp. 63-66 à propos du rassemblement du corps.

[2] Dans la postface de notre livre.

[3] VILLARD Maurice, *Entre Méduse et Narcisse. Regard, psychose, institution.* Saint-Denis, Edilivre, 2017.

[4] LEFORT Rosine et LEFORT Robert, *Les structures de la psychose*, Paris, Le Seuil, 1988.

## TROISIÈME PARTIE

# Le diagnostic de structure.
# Les psychoses de l'enfant, de l'adolescent et de l'adulte

# I) Introduction

## A) Les différentes approches cliniques

*La clinique psychiatrique* de l'adulte, fondée sur l'observation, permet de repérer des psychoses, du moins lorsqu'elles sont devenues des maladies chroniques. C'est par exemple le cas lorsqu'on a affaire à un délire de persécution chez un sujet paranoïaque.

Mais les choses ne sont pas toujours aussi simples.

Les moments pathologiques aigus qui relèvent de pré-psychoses peuvent ressembler à des pathologies névrotiques.

> « De nombreux auteurs ont noté la fréquence d'une symptomatologie névrotique à l'orée de la psychose. À ce sujet, Porot assure qu'"il est impossible de faire, dès le début, le départ entre névrose simple et l'entrée dans la schizophrénie par un processus d'allure névrotique". À la suite de Freud, Lacan soulignait dans son séminaire sur les psychoses la similarité entre une symptomatologie névrotique et celle antécédente au déclenchement de la psychose[1]. »

Le repérage de la psychose non décompensée, est plus difficile. La psychose peut rester cachée derrière des manifestations d'allure névrotique.

Lorsque le sujet n'est pas malade, la nosographie psychiatrique ne suffit pas pour diagnostiquer la structure de personnalité. Il faut utiliser d'autres approches cliniques.

Dans *la clinique psychanalytique*, l'écoute devient plus importante que l'observation. Et à la simple observation du visible s'ajoute la question de savoir si le sujet se donne à voir, s'il se met en scène.

Dans cette clinique, il est tenu compte de l'interlocuteur, de la place qui lui est laissée, du transfert.

Il est également tenu compte du rapport à l'inconscient en tant que discours de l'Autre.

Dans *la clinique des familles et des groupes,* on pourra s'intéresser au degré de liberté existant ou non entre la parole du sujet et le discours du groupe[2]. On s'intéressera aussi à la capacité des membres à laisser les

---

[1] TRICHET, *op. cit.*, p. 221.

[2] Kaës décrit un fonctionnement psychotique du groupe caractérisé par ce qu'il appelle l'isomorphe : KAES René (1993), *Le Groupe et le Sujet du groupe,* Paris, Dunod, 1993, pp. 216-220.

paroles et les émotions circuler [1]. Cela sera notamment utile en pédopsychiatrie parce que nous rencontrons souvent l'enfant avec sa mère et parfois avec ses parents ou sa famille.

*La prise en compte des inhibitions et du sentiment de ne pas vivre vraiment sa vie*

Les psychanalystes, les psychologues et certains psychothérapeutes s'intéressent également aux difficultés qu'éprouvent dans leur banale existence des personnes qui ne présentent pas forcément de symptômes : leurs inhibitions, leur manque d'ambition, leur détachement, le fait qu'elles évitent certaines situations ou qu'elles se retrouvent de façon répétitive dans des situations qui ne leur conviennent pas, le fait que leur développement personnel se trouve limité ou le sentiment qu'elles ont de ne pas se réaliser pleinement dans l'existence, et, pour certaines personnes, l'impression de ne pas vivre vraiment leur vie.

La psychanalyste Karen Horney a considéré la structure névrotique en tenant compte de cette clinique qui diffère de celle des pathologies mentales.

Parmi les caractéristiques de la névrose, il y a ces inhibitions qui empêchent l'affirmation de soi[2] :

- Des inhibitions portant sur l'expression des désirs, des exigences, des opinions ou des critiques,
- d'autres inhibitions, qui font que les névrosés apparaissent souvent incapables de se défendre contre les attaques, ou incapables de résister au désir des autres,
- d'autres inhibitions encore rendent des névrosés incapables de savoir ce qu'ils veulent : difficulté à prendre une décision, à se former une opinion, à oser formuler des désirs strictement personnels.

Lou Andréas-Salomé signalait elle aussi que l'on se contente parfois d'un trop peu de possibilités de son être. La question « N'es-tu pas resté en trop bonne santé ? » s'impose parfois. Elle disait aux autres psychanalystes :

> « Il faut donc distinguer bonne santé et "bonne santé", si nous ne voulons pas encourager une fausse interprétation et nous voir reprocher parfois de surestimer la guérison alors que maint état maladif ouvrirait des possibilités plus fécondes. Pour nous, être malade, c'est être perturbé dans son fonctionnement, mais l'on peut donner une mauvaise définition de la santé si on la comprend comme ce qui est amputé d'une partie de sa substance, mais intact pour ce qui en reste[3]. »

---

[1] RUFFIOT André (1985), «De la pensée opératoire au mythe familial », In : *Dialogue*, 88, 79-83.

[2] D'après HORNEY Karen (1953), *op. cit.*, p. 28.

[3] Citation extraite de : *Che quoi ? Revue de psychanalyse*, n° 17, Paris, L'Harmattan, 2002. Cette citation, relevée par Jean-Pierre Lehmann, provient de : Lou Andréas-Salomé, Mein Dank an Freud. Offener Brief an Professor Sigmund Freud, zu seinem 75. Geburtstag. 1931.

Ces propos pourraient être approfondis d'une part en référence à l'idée de la grande santé chez Nietzsche et d'autre part en étant mis à l'épreuve de la clinique et de la thérapie des psychoses. Chez certains psychotiques le délire reste fort heureusement limité dans un secteur de leur existence et n'impacte pas les autres secteurs de leur vie. Le propos de Lou Andréas-Salomé concernait sans doute, comme celui de Karen Horney, la psychanalyse des névrosés. Nietzsche en revanche était-il névrosé ? On peut en douter. Quoi qu'il en soit, il a produit une œuvre utile, saine et pleine de vie alors même qu'il était malade.

*La clinique de la psychose ordinaire.*

La psychose ordinaire, c'est la psychose non décompensée ou la psychose compensée. Il s'agit de sujets bien portants ou de psychosés qui se sont bien rétablis suite à un ou des épisodes psychiatriques.

Jean-Claude Maleval[1] nous invite à consacrer une partie de la démarche diagnostique à l'étude de ce qui soutient le sujet, en lui permettant de cadrer sa jouissance, d'orienter le sens de son existence, et de soutenir la valeur de son image et son identité.

La psychose ordinaire présente la même structure que la psychose clinique, les signes en sont plus simplement plus discrets. On repèrera les mêmes défauts structurels, que Maleval considère comme des conséquences de la forclusion du Nom-du-Père. Ces signes cliniques nommés « phénomènes élémentaires » relèvent des trois dimensions : réel, symbolique et imaginaire.

La psychose ordinaire se caractérise par une stabilisation du sujet rendue possible par différents moyens.

On essayera de repérer ces différents moyens :

- Branchement sur un proche dans le cas du fonctionnement « comme si », notamment dans le lien conjugal, amical ou social,
- suridentification par branchement sur un rôle social attendu,
- fantasme pris à une image indélébile,
- création d'un sinthome.

On repèrera les phénomènes élémentaires ; ainsi que les mécanismes de compensation, de suppléances et d'arrimage dans le lien social par création d'un sinthome ou par étayage sur une identification[2].

[1] MALEVAL (2019), *Repères pour la psychose ordinaire. op. cit.*
[2] D'après MALEVAL (2019), *Ibid.*

### B) LE NORMAL ET LE PATHOLOGIQUE

La construction de la personnalité s'appuie sur des points de repère identitaires qui permettent identifications et reconnaissances. Jacques Lacan distingue les identifications imaginaires, où le sujet s'identifie à des images, des identifications symboliques, fondées sur des paroles ou des signifiants.

Mais cette construction s'appuie également sur des mécanismes de défense.

Dans ce chapitre nous considérerons la personnalité comme une organisation ou comme une structure défensive.

Les états pathologiques correspondent aux moments durant lesquels ces défenses sont mises en échec.

Avant d'entrer dans le sujet, rappelons la mise en garde de Jean Château :

> « [...] ces divers courants psychanalytiques présentent un trait commun : pour eux, l'homme n'apparaît point originellement comme imposant sa loi au monde, mais comme obéissant à une loi qui l'opprime et tentant de se révolter contre elle. Pour Freud, pour K. Horney, pour Adler, l'homme n'est point un conquérant, c'est un assiégé. Il commence par subir des pulsions qui montent du fond obscur de son être en même temps qu'il se heurte à des obstacles ; chez lui les "mécanismes de défense" constituent l'essentiel du psychisme. Il y a ainsi, dans toutes ces conceptions, un aspect passif : ce n'est pas l'homme conscient qui prend l'initiative ; l'initiative vient d'un fond obscur, abyssal, et de circonstances extérieures, parents, société, etc. Toute la spontanéité, s'il en reste, réside dans une contre-offensive[1]. »

Cette critique ne prend pas en compte les fonctionnements originaire et primaire décrits par Piera Aulagnier et me semble méconnaître la force active du désir infantile. Aulagnier écrit notamment que le sujet qui fantasme rêve que le monde soit identique à l'image qu'il s'en forge[2].

Nous pouvons maintenant commencer à parler du normal et du pathologique.

La normalité n'est pas une harmonie entre le réel et le moi. Le sujet, quelle que soit sa structure, se défend toujours contre un réel qui ne lui convient pas vraiment. Notamment, le désir infantile du névrosé se heurte toujours au refus que lui opposent le monde et la civilisation. Ce n'est pas seulement le jeune enfant qui en demande de trop. Ce sont aussi d'autres fois les plus grands et les adultes qui abusent. On rencontre dans les milieux et les groupes sociaux des faits d'injustice et de violence qui heurtent la conscience morale.

L'état de santé est un état optimum, mais n'est pas l'état premier. Le sujet commence par vivre dans la souffrance et le conflit inhérents aux frustrations et privations vécues par l'enfant. « On n'est donc pas malade parce qu'on

---

[1] CHÂTEAU Jean (1960), *L'enfant et ses conquêtes*. Paris, Vrin, 1976, p. 15.

[2] AULAGNIER Piera, *La violence de l'interprétation,* Paris, PUF, 1975, p. 354.

perd la santé, mais l'on acquiert la santé en dépit des causes de maladie », écrit Maurice Dayan[1].

La nosologie psychanalytique ne se réfère en rien au « normal », elle dissout cette notion, elle la répartit en différentes structures. Elle n'instaure aucun gradient de gravité entre celles-ci[2].

L'adulte bascule dans la maladie lorsque ses défenses fondamentales se trouvent en échec.

Les malades mentaux souffrent de symptômes, d'hallucinations ou de sentiments d'étrangeté lorsque font retour des choses que l'on peut dire « négatives ». Ces choses qui font retour sont celles qui avaient été rejetées, déniées, forcloses ou bien encore refoulées. Dans la névrose, par exemple, le symptôme manifeste le retour du refoulé. Ces mécanismes de défense que sont le déni ou le démenti, le clivage, la forclusion, le refoulement nous apparaissent sous un aspect malsain dans la pathologie parce que ces mécanismes de défense sont à ce moment-là mis en échec.

Mais il est probable que ces opérations défensives aient joué à l'origine un rôle structurant dans la construction du moi et du monde.

C'est notamment ce que l'on dit du refoulement originaire. Ce refoulement est censé avoir permis la construction de la personnalité névrotique et la représentation du monde. Le refoulement originaire est nécessaire à l'avènement de la réalité dite symbolique ou psychique, écrit Henri Rey-Flaud[3].

---

[1] DAYAN Maurice (1985 a), *Inconscient et réalité,* Paris, PUF, 1985, p. 301.

[2] D'après MALEVAL Jean-Claude, *Repères pour la psychose ordinaire. op. cit.*, p. 200.

[3] REY-FLAUD (2014), *op. cit.*, p. 97, 105 et 339.

## II) Le diagnostic de structure selon Jean Bergeret

Jean Bergeret définit ainsi la notion de *structure*[1] :

« En psychopathologie, la notion de structure correspond à ce qui, dans un état psychique morbide ou non, se trouve constitué par les éléments métapsychologiques profonds et fondamentaux de la personnalité fixés en un assemblage stable et définitif. En effet, derrière le jeu caractériel, fonctionnel ou morbide, derrière une symptomatologie éventuelle et toujours superficielle, il convient de rechercher les bases constantes sur lesquelles repose le fonctionnement mental de tel sujet ou de tel groupe de sujets identiques dans leurs mécanismes psychiques fondamentaux. »

Bergeret distingue les *organisations et structures de la personnalité* en tenant compte des symptômes, des types d'angoisse, des modes de relations et des mécanismes de défense[2].

*La névrose* se caractérise par :
- Symptômes obsessionnels ou hystériques.
- Angoisse de castration.
- Relation d'objet génitale.
- Défenses principales : Refoulement.

*La psychose* se caractérise par :
- Symptômes : Dépersonnalisation. Délire.
- Angoisse de morcellement du Moi.
- Relation d'objet fusionnelle.
- Défenses principales : Déni de la réalité. Dédoublement du moi.

*Les états limites* se caractérisent par :
- Symptômes : Dépression.
- Angoisse de perte d'objet.
- Relation d'objet anaclitique.
- Défenses principales : Dédoublement des imagos. Forclusion.

---

[1] BERGERET Jean *et al.*, *Psychologie pathologique. Théorie et clinique.* Paris, Elsevier Masson, 2012. 2012, p. 47.

[2] D'après BERGERET Jean (2013) *La personnalité normale et pathologique, op. cit.*, et BERGERET Jean *et al.* (2012) *Psychologie pathologique. Théorie et clinique, op. cit.*

Attention !

Hallucination et délire ne sont pas réservés aux psychotiques. Bergeret le dit, les lacaniens aussi.

Le mécanisme à l'œuvre dans la psychose est la forclusion selon Lacan, pas le déni. Dans la perversion, selon Freud et Lacan, c'est le déni de la castration qui est le mécanisme principal. Bergeret repère dans la psychose un déni de la réalité.

*Quelques précisions à propos des états limites*

Les états limites dont parle Bergeret ne correspondent pas à la catégorie des borderlines décrite ultérieurement par Otto Kernberg[1].

Les états limites constituent une catégorie intermédiaire entre névrose et psychose. Leur pré-organisation s'établit entre les deux sous-stades anaux. Ceci se traduit spécifiquement par un blocage au moment de la latence. Le trait le plus spécifique de ces états limites consiste en des fixations narcissiques à des relations d'objet en miroir autour d'un autre qui constitue un semblable, et non la cible d'une véritable relation objectale[2]. On observe chez ces sujets une dimension dépressive. Certains masquent leur dépression en étant hypomaniaques ou même parfois nettement maniaques.

Vincent Estellon écrit :

> « Appréhendé comme une "astructuration", ou comme une "troisième lignée psychopathologique", l'état limite est considéré », par Bergeret, « comme un "aménagement défensif" ayant comme but premier de tenter d'éviter la dépression. Cet aménagement souple, aux manifestations psychopathologiques polymorphes, peut évoluer : il est susceptible de s'organiser autrement pour s'adapter aux situations que traverse le sujet. Dans certains cas se rapprochant de la névrose (plutôt phobique), il peut, dans d'autres, friser la psychose (surtout mélancolique-maniaco-dépressive), la perversion, les toxicomanies et les troubles du caractère[3]. »

Pour approfondir l'étude de la théorie des états limites selon Bergeret, le lecteur pourra également consulter les textes suivants :

- BERGERET Jean, « Les états limites », In : *Psychiatrie.* Paris, 37395 A 10, 9-1970 ; *Encyclopédie médico-chirurgicale.* 1970.
- BERGERET Jean, *La Dépression et les États limites.* Paris, Payot, 1992.

---

[1] BERGERET Jean, « Entretien sur la nosologie ». In : BOUHSIRA Jacques, DANON-BOILEAU *et al.*, *Nosographie psychanalytique.* Paris, PUF, 2011, p. 186.

[2] *Ibid.*, pp. 187-190.

[3] ESTELLON Vincent, *Les états limites.* Paris, PUF, 2019, coll. « Que sais-je ? », cinquième édition mise à jour, p. 43.

# III) Le diagnostic de structure selon Lacan

## A) Différences structurales face aux problèmes de l'absence et du manque

### 1) Aliénation, séparation, perte

L'autisme serait selon les lacaniens un problème au niveau de l'aliénation[1]. Mais qu'entend-on par aliénation ? Il y a l'aliénation dans l'image de l'autre et l'aliénation dans la parole de l'Autre, l'aliénation dans la parole maternelle. Pour Lacan, c'est la question de la place de l'enfant dans le fantasme de la mère.

La psychose correspondrait à un problème au niveau de la séparation[2]. Dans l'exercice de l'autorité parentale conjointe, chacun des parents peut légitimement intervenir comme tiers dans la relation qui lie l'enfant à l'autre parent. Autrefois le père était le chef de famille. C'est ce modèle de famille qui a fait référence pour les théorisations psychanalytiques classiques. Lorsque l'autorité du père était reconnue par la mère l'enfant était censé s'orienter vers la névrose. Lorsque la mère ne faisait pas cas de la parole du père et notamment de l'interdit énoncé par le père, alors l'enfant restait aliéné dans la relation mère-bébé. La psychose trouvait sa condition dans cette situation de non-séparation de la mère et de l'enfant.

Selon Lacan, il s'agit aussi de se séparer d'une partie commune entre soi et l'Autre maternel, qu'il appelle l'objet petit *a*. La perte qui va poser des problèmes ne se situe pas que du côté du sujet. L'enfant peut également refuser l'idée que son parent puisse manquer de quelque chose.

Il est également question, dans la problématique de la psychose, de la symbolisation de l'absence de la mère. Dans certaines psychoses infantiles, l'absence de la mère peut être vécue de façon catastrophique comme une disparition, un évanouissement, faute de pouvoir penser la permanence de l'objet.

---

[1] D'après SOLER Colette, *L'inconscient à ciel ouvert de la psychose,* Toulouse, Presses universitaires du Mirail, 2008.

[2] D'après SOLER Colette, *L'inconscient à ciel ouvert de la psychose,* Toulouse, Presses universitaires du Mirail, 2008.

Penser l'alternance de la présence et de l'absence de la mère, la présence, la disparition, la réapparition des objets, c'est aussi penser le temps. Dans les pathologies psychotiques, le rapport au temps est particulier.

## 2) La question du désir de l'Autre et la référence au phallus

Enfin, la question du désir se pose, ou pas. Ce questionnement peut permettre de se repérer dans le fonctionnement de la vie familiale puis sociale :

Comment comprendre les allées et venues de la mère ?

Comment comprendre le jeu du désir dans le couple parental ?

Il faudrait pouvoir articuler désir et manque. Mais personne ne veut reconnaître le manque. Seules les personnes de structure névrotique pourraient symboliser la perte de la Chose absente ou manquante.

C'est le désir de la mère pour le père qui ferait la différence entre la structure psychotique et les autres structures[1]. Sans référence au père et au phallus l'enfant se ferait la chose de la mère, l'objet dont elle jouit, pour éviter les moments où la mère s'absente ailleurs ; les moments où elle le laisse tomber au gré d'un désir qu'il ne comprend pas et qui lui apparaît être un pur caprice.

Le pervers et le névrosé considèrent que la mère désire le père (ou le phallus du père).

Dans la structure perverse, l'enfant veut se montrer comme étant le phallus de sa mère, ou il joue avec elle au jeu de « Qui a le phallus ? ». Il a compris que le désir de sa mère était aimanté par la valeur phallique et il tente de capter le désir maternel en offrant l'image d'un moi idéal porteur du symbole du désir.

On trouve là l'idée d'une sorte de loi du désir qui permettait de donner un peu de sens aux aléas des relations humaines.

## 3) La privation et la castration. L'angoisse de castration

La structure névrotique serait permise par la privation de la mère. La mère y serait privée de la jouissance de l'enfant. Elle renoncerait à le posséder comme une chose ou comme un phallus. Cette privation a une condition : la mère doit faire cas de la parole du père. Cela s'illustre dans l'exercice conjoint de l'autorité parentale. Cette privation permet à l'enfant de se décoller de son identification originaire au phallus comme objet du désir de la mère. L'enfant est délogé de sa position première dite de perversion. Il ne se vit plus comme étant le phallus de sa mère. Il veut avoir le phallus et craint de ne pas l'avoir. L'enfant souffre alors du complexe de castration. Sa personnalité se structure alors sur un mode névrotique.

---

[1] D'après JULIEN Philippe (2000), *Psychose, perversion, névrose. La lecture de Jacques Lacan,* Ramonville-Saint-Agne, Ères, 2005, chapitre I-6 « Un retour à la butée freudienne ».

L'enfant dans le meilleur des cas élabore la question du manque, qui va notamment se poser à lui au sujet de la reconnaissance du fait que nous sommes des mortels. Une certaine insatisfaction dans l'expérience du langage jouerait également un rôle important (les mots semblent manquer pour dire les choses, le malentendu est fréquent).

L'intolérance à la frustration est fréquente chez les enfants psychotiques. Mais ils ne sont pas les seuls à ressentir cela.

Le sujet a le choix entre deux positions subjectives. Soit camper sur une position de revendication et ne pas cesser de réclamer. Soit élaborer la tristesse liée à la reconnaissance du manque.

Le névrosé consent à penser sa privation et sa castration.

La castration serait un motif d'angoisse caractéristique de la névrose. La castration dont il est question dans la névrose n'est pas l'ablation des testicules. C'est la perte du phallus.

On devine la présence de *l'angoisse de castration derrière divers motifs d'angoisse*[1].

Un petit garçon névrosé[2] avait peur d'être mordu par un cheval. Freud a deviné que ce motif d'angoisse exprimait de façon déguisée la peur d'être castré par le père. La peur d'être dévoré ou mordu apparaît dans la petite enfance. Le motif de la castration peut rappeler cette angoisse. C'est alors la crainte de se voir mordre le pénis. La peur de se faire mordre les doigts par un cheval ou pincer les doigts par une oie[3] dérive du même motif.

Freud dit que l'angoisse de castration peut être présente sous le masque de la peur d'attraper la syphilis, vécue comme punition de la licence sexuelle.

L'impuissance sexuelle d'un homme adulte illustre au mieux l'inhibition produite par la menace de castration.

L'angoisse de castration évolue généralement en angoisse morale et en angoisse sociale. Voici quelques exemples de motifs d'angoisse sociale en lien avec l'angoisse de castration : se faire couper la parole, le vieillissement, l'exclusion d'un groupe, le rejet par son partenaire.

Freud dit aussi que l'angoisse de mort est analogue à l'angoisse de castration.

Ce que l'on appelle couramment la masculinité ou la féminité dépendent de notre position subjective par rapport au phallus et à la castration. L'angoisse de castration concerne notre identité sexuelle.

Enfin, le phallus symbolisant également les attributs du pouvoir, on emploie l'expression « angoisse de castration » pour parler de ce qui limite « notre grande puissance ».

---

[1] D'après FREUD Sigmund (1926), *Inhibition, symptôme et angoisse,* Paris, PUF, 2016.

[2] Le petit Hans.

[3] Référence à une scène du test projectif Patte noire, dans laquelle un petit cochon est pincé par une oie.

### B) Les jouissances et le rapport au phallus

## 1) Un guide pour le diagnostic

Dans ce qui suit, nous nous appuierons notamment sur le travail de Christophe Chaperot[1].

Il propose cinq critères pour faire le diagnostic différentiel entre névrose et psychose :

- Le sentiment subjectif d'une Autre scène.
- Une aptitude spontanée à l'interprétation métaphorique de son propre discours.
- Une inscription dans l'ordre phallique.
- Une différenciation entre le moi-idéal et idéal du moi.
- Une modalité transférentielle particulière.

Nous invitons le lecteur à lire l'article de Chaperot. Il offre un outil permettant de repérer la structure d'adultes et de jeunes adultes.

Christophe Chaperot invite à la prudence lorsqu'il rappelle qu'un seul critère ne permet pas de faire le diagnostic de structure.

Nous commencerons par parler du troisième critère, qui concerne le rapport au phallus.

## 2) La qualité du discours dans son rapport à la jouissance et à la castration

D'un point de vue structural, le diagnostic se construit aussi sur une clinique de l'écoute. Christophe Chaperot [2] se repère à *une qualité particulière du discours dans son rapport à la jouissance et à la castration.*

Pourquoi parler de *jouissance* ?

Il y a une jouissance dans l'acte de parole. Songeons au babil du nourrisson qui jouit des sons.

La jouissance peut se situer sur le versant du plaisir ou bien sur le versant de l'angoisse. Songeons au stress de l'orateur.

Voici un exemple de *parole de schizophrène* où l'angoisse transpire. Le flux de la parole y est assimilé au flux urinaire. Les mots coulent de sa bouche comme l'urine de son pénis. Cela illustre aussi un vécu douloureux du visage dont les orifices exposent le sujet psychotique à ce qui peut y entrer ou en sortir. L'angoisse serait alors motivée par un sentiment d'intrusion ou bien par la sensation de perdre des matières ou des liquides sans pouvoir les retenir.

*Monsieur J.* affirme qu'il urine sans retenue lorsqu'il pense. Il dit aussi que sa pensée se liquéfie et qu'il élimine et s'élimine en parlant. La semaine

---

[1] CHAPEROT Christophe (1998) « Le diagnostic différentiel névrose-psychose d'un point de vue structural : essais de formalisation » In : *L'évolution psychiatrique*, 63, 4, 1998, 559-560.

[2] CHAPEROT Christophe (1998), *op. cit.*

suivante, je le reçois alors qu'il est encombré par des mucosités. Sans doute les retient-il avec sa salive dans le fond de sa gorge. Sa voix en est transformée. J'entends le souffle de sa voix rouler dans les liquides et mucosités, comme s'il parlait dans l'eau. Ses paroles en deviennent par moments inaudibles. Il se plaint d'un problème aux yeux, au nez, à la bouche et à la gorge. Ce problème est lié à sa dépendance au tabac, dit-il. Il parle de sa crainte d'étouffer dans son crachat. Il a envie de pleurer par moments et je crois bien qu'il ressent ça comme une brûlure oculaire. Il me dira un autre jour qu'il en veut au psy qui lui a brûlé les yeux en lui jetant des projectiles. Un autre jour encore, il se plaindra de brûlures oculaires, du soleil. Et il dira en vouloir au médecin qui lui a prescrit un collyre.

D'autres psychotiques vivent comme une insupportable intrusion l'audition de leur langue maternelle. Louis Wolfson a témoigné des difficultés qu'il a rencontrées dans son rapport au langage[1].

Pourquoi parler de *castration* ?

La parole est normalement soumise à des contraintes, à des limites : respecter le code de la langue, renoncer au jargon compris uniquement par les parents, respecter son interlocuteur (demander poliment ce que l'on souhaite, respecter les tours de parole dans la discussion, accepter la contradiction dans le débat, etc.). Ces contraintes, on peut les considérer comme une castration parce qu'elles limitent la puissance de notre volonté (le phallus symbolise aussi le pouvoir. Et il est ici question du pouvoir de la parole).

La castration concerne également le rapport à la vérité. Nous voudrions pouvoir tout dire. Nous voudrions connaître la vérité. Nous aimerions avoir le dernier mot lorsque nous débattons d'une question. Mais cela ne se peut pas.

Le phallus ici désiré serait la signification ultime, la vérité, le dernier mot, celui qui semblait manquer.

Nous touchons aux limites de la langue. Nous avons l'impression que les mots manquent pour dire la vérité. Certaines choses peuvent se dire dans une langue et pas dans une autre.

Assumer la castration c'est accepter de n'avoir qu'un accès partiel à la vérité et ne pas renoncer pour autant à dire le monde et notre désir.

Prenons l'exemple de *David*, un enfant de huit ans. Il est généralement mutique en dehors du milieu familial. Il est parlé par sa mère surtout, et par son père aussi. Ils font état du questionnement angoissé que leur fils exprime à la maison. David se pose nombre de questions relatives aux sources énergétiques et au fonctionnement des machines, des questions sur les bébés et des questions sur la mort qui pourrait advenir… Mais il ne répond pas aux

[1] WOLFSON Louis, *Le Schizo et les langues,* Paris, Gallimard, 1970. On pourra également lire : Pierre Alferi, Piera Aulagnier, Paul Auster, François Cusset, Max Dorra, Michel Foucault, J. M. G. Le Clézio et J.-B. Pontalis, *Dossier Wolfson ou L'affaire du « Schizo et les langues »,* Paris, Gallimard, 2009.

questions qu'on lui pose en classe ou en consultation. Il n'a qu'un copain à l'école. Et peut-être que celui-ci parle pour lui.

La jouissance apparaît ici sur son versant d'angoisse, d'angoisse de mort notamment. David craint de s'empoisonner en mangeant de la nourriture contaminée. Il ne respecte pas l'usage, qui est de répondre au moins a minima à son interlocuteur. La castration n'est donc pas effective.

Voici quelques suggestions de lecture :

- À propos du phallus et du questionnement de l'enfant (Quel sens ça a, cette passion de désigner telle chose si proche par ce quelque chose d'énigmatique qui s'appelle un mot?), on pourra lire la leçon du 19 avril 1961 du Séminaire de Lacan[1].
- À propos des mots qui manquent, on pourra lire, dans le texte intitulé « Télévision », la réflexion de Lacan (« La vérité ne peut être que mi-dite. La dire toute on ne le peut pas. Les mots y manquent »)[2].
- On trouvera enfin des présentations cliniques dans un livre de Dominique et Gérard MILLER. Le chapitre XVI, intitulé « L'hallucination du père Lachaise », présente un cas intéressant de psychose qui illustre le rapport particulier au langage dans cette structure[3].

## 3) Les différents types de jouissance

Lacan distingue différents types de jouissance : il parle de la *jouissance de l'Autre*, dans la *psychose*, et du désir et de la *jouissance phallique*, dans la *névrose*.

Le type de jouissance observé dans les manifestations pathologiques pourrait donc être un critère pour le diagnostic différentiel.

La *jouissance phallique* c'est le plaisir de l'homme névrosé lors de l'acte sexuel ou lorsqu'il jouit de son pouvoir.

La jouissance féminine est différente. La femme a accès aux deux types de jouissance, la jouissance phallique et l'Autre jouissance.

La *jouissance de l'Autre* c'est par exemple la volupté que ressentait le Président Schreber dans son corps. Ce cas est commenté par Freud[4]. Cet homme se prenait pour la femme de Dieu et il ressentait des transformations dans son corps et un accroissement de sa sensibilité. Dieu jouissait de lui. Schreber jouissait d'être raccordé à Dieu par des rayons divins et il souffrait comme d'arrachements à chaque fois que Dieu s'éloignait de lui.

---

[1] LACAN Jacques (1960-1961), *Le séminaire. Livre VIII. Le transfert*, Paris, Le Seuil, pp. 281-282 de l'édition de 1991, leçon du 19 avril 1961.

[2] LACAN Jacques, *Télévision*, Paris, Le Seuil, 1973.

[3] MILLER Dominique et MILLER Gérard, *Psychanalyse 6 heures 1/4,* Paris, Le Seuil, 1991.

[4] FREUD Sigmund, *Cinq psychanalyses,* Paris, PUF, 2014.

Alexandre Lévy écrit[1] :

> « […] la jouissance de l'Autre peut s'appréhender dans les manifestations spécifiques de la structure psychotique, Lacan précisant la position du psychotique comme "sujet de la jouissance de l'Autre", où la jouissance ainsi éprouvée s'impose avant tout comme jouissance dérégulée et souvent illocalisée : ainsi, les phénomènes imposés de sensations du corps propre, qu'elles soient intrusives ou voluptueuses, les diverses hallucinations auditives et visuelles, et encore le rapport parfois éprouvé, mais tout à fait significatif de la structure, celui du "laisser tomber du corps propre", ne sont que quelques exemples de manifestations de la jouissance de l'Autre. »

Parler de jouissance illocalisée veut dire que cette jouissance n'est pas localisée dans les parties génitales. Cette jouissance n'est pas régulée par la référence au phallus.

Le psychotique peut sacrifier son corps à la jouissance de l'Autre, dont il se fait l'objet.

Lorsque Lacan parle d'objet petit *a* dans le champ de la psychose, il s'agit d'un objet de jouissance et d'un objet présent. Il peut s'agir par exemple de l'objet regard lorsque le sujet a l'impression d'être regardé de toute part.

Lorsque Lacan parle d'objet petit *a* dans le champ de la névrose, il s'agit d'un objet perdu qui cause le désir du sujet. Dans la névrose le sujet et l'Autre souffrent du manque.

Dans la psychose le sujet souffre d'un excès de jouissance ou d'angoisses archaïques comme l'angoisse d'effondrement ou de morcellement.

## 4) La clinique de la jouissance en excès

La distinction névrose/psychose repose sur la présence ou la forclusion du Nom-du-Père. Mais cela se traduit par une typologie des modes de jouir. Ou bien, dans la névrose, il y a un condensateur de jouissance, bordé par la castration. Ou bien il y a débordement ; il n'y a pas la limite de la castration.

Toute jouissance comporte une part de débordement, surtout la jouissance féminine. La clinique de la jouissance en excès est donc difficile à cerner. Néanmoins la jouissance phallique est plus tempérée que la jouissance Autre. La jouissance phallique est une fonction introduite par le langage.

> « Quand une jouissance en excès est associée à des troubles du langage et surtout quand le sujet éprouve le sentiment que l'initiative de jouir vient d'un Autre malveillant, il devient possible de considérer qu'il ne s'agit plus de jouissance féminine, mais de phénomène élémentaire. »

Le trait de jouissance excessive n'est pas toujours présent[2].

---

[1] LEVY Alexandre, *De la pensée et du délire : articulation entre signifiant et jouissance,* In : SAVINAUD Claude *et al.*, *Fondation subjective de la pensée*, Paris, L'Harmattan, 2004.
[2] D'après MALEVAL (2019), *op. cit.*, pp. 217-219.

## C) LE RAPPORT À L'INCONSCIENT

Un autre critère évoqué par Chaperot[1] pour le diagnostic différentiel névrose-psychose est le *sentiment subjectif d'une Autre scène*.

Quelle est cette Autre scène ?

Il s'agit de ce territoire étranger à nous-mêmes (Autre), et qui pourtant réside en nous. C'est ce que Freud a appelé l'inconscient, puis le ça. Cela fait référence au désir refoulé qui se manifeste dans des oublis, des lapsus, des actes manqués, des rêves et des symptômes. L'expression du désir bataille sans cesse avec la volonté propre de la personne.

La répétition de ce genre d'incidents amène nombre de personnes à s'interroger sur le sens de ces manifestations.

Le sentiment subjectif de cette Autre scène qu'est l'inconscient, correspond certainement à ce que Freud a appelé l'*Unheimlich*, terme qui signifie inquiétante étrangeté ou étrange familier[2]. Ce sentiment peut-être à l'origine d'une interrogation sur le sens de ces manifestations de l'inconscient.

L'interprétation des manifestations de l'inconscient nécessite la pensée d'un tiers. En effet, on ne peut pas se contenter de penser par soi-même lorsqu'il s'agit de penser un désir contraire à sa volonté, ou de se remémorer des souvenirs que l'on préfère oublier, ou bien encore lorsqu'il s'agit de découvrir une vérité dont on ne veut rien savoir. C'est, me semble-t-il, une dialectique entre notre pensée et celle de l'Autre qui permet de lever le voile du refoulement.

La tête de l'Autre se trouve être un réceptacle bien pratique pour y déposer des pensées indésirables. C'est ce que l'on appelle la projection. C'est pourquoi Lacan a pu dire : l'inconscient, c'est le discours de l'Autre.

Remarquons que les psychotiques utilisent de façon excessive ce mécanisme de défense.

Dans le meilleur des cas, un névrosé peut assumer la paternité d'un lapsus. Ce lapsus peut alors devenir un trait d'esprit.

Tandis qu'une personne présentant une psychose déclenchée pourra bien faire des lapsus, mais elle sera incapable de les considérer comme l'expression d'une vérité subjective. G. et J. Miller[3] donnent l'exemple d'un homme qui dit *« Je me suis bien fait braiser »* au lieu de dire *« Je me suis bien fait baiser »*. Son lapsus n'a pas pu prendre sens parce que ce sujet psychotique ne pouvait pas se poser pour prêter attention à ses propres paroles.

Dans la psychose, des parties de soi se trouvent séparées du reste du moi par des mécanismes de défense, que l'on appelle forclusion, rejet, projection, déni et clivage. Ces choses rejetées peuvent être projetées dans la personne

---

[1] CHAPEROT Christophe (1998) *Le diagnostic différentiel névrose-psychose d'un point de vue structural : essais de formalisation, op. cit.*

[2] FREUD Sigmund *L'inquiétante étrangeté et autres essais,* Paris, Gallimard, 1988.

[3] MILLER Dominique et MILLER Gérard, *Psychanalyse 6 heures 1/4, op. cit.*

d'autrui ou dans le monde extérieur. Lorsque ce qui est rejeté réapparaît, cela est vécu comme une intrusion.

De ce fait autrui peut être vu comme une chose mauvaise et devenir persécuteur.

Dans l'automatisme mental, le sujet est parlé par un Autre intérieur qui commente ses actes.

Dans les hallucinations auditives, le sujet entend des voix qui s'adressent à lui, des insultes notamment. C'est vécu comme une intrusion étrangère parce que le sujet ne peut pas se reconnaître comme étant l'auteur de ces paroles qui s'adressent à lui. Des sujets psychotiques peuvent se sentir persécutés par des voix ou par leurs rêves.

Une des patientes de Christophe Chaperot lui disait :

> « C'est mes rêves, j'ai encore rêvé cette nuit, une histoire absurde, incompréhensible, vraiment incompréhensible, ça ne veut rien dire du tout, je me demande qui me les envoie, ces rêves, c'est pour me faire du mal, c'est encore l'envoûtement… »

## D) LE RAPPORT À LA SIGNIFICATION

Un autre critère évoqué par Chaperot[1] pour le diagnostic différentiel névrose-psychose est le suivant : « Une aptitude spontanée à l'interprétation métaphorique de son propre discours. » Cela nous amène à parler du rapport à la signification dans la névrose et dans la psychose.

Ce thème est abordé à partir de la psychopathologie des délires. Lors de la décompensation psychotique, le sens de ce qui est vécu ne se construit plus normalement, la signification part à la dérive.

Une personnalité de structure psychotique non décompensée ou un psychotique en rémission présentent des tableaux cliniques différents de ceux que nous allons évoquer.

Il faudrait de plus différencier notre discours en fonction des types de délire. Jean-Claude Maleval a travaillé dans ce sens[2].

*La dérive de la signification dans le délire psychotique*

Voici un exemple d'altération du rapport au langage chez un enfant psychotique. C'est le cas clinique de *Philippe*, présenté par Maleval[3] :

---

[1] CHAPEROT Christophe (1998) *Le diagnostic différentiel névrose-psychose d'un point de vue structural : essais de formalisation, op. cit.*

[2] MALEVAL Jean-Claude (1981), *Folies hystériques et Psychoses dissociatives,* Payot, Paris, 1981 ; MALEVAL Jean-Claude (1997), *Logique du délire*, Masson, Paris, 1997 ; MALEVAL Jean-Claude (2000), *La forclusion du Nom-du-Père. Le concept et sa clinique,* Seuil, Paris, 2000 ; MALEVAL Jean-Claude (2019) *Repères pour la psychose ordinaire.* Paris, Navarin, 2019.

[3] MALEVAL Jean-Claude (1981), *op. cit.*, p. 120.

« Un des aspects remarquables de son langage consiste dans la fréquence des questions qu'il pose. "C'est quoi ça ? Toi, t'es pas une chanson ? Les vaches, ça mord ? T'es pas faite en discussion toi ? si j'ai envie de rire, je ris ?..." La signification échappe et sa parole subit une dérive incessante. Il lance au psychanalyste une multitude d'interrogations : "une vache, c'est pas une barbe ? une vache, c'est pas un magnétophone ? une sorcière c'est pas une vache ? une feuille, c'est pas des loups ? Le téléphone c'est un loup ? et des lunettes ? Une fenêtre c'est une cigarette ? le sent-bon, c'est des loups ? et les diding ? etc." »

Les réponses à ses questions n'arrêtent pas cette dérive.

C'est comme s'il ouvrait le dictionnaire pour chercher le sens d'un mot et qu'il était sans cesse renvoyé à d'autres mots sans qu'aucune définition ne prenne sens pour lui. Philippe se plaint de l'absence de réponse :

« Pourquoi tu ne peux pas me dire pourquoi ? ».

Il demande : « c'est qui qui sait ? ».

Il se demande qui peut garantir que parler, ça a du sens.

Dans la fuite des idées et les coq-à-l'âne d'un adulte en crise maniaque, la construction du sens est également en souffrance. Le sujet répète parfois des formules qui n'ont pas de sens, des ritournelles, comme pour arrêter la dérive de la signification.

Le paranoïaque qui tombe malade subit des manifestations langagières insensées. Il perçoit des signes dans son environnement. Il est persuadé que cela s'adresse à lui. Mais il ne sait pas ce que cela veut dire. La construction du délire permet de donner sens au vécu. Le délirant est certain de son affaire. Il est persuadé que quelqu'un le persécute. C'est pour lui la vérité, la signification de tout cela. Il n'y a pas de place pour le doute.

*L'intuition délirante et la ritournelle sont des caractéristiques du délire psychotique*

Selon Lacan[1] :

« Au niveau du signifiant, dans son caractère matériel, le délire se distingue précisément par cette forme spéciale de discordance avec le langage commun qui s'appelle un néologisme. Au niveau de la signification, il se distingue par ceci, qui ne peut vous apparaître que si vous partez de l'idée que la signification renvoie toujours à une autre signification, à savoir que, justement, la signification de ces mots ne s'épuise pas dans le renvoi à une signification. [...]

La signification de ces mots qui vous arrêtent a pour propriété de renvoyer essentiellement à *la* signification, comme telle. C'est une signification qui ne renvoie foncièrement à rien qu'elle-même, qui reste irréductible. Le malade souligne lui-même que le mot fait poids en lui-même. Avant d'être réductible à une autre signification, il signifie en lui-même quelque chose d'ineffable, c'est une signification qui renvoie avant tout à la signification en tant que telle. »

---

[1] LACAN Jacques (1955-1956) *Le séminaire Livre III Les psychoses.* Paris, Seuil, 1981, leçon du 30 novembre 1955, pp. 44-45.

Lacan distingue deux pôles (l'intuition délirante et la ritournelle), deux types de phénomènes où se dessine le néologisme.

> « L'intuition délirante est un phénomène plein qui a pour le sujet un caractère comblant, inondant. Elle lui révèle une perspective nouvelle dont il souligne le cachet original, la saveur particulière [...]. Là, le mot — avec sa pleine emphase, comme on dit *le mot de l'énigme* — est l'âme de la situation.
>
> À l'opposé, il y a la forme que prend la signification quand elle ne renvoie plus à rien. C'est la formule qui se répète, qui se réitère, qui se serine avec une insistance stéréotypée. C'est ce que nous pourrons appeler, à l'opposé du mot, la ritournelle.
>
> Ces deux formes, la plus pleine et la plus vide, arrêtent la signification, c'est une sorte de plomb dans le filet, dans le réseau du discours du sujet. Caractéristique structurale à quoi, dès l'abord clinique, nous reconnaissons la signature du délire. »

Lacan part de l'idée que la signification renvoie toujours à une autre signification. On illustre cela en prenant l'exemple des mots du dictionnaire. Ils se réfèrent les uns aux autres. Cela se manifeste également au niveau du discours. Prononcer le dernier mot d'un discours, c'est souvent un problème. Il y a toujours à redire. D'où cette question : *« Comment est empêchée la dérive de la signification dans la névrose et dans la psychose ? »*

Chaperot écrit[1] :

« Si une signification renvoie toujours à une autre, il existe des "balises totémiques" qui ne décident pas d'une signification dernière et explicite, mais décident d'un accord de principe sur certaines valeurs phare. » C'est la référence au père et au phallus qui a été invoquée par Lacan (dans sa théorie de la métaphore paternelle) pour expliquer la stabilisation du flux de la parole dans la névrose.

La métaphore du Nom-du-Père donne une signification au désir de la mère, la signification du phallus. Le phallus en tant que symbole du désir organise les valeurs sociales.

Le névrosé est stabilisé dans son ordre symbolique, mais en même temps, il n'y a pas de signification dernière, pas de mot de la fin, la signification court toujours.

Mathieu Bidard écrit[2] : Le névrosé dit : « J'ai dit ceci, mais en fait ce que je voulais dire c'est cela. » Il y a dans le discours névrotique toujours à redire.

Chaperot écrit[1] : « Dans la psychose, la ritournelle et le néologisme auront cette fonction de bloquer le sens sur une "néo-évidence", de "sens évidé", mais stabilisateur de la chaîne. »

---

[1] CHAPEROT Christophe (2003) *Structuralisme, clinique structurale, diagnostic différentiel névrose-psychose. Op. cit.*, p. 199.

[2] BIDARD Mathieu *Cours aux internes en psychiatrie : « Éléments de base sur les diagnostics de structure »* posté par Mathieu Bidard le 6 mars 2017 sur son Blog à l'adresse http://mathieubidard.unblog.fr/.

Je comprends que la ritournelle et le néologisme font scansion dans le rythme de la parole et qu'ils arrêtent ainsi la dérive de la pensée.

*La signification névrotique renvoie toujours à une autre*, du fait qu'elle renvoie à du matériel inconscient[2].

*Dans la psychose une signification délirante peut apparaître dernière, irrévocable et absolue*[3].

La métaphore implique l'inconscient névrotique et permet un effet particulier de signification par révélation de l'inconscient[4].

Le psychotique dérive sur l'axe métonymique pour s'arrêter à une signification absolue qui ne renvoie qu'à elle-même (hallucination, conviction du délirant, néologisme…).

> « La signification absolue et dernière du psychotique permet de bloquer le défilé des signifiants sur un point de stabilité, point d'ancrage, parcelle sécuritaire de langage à partir de laquelle le sujet pourra s'appréhender[5]. »

Le délire psychotique consiste en « LA » signification permettant au sujet de rendre compte de son être. Cette sorte de butée salvatrice permet un arrêt du glissement infini de l'être dans une errance sans bornes[6].

> « En résumé, la névrose se caractérise par ce que son discours présente des points d'arrêts permettant une mise en signification "rétroactive". Ces significations renvoient à du matériel inconscient, à d'autres significations qui appelleront une relance du discours. La vérité dernière comme signification absolue n'apparaît jamais, tout au plus le sujet arrêtera sa recherche sur un "point de résistance". Un tel "point de résistance" nous paraît se différencier d'une certitude psychotique, en ce que toute proposition dialectique de le dépasser menace le sujet, l'angoisse, et accentue sa défense sthénique ou boudeuse.
>
> La psychose glisse sur le langage et s'y arrête, bloquée par des significations absolues et totales, hallucinatoires ou néologiques. Le délire peut constituer un outil de mise en signification, sans permettre le jeu incessant du renvoi à d'autres significations[7]. »

Nous avons mis l'accent sur l'organisation du langage propre à empêcher la dérive de la signification. Il va de soi que la construction des discours dépend également de la capacité à penser l'expérience subjective. Or la compréhension du jeu du désir et l'accès à ce qui a été vécu ne sont pas les mêmes pour les névrosés et pour les psychotiques.

---

[1] CHAPEROT Christophe (2003) *Structuralisme, clinique structurale, diagnostic différentiel névrose-psychose. Op. cit.*, p. 199.

[2] D'après CHAPEROT Christophe (1998) *Le diagnostic différentiel névrose-psychose d'un point de vue structural : essais de formalisation, op. cit.*, p. 567.

[3] D'après *ibid.* p. 567.

[4] D'après *ibid.* p. 567.

[5] *Ibid.* p. 568.

[6] D'après *ibid.* p. 570.

[7] *Ibid.* p. 571.

*Le problème de la mise en sens du vécu et de l'histoire se pose différemment dans la névrose et dans la psychose.*

Le névrosé doit faire avec un désir refoulé en lien avec le désir de l'Autre. La construction de son histoire bute sur le refoulement. Mais il peut se raconter. Et il peut comprendre le jeu du désir. De plus, le dialogue avec autrui peut permettre au névrosé d'assumer ses propos et d'approfondir sa réflexion.

Le psychotique n'a pas pu penser certaines choses. Il n'aurait pas symbolisé certains vécus traumatiques de son enfance. Il n'aurait pas assumé certains souhaits (par exemple l'attirance qu'il aurait ressentie pour celui qu'il désigne maintenant comme son persécuteur). Il aurait affaire avec la jouissance de l'Autre sans pouvoir se repérer sur le désir de l'Autre. Il y aurait donc dans son vécu et dans son histoire des trous ou des intrusions réelles de choses qu'il ne pourrait pas penser.

De plus, l'enfant psychotique n'arriverait pas à se décaler des paroles de sa mère le concernant. Il a du mal à prendre la parole pour se raconter. Les psychotiques peuvent s'appuyer sur leurs interlocuteurs pour se raconter plus avant. Mais la dialectique des échanges entre la pensée de l'un et celle de l'autre ne fonctionne pas toujours.

## E) Le moi idéal et l'Idéal du moi

### 1) Un critère pour le diagnostic différentiel

Un autre critère évoqué par Christophe Chaperot[1] est le suivant : « Une différenciation entre le moi-idéal et idéal du moi. »

Seul le névrosé fonctionnerait avec un Idéal du moi, sur le mode du projet, de la soumission à l'autorité et du sentiment de culpabilité[2].

La notion de projet, évoquée par Christophe Chaperot[3], a été également conceptualisée par Françoise Dolto et par Piera Aulagnier[4].

Le narcissisme du psychotique fonctionnerait avec un moi idéal, plutôt qu'avec un idéal du moi. Et nombre de psychotiques présentent un sentiment de toute-puissance, une mégalomanie ou bien un sentiment d'infériorité. Les variations de leur estime de soi peuvent aller d'un extrême à l'autre.

Ce fonctionnement se caractérise aussi par une identification à l'image du parent idéalisé. Le moi idéal proviendrait de l'identification primaire et imaginaire à l'image de la Mère toute-puissante (et de l'identification primaire avec l'image d'un père tout-puissant sans doute aussi).

---

[1] CHAPEROT Christophe (1998) *Le diagnostic différentiel névrose-psychose d'un point de vue structural : essais de formalisation, op. cit.*

[2] La soumission à l'autorité est évoquée par Daniel Lagache dans LAGACHE Daniel, *Agressivité, Structure de la personnalité et autres travaux. Œuvres Tome IV*, Paris, PUF, 1982, chapitre « La psychanalyse et la structure de la personnalité », *op. cit.*, p. 227 et p. 230.

[3] D'après CHAPEROT Christophe (1998), *op. cit.*

[4] AULAGNIER Piera, *La violence de l'interprétation,* Paris, PUF, 1975, pp. 193-202.

Le sujet de structure psychotique peut également rechercher une modalité d'existence dans l'aliénation à un groupe social, comme le disent Piera Aulagnier et Jean-Claude Maleval[1]. Selon René Kaës, certaines idéologies sont élaborées dans un rapport d'allégeance au moi idéal. Elles assujettissent ceux qu'elles soumettent en les conformant à un objet idéalisé[2].

Le fonctionnement narcissique basé sur le moi idéal peut s'accompagner de conformisme ou à l'inverse d'une tendance à l'opposition systématique (négativisme).

La distinction du moi idéal et de l'idéal du moi caractérise la névrose, mais l'absence d'idéal du moi ne permet pas de diagnostiquer la psychose, car le névrosé peut lui aussi fonctionner certaines fois sur la base du moi idéal.

Le moi idéal et l'image idéalisée à laquelle il s'identifie sont source d'un sentiment d'unité. Ils rassemblent les personnes et le moi, comme on le voit dans la foule identifiée au leader.

L'Idéal du moi serait une identification symbolique à un trait de la personne à laquelle le sujet s'est identifié. C'est un trait qui marque une différence, un trait caractéristique. L'Idéal du moi permet donc de se différencier.

Le névrosé, disposant d'un Idéal du moi, ne se prend pas tout à fait pour son image ou pour le personnage qu'il incarne dans son rôle social. Il est capable de prendre de la distance, d'avoir notamment de l'humour dans la façon dont il parle de lui.

Le psychotique peut être dans une suridentification où il colle à l'image (moi idéal), sans possibilité de prendre du recul sur le rôle qu'il joue.

Le psychotique peut bien évidemment lui aussi ressentir la différence entre lui et l'autre. Mais ce constat peut être douloureux. C'est le cas dans l'envie, qui crée une tension agressive entre soi et autrui.

Augustin Jeanneau fait remarquer l'existence d'une identification au moi idéal dans le delirium hystérique où la présence de l'autre idéalisé est hallucinée[3].

## 2) L'idéal du moi selon Jacques Lacan

Le moi est toujours plus ou moins un moi idéal, dans la névrose du moins. Dans la psychose, le moi peut se vivre tantôt comme moi idéal et tantôt comme n'ayant pas plus de valeur qu'un déchet.

Lacan a parlé de l'identification symbolique, constitutive de l'Idéal du moi, comme d'une identification à l'autre en tant qu'il parle (l'Autre avec un

---

[1] MALEVAL Jean-Claude (2019), *Repères pour la psychose ordinaire, op. cit.*, p. 132.

[2] D'après KAES René, *L'idéologie. L'idéal, l'idée, l'idole,* Paris, Dunod, 2016, p. 128.

[3] JEANNEAU Augustin, Les délires non psychotiques, Paris, PUF, 1990, p. 43.

grand A, donc[1]). Il a écrit (dans sa critique du rapport de Daniel Lagache) que l'Idéal du moi était une constellation d'insignes[2]. On peut donc supposer que cette identification repose sur des paroles ou des symboles.

Lacan a parlé aussi de la place de l'Idéal du moi comme du lieu d'où le sujet se voit aimable. Lacan parlait à ce propos de l'Idéal du moi comme résultant de l'introjection d'un trait du père. Dans son *Séminaire*[3], il parlait de la façon dont fils et fille se mettaient en scène sous le regard de leur père. Je crois que ce discours, datant de l'époque où la domination masculine était plus forte qu'aujourd'hui, mériterait d'être repensé en tenant compte de l'autorité parentale conjointe.

Lacan parle d'un fils à papa parti pour draguer au volant de sa voiture de sport. Le regard que le fils porte sur lui-même dépend du signifiant « père » auquel il s'identifie. Le regard du père dans ce fantasme n'est pas trop méchant. Le fils peut défier son père en faisant quelques excès de vitesse sans se sentir écrasé par le jugement de sa conscience morale. S'il a sa petite voiture de sport, dit Lacan, c'est parce qu'il est le fils de famille et qu'il est « le fils à papa ». Et si Marie-Chantal s'inscrit au parti communiste, c'est pour faire chier Père. Le signifiant « Père » permet à Marie-Chantal et au fils à papa de s'imaginer et de se montrer. Le père est ici un signifiant qui permet au fils ou à la fille de se contempler sans trop de désavantages au volant de sa petite voiture ou brandissant sa carte du parti communiste.

Pour approfondir ce sujet, on pourra également lire :

- LAMBOTTE Marie-Claude, *Miroir (Stade du)*, In : KAUFMANN Pierre *et al.*, *L'apport freudien. Éléments pour une encyclopédie de la psychanalyse*, Paris, Bordas, 1993.
- Le livre de LE GAUFEY Guy, *Le lasso spéculaire*, Paris, EPEL, 1997.
- L'article de Jean-Pierre Cléro sur « L'Idéal du moi et le moi idéal » dans CLÉRO Jean-Pierre, *Dictionnaire Lacan,* Ellipses, 2008.

Ce faisant le lecteur n'aura pas fait le tour de la question sur le célèbre « stade du miroir », car pour prendre connaissance des diverses façons dont ce thème a été traité il faudrait également lire :

- La citation de Valéry sur l'échange des regards dans MERLEAU-PONTY Maurice, *Signes,* Paris, Gallimard, 1960, coll. Folio essais, pp. 377-378.
- AULAGNIER Piera, *La violence de l'interprétation,* Paris, PUF, 1975, première partie.

[1] LACAN Jacques (1953-1954) *Le séminaire, Livre I, Les écrits techniques de Freud.* Paris, Seuil, 1975, leçon du 31 mars 1954, p. 162

[2] LACAN Jacques, *Remarque sur le rapport de Daniel Lagache : « Psychanalyse et structure de la personnalité »*, In : LACAN Jacques, *Écrits*, Paris, Seuil, 1966.

[3] LACAN Jacques (1960-1961), *Le séminaire. Livre VIII. Le transfert,* Paris, Seuil, leçon de mai 1961.

- DOLTO Françoise, *L'image inconsciente du corps*, Paris, Le Seuil, 1984.
- Pour lire ce dernier ouvrage, on pourra s'aider du livre suivant :
- HALMOS Claude, *Grandir. Les étapes de la construction de l'enfant. Le rôle des parents,* Paris, Fayard, Le Livre de Poche, 2009.
- DOLTO Françoise et NASIO Juan David, *L'enfant du miroir,* Paris, Rivages, 1987.
- GUILLEREAU Gérard, *Les deux corps du moi. Schéma corporel et image du corps en psychanalyse*, Paris, Gallimard, 1996.
- GUILLEREAU Gérard, *Le miroir et la psyché. Dolto, Lacan et le stade du miroir,* Paris, Gallimard, 2003.
- JALLEY Émile, *Freud, Wallon, Lacan. L'enfant au miroir.* Paris, EPEL, 1998.
- ZAZZO René, *Reflets de miroir et autres doubles*, Paris, PUF, 1993.

### 3) Les troubles de la construction de l'identité

Les citations qui vont suivre proviennent du livre de Jean-Claude Maleval, *Repères pour la psychose ordinaire*[1] :

> « La sémiologie des repères de la connaissance spéculaire, qui s'étend de la plus subtile dépersonnalisation à l'hallucination du double, n'a en elle-même aucune valeur de diagnostic quant à la structure du sujet ». (p. 87)

> « [Les troubles de l'identité observés dans la psychose ordinaire] vont de l'inconsistance à la suridentification, en passant par le syndrome "comme si", l'imposture pathologique et le branchement sur un proche. De surcroît, le nouage mal assuré de l'imaginaire se traduit par des phénomènes, souvent associés aux troubles de l'identité, qui témoignent d'une étrangeté du rapport du sujet à son corps : laisser-tomber, émoussement affectif, signe du miroir, capture, transitivisme, etc. » (pp. 87-88)

Certains sujets de structure psychotique ne disposent que de masques labiles pour asseoir leur identité. Cela s'accompagne fréquemment d'un sentiment d'inconsistance lié à la mollesse de ces identifications imaginaires. La présence d'une fausseté ressentie de soi-même est permanente chez certains et ce ressenti apparaît par éclipses chez d'autres (cf. pp. 132-135).

Les efforts portant remède à ce défaut dans la construction de l'identité peuvent être classés de bas en haut, de l'autoscopie jusqu'à l'orientation sur un tenant lieu d'idéal du moi (cf. pp. 135-136) :

- Autoscopie du signe du miroir.
- Imposture pathologique.
- Fonctionnement « comme si ».
- La suridentification.

---

[1] MALEVAL Jean-Claude (2019), *Repères pour la psychose ordinaire.* Paris, Navarin, 2019.

« Le fonctionnement “comme si” est instable : les identifications sont fragiles provisoires. Rare dans sa forme pure, il peut se dégrader en “fantôme magnétique”, mais il peut aussi se dépasser grâce à une identification qui parvient mieux que d'autres à compenser la fonction paternelle. » La mise en place de limites à la jouissance est facilitée lorsque la personne sur laquelle se branche le sujet présente un caractère exigeant. Le respect des limites soutient le moi idéal, lui permettant d'assurer une fonction de masque porté sur l'horreur de l'être objectal (l'objet a). La rencontre d'un maître peut permettre d'arrêter de fonctionnement « comme si ». (pp. 135-136)

« La suridentification s'avère plus solide. Elle arrête le glissement de l'imaginaire : le sujet se trouve pris en masse dans le rôle endossé. Moi idéal et idéal du moi semblent s'y conjoindre dans une imbrication de l'imaginaire et du symbolique. » (p. 136)

## F) LES FANTASMES

Les citations qui vont suivre proviennent du livre de Jean-Claude Maleval, *Repères pour la psychose ordinaire*[1] :

« Le sujet psychotique dispose-t-il d'un fantasme ? Contrairement au névrosé, il ne dispose pas du fantasme fondamental permettant le cadrage de la réalité et la mise à distance de la jouissance. La fonction d'obturation du réel propre au fantasme fondamental n'opère pas ». (p. 141)

« Il est légitime de se poser la question des fantasmes, au pluriel, dans la psychose ». (p. 142)

J. A. Miller propose cette hypothèse : « le fantasme est réalisé dans la psychose et imaginarisé dans la névrose » (p. 143).

Ce bref propos me semble s'éclairer lorsque Maleval écrit[2] : « C'est l'objet pulsionnel qui s'évoque derrière le voile porté par l'image indélébile : elle tend à “réelliser” le fantasme. »

Dire que le fantasme est réalisé dans la psychose pourrait donc signifier que l'objet réel de la pulsion sexuelle s'y trouve à découvert ou pas suffisamment voilé. Dire que le fantasme est imaginarisé dans la névrose signifierait que l'image du moi dans la scène du fantasme voile suffisamment par son étoffe imaginaire l'objet petit *a*, la cause du désir. Cependant Miller emploie le verbe « réaliser » et non pas « réelliser ». Réaliser son fantasme, c'est dire que la chose est faite dans la réalité actuelle. Le névrosé qui fantasme imagine bien la réalisation d'un acte, mais il ne sait pas trop de quoi il se satisfait dans cette histoire parce que c'est un désir refoulé qui s'y manifeste. Le névrosé peut penser que cet acte ne se réalisera jamais, qu'il est trop tôt ou trop tard pour cela, ou bien il peut espérer que cela ait lieu un jour. On peut supposer que le rapport au temps

[1] *Ibid.*
[2] *Ibid.*, p. 150.

du psychotique qui fantasme serait différent. Pour lui, « c'est maintenant que cela se passe ». Il ne s'agirait pas d'un désir à satisfaire, mais d'une jouissance immédiate[1].

Les images indélébiles forment un équivalent du fantasme fondamental dans la structure psychotique.

L'image indélébile oriente vers un mode de jouissance tout en procurant un soutien au moi idéal du sujet (cf. p. 169).

Les images indélébiles datent le plus souvent de l'enfance, elles semblent s'être mobilisées à la puberté quand émergent les questions afférentes au désir. Le sujet psychotique, qui ne dispose pas de la réponse phallique, puise dans ses souvenirs les images les plus appropriées à fournir un cadre à la jouissance de l'Autre et un support à son moi idéal. Ces images tempèrent l'accès à l'objet *a* en le cadrant dans une scène. Chacune de ses images indélébiles indique au sujet une manière de se situer comme objet dans le rapport à l'Autre (cf. p. 170).

Les images présentées dans les exemples donnés dans ce livre laissent subsister un rapport peu médiatisé à un Autre jouisseur devenant féroce dès que son désir intervient. Ce qui signe le plus sûrement la structure psychotique réside dans la propension de ces sujets à répondre par un sacrifice d'être à ce qu'ils supposent attendu par l'Autre. Automutilations, suicides, mais aussi bien déchéances diverses peuvent être convoquées dans ce but (cf. p. 171).

> « [...] la capacité de ces images à cadrer la jouissance de l'Autre fait obstacle au déclenchement de la psychose. Elles fournissent un équivalent du fantasme fondamental du névrosé, en proposant un écran propre à soutenir la consistance de l'Autre et un scénario apte à procurer du plaisir. Toutefois leur présence de toujours à la conscience, peu compatible avec l'action du refoulement, leur aptitude à border une jouissance non phallique, leur voile précaire porté sur l'objet pulsionnel, ainsi que leur caractère décisif quant à l'orientation du sujet dans l'existence [indiquent que nous sommes en présence d'une structure psychotique] ». (pp. 171-172)

[1] C'était là un commentaire personnel. Je reprends ensuite les citations extraites du livre de Maleval.

# IV) Différencier les délires, psychotique ou non

## A) Le travail de Jean-Claude Maleval sur les délires

Jean-Claude Maleval a produit un travail remarquable sur les délires[1]. Je ne peux pas résumer ici son œuvre. Je citerai simplement ces quelques pages du livre *Logique du délire,* qui sont importantes pour le diagnostic différentiel[2].

« [Le concept de délire] reçoit en français un sens plus ambigu encore qu'en d'autres langues. Il désigne deux ordres de phénomènes distincts, l'un est une expérience de la conscience troublée, vécue sur un mode plutôt passif, comme dans le rêve, dont les confusions mentales d'origine toxique fournissent le meilleur exemple, "*delirious state*", disent les Anglais, "*deliriose Zustand*", selon les Allemands. L'autre est un ensemble systématique d'idées souvent étrangères à la réalité de l'observateur, qui s'insèrent activement dans les relations permanentes qui unissent le sujet à son entourage, les convictions paranoïaques en sont les plus exemplaires, "*delusion*", selon les Anglais, "*Wahn*" pour les Allemands. Ainsi, afin d'insister sur cette importante différenciation, Ey, Bernard et Brisset proposent, en leur *Manuel de psychiatrie*, des dénominations nouvelles, le Délire, avec une majuscule, correspondrait aux idéations systématisées, tandis que le "*delirium*" désignerait mieux les expériences d'un imaginaire débridé. En plusieurs occasions, Ey, après bien d'autres auteurs, insiste sur la distinction entre "une expérience de l'imaginaire inconscient analogue au rêve" et "une idéation qui émerge d'un travail discursif inconscient". »

« À partir des travaux de Lacan, le concept de délire semble aujourd'hui pouvoir trouver une détermination plus rigoureuse, en désignant, selon la formule déjà citée de C. Soler, un "procès de signifiantisation, aussi réduit soit-il, par lequel le sujet parvient à élaborer et à fixer une forme de jouissance acceptable pour lui", tandis que le *delirium* dans ses formes aiguës, consiste en une vacillation de la structure du fantasme, dans ses formes chroniques, en une construction onirique envahissante. »

---

[1]MALEVAL Jean-Claude (1981), *Folies hystériques et Psychoses dissociatives,* Payot, Paris, 1981.
MALEVAL Jean-Claude (1997), *Logique du délire*, Masson, Paris, 1997.
MALEVAL Jean-Claude (2000), *La forclusion du Nom-du-Père. Le concept et sa clinique,* Seuil, Paris, 2000.
[2] MALEVAL Jean-Claude (1997), *op. cit.*, pp. 51-52

## B) Le travail d'Augustin Jeanneau sur les délires non psychotiques

Augustin Jeanneau[1], dans *Les délires non psychotiques*, distingue deux problématiques sous-jacentes aux délires. La première, névrotique, est un drame humain qui se pose en termes de conflit pulsionnel. La seconde, psychotique, se pose en termes d'incertaine identité. Il écrit :

> « Deux problématiques qui, se croisant en bien des points, n'en désignent pas moins deux ordres de perspective foncièrement différents. Parce que ce n'est pas la même chose d'organiser la relation avec autrui en fonction des dangers que fait courir au sujet ce qu'elle contient de désir et d'interdit, de violence et de déception, de risque de rétorsion, ou plus simplement de rupture, voire d'impossibilité, parce que *de tels enjeux névrotiques ou dépressifs* n'ont pas de commune mesure, assurément, avec *le paradoxe psychotique* concernant les assises mêmes de la rencontre, dont le sol se dérobe à l'échange, quand l'espace psychique s'y trouve, en effet, écrasé par l'altérité impensable et sans distance d'un objet incompatible avec sa propre existence, quand la vie mentale se déroule à côté de l'être en menaçant son unité et que s'enroule sur lui-même le symbole pris à la lettre[2]. »

*Le délire névrotique exprime le conflit entre le moi et le ça.* Il traite l'angoisse de perdre l'objet, ou de perdre son amour, ainsi que le sentiment de culpabilité.

Dans la névrose :

> « [...] l'organisation intérieure des instances psychiques ne parvient plus à négocier l'aménagement de la vie pulsionnelle et l'équilibre des forces, sans mettre dans son jeu les données de la réalité, sans faire appel au délire. Lequel exprime, à cet endroit, le fond du conflit névrotique, traitant à sa façon la culpabilité, tous rôles alors redistribués, toute satisfaction déplacée. À moins qu'il ne vise, plus directement, dans une urgence plus narcissique et contre-dépressive, à sauver la relation, maintenir la présence et exiger l'amour, fût-ce dans la poursuite ou par l'emprise ».

*Le délire psychotique répond à la déstabilisation du moi et de la réalité, menacés dans leur existence même.*

> « Quand c'est la psychose, au contraire, qui est maître d'œuvre du délire, pulsions et conflit n'y ont pas une moindre part, si ce n'est qu'ils sont la cause ou l'expression d'un bouleversement qui dépasse les seules apparences du désir ou de la haine et ne met rien de moins en danger que les fondements de l'existence et les limites individuelles. Ainsi s'engage le travail délirant dans l'impossible tâche de repenser le mystère de la nature intime de l'être et des lois universelles. Il n'est pas de délire psychotique qui, sous les dehors de la banalité et tous les jours de la semaine, n'exprime les plus métaphysiques préoccupations sur les origines, l'existence et la vie, le temps, l'espace, l'âme et le corps, la matière et l'esprit[3]. »

---

[1]JEANNEAU Augustin, *Les délires non psychotiques*, Paris, PUF, 1990.
[2] *Ibid.*, pp. 7-8.
[3] *Ibid.*, p. 8.

Dans la schizophrénie, un sentiment d'empiètement intrusif menace l'identité[1]. Jeanneau[2] parle de l'impossibilité pour le psychotique de trouver une place au milieu des autres choses et des gens. Il donne cet exemple impressionnant d'un défaut de séparation et de distance entre les corps : une « jeune fille parlant à sa mère a senti subitement la main de celle-ci qui s'approchait de son sac entrer en elle comme jusqu'au fond de la poitrine ».

Dans le chapitre I Augustin Jeanneau commence à distinguer le délire hystérique des délires psychotiques. Dans la névrose hystérique, l'échec du refoulement permet l'expression d'un fantasme « défoulé » réalisant le désir dans une hallucination. Augustin Jeanneau introduit également dans ce chapitre la problématique narcissique des délires que l'on rencontre dans la mélancolie et dans les états limites. Le risque y est narcissique et le sujet doit se défendre contre une possible dépression, parce que la perte de l'objet entraîne l'effondrement du moi, la perte de libido, l'hémorragie narcissique.

Dans le chapitre II, Augustin Jeanneau traite de *l'expérience délirante aiguë.*

Il reprend l'étude du délire hystérique qu'il caractérise par trois traits essentiels : le retournement de l'inconscient, la toute-puissance hallucinatoire et la tendance idéalisante[3].

L'expression « retournement de l'inconscient » exprime le fait que le refoulé prenne le dessus sur la force de refoulement du moi. Il règne une suprématie du fantasme défoulé sur les exigences habituelles d'un moi qui ne semble plus compter. Le champ de la conscience est envahi par la fantasmagorie des complexes inconscients[4]. Dans l'exemple donné, une jeune femme qui se coiffe devant sa glace voit son visage transformé en celui d'un diable. Et elle trouve que la propriétaire de son logement n'est pas rassurante non plus, avec ses airs d'être quelqu'un d'autre[5].

Le second trait est la « régression aux premiers temps hallucinatoires, dont l'intention mégalomaniaque n'est pas toujours ressentie, mais qui n'en consiste pas moins à ce que l'objet apparaisse avec le désir qu'on en a, pour un “moi-plaisir purifié” qui est — ou plus exactement se sent être — tout ce qu'il veut[6] ». Freud donnait l'exemple d'une mère tenant dans ses bras un misérable morceau de bois prenant la place de son enfant disparu. L'hystérique espère une fusion chaleureuse avec une personne qui lui manque. Le délire vise à protéger le sujet d'une possible dépression[7].

L'objet d'élection ainsi halluciné se trouve porté sur les sommets de l'idéalisation, où la perfection qui lui est conférée élève d'autant le sujet qui l'admire ; comme l'amoureux transi dans sa petitesse se sent transporté par

[1] D'après *ibid.*, p. 22.
[2] *Ibid.*, p. 46.
[3] D'après *ibid.*, p. 42.
[4] D'après *ibid.*, p. 39.
[5] D'après *ibid.* pp. 39-40.
[6] *Ibid.*, p. 40.
[7] *Ibid.*, pp. 36-37.

l'être aimé, quand l'idéal du moi en effet se confond avec l'objet. Augustin Jeanneau précise : plutôt qu'un idéal du moi soucieux des formes de son être, c'est un moi-idéal[1]. L'idéalisation est utilisée pour supprimer le conflit et combler la dépression réactivée par celui-ci, dans une exaltation[2].

Chaperot serait-il d'accord avec l'emploi du terme « moi idéal » par Jeanneau dans ce cas de névrose ? Chaperot s'appuie, entre autres critères, sur la différence entre Idéal du moi et moi-idéal pour distinguer névrose et psychose. Mais rappelons qu'il ne pose pas un diagnostic de structure sur la base d'un seul critère.

Augustin Jeanneau montre que dans l'expérience délirante aiguë des sujets psychotiques, les catégories de l'espace et du temps perdent leur rôle organisateur de la vie psychique[3]. Il s'agit d'une mise en cause fondamentale de l'être : « Ébranlement narcissique quand on ne découvre l'autre que pour s'en trouver menacé par sa réalité et dangereusement défait dans sa propre unité[4]. » Jeanneau illustre son propos par des exemples : « les gens d'en face se font curieusement menaçants et les choses habituellement fixes mobiles quant à leurs contours et leur place[5] ».

Rappelons à ce propos les mots de Didier Anzieu[6] :

> « Avant de devenir un cadre contenant des objets, l'espace est indissocié des objets qui l'occupent. L'expression même "d'objets qui l'occupent" n'a aucun sens. Cette indifférenciation de l'objet et de la place occupée par lui dans l'espace est cause d'une des angoisses les plus archaïques auxquelles le psychisme a à faire face, l'angoisse de voir un objet qui se déplace, arracher la place de l'espace dans lequel il se trouve, l'entraîner avec lui, traverser d'autres objets auxquels il se heurte en détruisant leur place[7] ».

Augustin Jeanneau remarque dans l'expérience délirante comme un excès au niveau de la perception et un manque dans la pensée.

> « Comme si l'inconscient se heurtait de front aux données de la réalité, sans permettre un travail psychique qui inscrirait la perception dans un monde intérieur organisé, pour intégrer et équilibrer le jeu du désir dans ses rapports au dehors. Lorsque surgit l'insolite, l'intuition s'impose ou se dissimule au sujet de quelque défaillance interne ; et qu'il s'agisse du débordement pulsionnel qui conduira au crépuscule hystérique ou du sentiment de dépossession psychotique de la vie mentale obligeant à une laborieuse reconstruction de tout, n'est-ce pas au niveau du préconscient [...], que le maillon a sauté dans la chaîne des phénomènes[8] ? »

---

[1] D'après *ibid.*, p. 43.
[2] D'après *ibid.*, p. 41.
[3] D'après *ibid.*, p. 44.
[4] *Ibid.*, p. 44.
[5] *Ibid.*, p. 46-47.
[6] ANZIEU Didier et al., *Les enveloppes psychiques,* Paris, Bordas, Dunod, 1987, pp. 6-7.
[7] Lire aussi à ce propos ANZIEU Didier, *Le double interdit du toucher,* In : *Nouvelle revue de psychanalyse,* n° 29, 1984, Paris, Gallimard, p. 184.
[8] JEANNEAU Augustin, Les délires non psychotiques, *op. cit.*, p. 55.

La chose insolite perçue participe au déclenchement du délire, qui va tenter de la penser. Le travail psychique qui n'a pas été effectué par le préconscient rend nécessaire l'interprétation délirante. Celle-ci représente un véritable retournement pour application extérieure du travail préconscient qui avait fait défaut[1].

Augustin Jeanneau reparlera, à la fin de ce chapitre, de la tentative explicative à l'œuvre dans le délire et de sa fonction de liaison de ce qui surgit sans contrôle.

Augustin Jeanneau parle ensuite du rapport au langage et aux symboles ainsi que de la pensée et du rapport au sens dans les délires de sujets hystériques ou psychotiques. Le symbole qui se découvre et coïncide avec la chose inquiète hystérique. Par exemple, une patiente redoute d'apercevoir, au travers de tout objet qui lui ressemble, l'urne funéraire qui a contenu les cendres de son père. Les choses sont différentes dans la psychose où il s'agit de la faillite d'un symbolisme atteint dans son principe même.

Dans l'univers psychotique, le surgissement de l'insolite peut se faire de deux manières. Dans un premier cas de figure, l'existence même de ce qui est perçu sans être mis en doute se pose d'emblée comme un insoluble problème métaphysique. Surchargés ou insuffisants, les êtres et les choses manquent d'un label d'évidence[2].

> « Alors, le psychotique découvre un beau jour que plus rien n'est vraiment sûr ni à coup sûr tout à fait vrai. Tantôt ce qu'il voit n'est plus qu'une fausse réalité ; tout s'y déploie dans un décor qui n'est que factice agencement ; les personnes ne sont que leur propre sosie, et cet homme est persuadé d'avoir été transporté dans un autobus d'opérette pour aller faire ses courses dans des boutiques postiches où lui ont été vendus de faux objets, et puis ce curieux cortège qu'il a croisé, un enterrement qui n'en était pas un et la tête des gens dans la rue, et leur démarche qui n'étaient pas "tout à fait ça". Tantôt c'est la présence même des choses, dont la substance par trop lourde s'impose sans donner ses raisons, qui sont, ce jour-là, demandées.
>
> Comme si tout partait d'une base inexacte, d'une géométrie euclidienne aux postulats impossibles. Mais c'est être qui n'est pas possible, s'il s'agit en effet d'exister au milieu du reste ; [...] c'est une place en dehors de son propre corps, au milieu des autres choses, que le psychotique attendait de voir désignée implicitement par sa mère[3] ».

C'est dans ce dernier cas de figure, me semble-t-il, que le psychotique délirant est tout entier porté à saisir le sens profond de la chose vue. La vision du monde s'est soudainement drapée de mystère et de clarté. Le sujet est persuadé que tout a un sens. Il y a de la signification. Laquelle ? Il ne le

---

[1] D'après *ibid.*, p. 55.
[2] D'après *ibid.*, p. 60.
[3] *Ibid.*, p. 61.

sait pas. Mais elle vient au premier plan, elle s'impose, et pour lui elle est parfaitement compréhensible[1].

Le diagnostic de structure n'est pas facile à réaliser. Augustin Jeanneau nous met en garde :

> « Rien n'est, en tout cas, aussi simple qui nous permettrait de désigner sans hésiter comme psychotique tout ce qui surgit comme surchargé de sens, et qui peut aussi bien relever un mouvement névrotique ou de l'ébranlement narcissique[2] ».

Augustin Jeanneau, à la fin de ce chapitre, montre la tentative à l'œuvre dans le délire hystérique de lier par la pensée la rencontre insolite, étrangement inquiétante. Lorsque le refoulement est en échec et que le refoulé surgit, le délire peut s'accompagner d'extase ou d'angoisse. Une bouffée délirante peut se produire, dans la panique. Le délire hystérique apparaît alors entre panique et tentative de maîtrise. L'interprétation qui se développe dans le délire, en référence à une idée de culpabilité, est une tentative d'explication visant à retrouver la maîtrise[3].

Augustin Jeanneau parle aussi de la crise maniaque. La manie est une recherche d'excitations redonnant du tonus au moi déprimé. Le préconscient s'embrase. La pensée préconsciente va trop vite, plus vite que les mots. Elle recherche l'explication. L'ambiance se fait signification d'un secret qu'on possède sans pouvoir le saisir[4].

Dans la psychose le préconscient est solidement organisé, mais foncièrement inconsistant, puisqu'au nœud de la psychose les mots se répondent les uns aux autres sans vouloir pourtant rien dire.

> « La spécificité des élucubrations rationnelles du psychotique se tient dans un système d'échanges où quelque nouvelle loi des corps réglerait la distance à l'autre et le cours des phénomènes. »

Il s'agit dans la schizophrénie de maîtriser un système verbal qui doit perdre du corps.

> « En cas de psychose aiguë, au contraire, ce n'est pas une *pensée réifiée* qu'il faut repousser au-dehors, mais une *réalité non pensée* que le sujet tente vainement d'accrocher au langage verbal qui […] s'affole sans grand résultat ».

Dans le chapitre III Augustin Jeanneau évoque les différents délires qui défendent le sujet déprimé face au risque de la dépression : les délires hypocondriaques que l'on peut rencontrer chez des sujets de structure névrotique ou psychotique, le délire mélancolique, l'état maniaque, le délire de relation de Kretschmer (chez des sujets de structure névrotique), le délire paranoïaque, le délire de jalousie, l'érotomanie.

---

[1] D'après *ibid.*, pp. 63-64 — Jeanneau fait ici référence à Lacan.

[2] *Ibid.*, p. 66

[3] D'après *ibid.*, pp. 68-70.

[4] D'après *ibid.*, pp. 73-75.

Dans les états limites et les névroses, Augustin Jeanneau semble considérer que l'effondrement du moi consécutif à la perte de l'objet s'accompagne d'une régression narcissique qui se produit avant le délire. Sigmund Freud pensait que la régression narcissique caractérisait les pathologies psychotiques. Augustin Jeanneau conteste cette thèse. Il considère notamment que la structure de la personnalité de l'Homme aux loups était celle d'un névrosé, un hystérique[1]. Il explique la folie de ce dernier, sa période délirante, par un moment dépressif, une régression narcissique et une anxiété hypocondriaque. Il écrit[2] : la psychose n'a rien à voir dans cette histoire.

> « Car tout ce qui, chez l'Homme aux loups, échappe à la problématique névrotique du conflit pulsionnel se déroule, du sentiment d'étrangeté à la dysmorphophobie, en fonction d'une régression narcissique qui n'indique pas pour autant la psychose, mais se tient plus précisément dans l'insuffisance dépressive. »

Dans ce chapitre III, Augustin Jeanneau parle de la personne qui est l'objet d'un transfert ou d'une relation amoureuse, de la peur de la perdre, de la relation anaclitique caractéristique des états limites, de l'attente déçue, de la perte de l'objet et de l'effondrement du moi, de la souffrance de n'être plus rien, du mauvais objet, de la tentative de récupérer l'objet, de l'incorporation de l'objet, de l'acharnement du mélancolique sur cet objet incorporé, de l'organe qui persécute l'hypocondriaque, de la projection du mauvais objet sur autrui, du sentiment de persécution, de la tentative de maîtriser l'autre dans la relation passionnelle.

Augustin Jeanneau écrit[3] :

> « Le déprimé, qui ressent l'absence en ses tréfonds et reçoit en plein visage les blessures de la honte, aspire avec ardeur à l'absolu relationnel et est prêt, plus que quiconque, à s'en remettre au délire pour tenter de forcer l'impasse où tout est marqué d'impossible. La détresse cherche anxieusement comment réagir au manque, fût-ce au prix de la persécution, du poids de la faute ou des tourments de la passion. Nécessaire haine, culpabilité restauratrice, amour sans concession, toutes formes délirantes d'une relation émergeant d'une même insaisissable souffrance de n'être rien. Et que l'excès ne suffit pas à définir, parce qu'elles se ramassent dans l'étroite nécessité relationnelle dont les rigueurs valent mieux que l'isolement absolu de la nullité de soi. Si le délire se tient comme toujours sur les dehors de l'être, c'est en ce cas par défaut d'un objet dont la défaillance entraîne le narcissisme dans la catastrophe, et rien n'y ressemble à ce que le psychotique s'emploie, au contraire, à maintenir en périphérie d'un "trop" objectal qui lui soustrait sa propre substance. »

On rencontre il est vrai l'hypocondrie, toujours en rapport avec une tendance dépressive, dans la psychose. Mais le délire qui se construit ensuite

[1] D'après *ibid.*, p. 98 et 102.
[2] *Ibid.*, p. 97.
[3] *Ibid.*, p. 81.

manifeste l'intrusion de l'autre dans le corps du sujet, comme dans le délire du président Schreber qui ressentait la présence de Dieu, les rayons divins, dans son corps. Augustin Jeanneau écrit[1] :

> « Intimité étrangère à soi-même, l'hypocondrie du psychotique est devenue infiltration de l'autre toujours là, tapi dans les moindres recoins de l'être. »

Dans le chapitre IV, Augustin Jeanneau parle de l'homosexualité, de la projection, de l'hallucination, et de la pensée.

Selon la nature du danger encouru par le sujet, il distingue les types d'organisation ou de structures sous-jacentes à la manifestation délirante. Jeanneau évoque des risques différents encourus par le sujet selon sa structure ou l'organisation de sa personnalité : « selon que la menace concernera la castration, l'amour ou l'intégrité de soi[2] ».

*L'angoisse de castration caractérise la structure névrotique*

L'*angoisse* de perdre l'objet aimé est différente de la crainte de ne plus être aimé par l'objet. Ces deux cas de figure me semblent présents dans la *dépression*. L'angoisse de perte de l'objet caractérise *l'état limite* (selon Bergeret).

*Quant à l'intégrité de soi, elle est menacée lors de la décompensation psychotique.*

Jeanneau indique différents types de souffrances, d'angoisses et de craintes qui me semblent caractéristiques des différentes structures :

- *l'angoisse de castration et la crainte d'être pris en faute, dans la structure névrotique ;*
- *la détresse et la solitude profonde de l'être dans la dépression ou l'état limite ;*
- *l'angoisse d'aliénation et la dépossession de soi dans la structure psychotique*[3].

Jeanneau montre les particularités de l'hallucination auditive dans les différentes problématiques, névrotique, narcissique et psychotique. La voix de la conscience, qui peut se manifester dans la névrose, ne doit pas être confondue avec l'hallucination auditive du psychotique, qui vient ébranler les assises profondes de l'être.

*Comment redéfinir la psychose ?*

« La notion de délire non psychotique nous oblige à réduire le sens du terme de psychose, et c'est là que les ennuis commencent », écrit Jeanneau[4].

---

[1] *Ibid.*, p. 87.
[2] *Ibid.*, p. 131.
[3] D'après *ibid.*, p. 180.
[4] *Ibid.*, p. 23.

Augustin Jeanneau semble tenté de redéfinir la psychose en prenant la schizophrénie comme paradigme et en la caractérisant par une insuffisance fondamentale de l'être, une étrangeté à soi-même[1], une difficulté à exister parmi les autres, voire à trouver une place parmi les choses[2]. Il suggère d'étendre le champ de la schizophrénie en y incluant les délires chroniques des auteurs français ou paraphrénies kraepeliniennes, ainsi que les bouffées délirantes aiguës.

> « Mais l'accord est loin d'être fait pour donner ainsi son sens large au terme de schizophrénie, et tout le monde n'est pas prêt non plus à y cantonner la psychose, jugée alors comme trop étroitement logée. Il apparaît pourtant que cette dernière notion se fait bien vacillante en dehors de ces limites[3]. »

Rappelons que Lacan et ses élèves, à la suite de Freud, se réfèrent à la paranoïa, plutôt que la schizophrénie, pour définir la psychose.

La notion de psychose se fait vacillante en dehors du champ de la schizophrénie, nous dit Augustin Jeanneau. Car, à propos de la régression narcissique, « sur le lieu du repli libidinal, là où précisément les choses se préparent au délire, le désinvestissement objectal ne fait pas l'unanimité sur sa nature psychotique[4] ».

Seconde remarque de Jeanneau :

> « Et l'unité de la psychose ne se maintiendra pas mieux autour des défenses trop souvent invoquées pour la désigner, et pour la seule raison qu'elles ont un caractère massif et une action amputante sur la vie mentale et les nuances relationnelles. Car c'est l'enjeu en cause et la problématique profonde que l'on doit considérer pour définir la nature du processus. »

Augustin Jeanneau pense aux mécanismes de défense suivant : idéalisation, clivage, identification projective ; défenses que l'on retrouve dans les pathologies limites et non pas uniquement dans la psychose[5].

Rappelons que Piera Aulagnier faisait une remarque similaire[6] :

> « Les formes que revêt pour le regard de l'observateur le discours psychotique ne sont jamais effet du hasard et ne peuvent se comprendre par la simple analyse du mode de défense qu'elles privilégient. »

Elle dénonçait un glissement dans les théories sur la psychose, consistant à :

> « [...] mettre entre parenthèses les questions que la psychose pose au profit d'*une* question plus abordable et que dès lors on identifiera à *la* cause ; ce qui permettra de déclarer secondaires celles pour lesquelles on n'a pas de réponses. C'est là une tendance réductrice dont l'usage fait du concept kleinien d'identification

---

[1] D'après *ibid.*, p. 24.
[2] D'après *ibid.*, p. 61.
[3] *Ibid.*, p. 24.
[4] *Ibid.*, p. 24.
[5] D'après *ibid.*, p. 25.
[6] AULAGNIER Piera, *La violence de l'interprétation*, Paris, PUF, 1975, pp. 218-219.

projective ou du concept lacanien de forclusion du nom du père donne deux exemples caractéristiques. Il nous semble que ces travers reprennent à leur compte, sans le savoir, une même position de rejet concernant la spécificité, un message qui embarrasse et inquiète. »

Je me souviens de m'être raccroché pendant des années à la distinction commode de trois mécanismes de défense pour distinguer névrose, psychose et perversion.

Troisième remarque d'Augustin Jeanneau :

> « Et dans les brutalités archaïques de la vie pulsionnelle, quand le prégénital en reste, en deçà de l'Œdipe, au jeu à trois entre le bon et le mauvais, se trouve-t-on placé plus sûrement sur le terrain de la psychose ? La notion d'état limite a dépassé cette hésitation et n'en est plus à l'idée d'un quelque chose qui se tiendrait à la limite de ce qu'il n'est pas. Car sur un axe essentiellement narcissique, ce qu'éprouve le sujet de sentiment de déficit pour n'avoir pas accès aux identifications post-œdipiennes le situe dans les marches de la dépression. Dans une région d'ailleurs où les systèmes défensifs, de clivage en particulier, permettent à l'état limite de s'exprimer au travers de ce qui n'est pas véritablement délirant ; ce qui nous montre en même temps comment la psychose, pour sa part, a manqué de s'en servir[1], quand elle n'a pu faire, pour cette raison, l'économie du délire[2] »

---

[1] Le psychotique n'aurait pas pu se servir du clivage. Si je comprends bien cette phrase.

[2] JEANNEAU Augustin, Les délires non psychotiques, *op. cit.*, p. 25.

# V) La psychose selon Piera Aulagnier

Nous présenterons dans ce chapitre essentiellement les thèses présentées par Piera Aulagnier dans son livre, *La Violence de l'interprétation*[1].

## A) La psychose

Piera Aulagnier, pour son étude de la psychose, se repère au délire et à deux formes cliniques de psychoses de l'adulte : la schizophrénie et la paranoïa. Elle évoque aussi en passant les psychoses infantiles, mais sans développer ce sujet. Elle considère la schizophrénie et la paranoïa comme deux modes de représentation que forge le Je de sa relation au monde (cf. p. 222).

Je trouve intéressante la complexité de l'approche de Piera Aulagnier. À première vue elle met l'accent sur l'importance du sens et de la construction de l'identité du sujet, qui sont difficiles à construire dans les psychoses. Mais en y regardant de plus près, elle constate des problèmes à différents niveaux (originaire, primaire, secondaire ; individuel, mais aussi familial et social).

## B) Les niveaux de fonctionnement psychique

Freud avait déjà constaté l'infiltration de la parole par les processus primaires dans la psychose, où les mots sont traités comme des choses. Piera Aulagnier a remarqué l'attraction exercée par ce qu'elle appelle les pictogrammes. La psychose se caractérise, entre autres choses, par la force d'attraction exercée par l'originaire (cf. p. 20).

Qu'est-ce qu'un pictogramme ?

Comme l'écrit Sophie de Mijolla-Mellor[2] : « Dans le pictogramme, le Je est ramené à cette phase où il n'existait pas encore et il s'identifie, se reflète dans une bouche pleine ou vomissante, un excrément retenu ou expulsé, etc. ».

---

[1] AULAGNIER Piera, *La violence de l'interprétation*, Paris, PUF, 1975.

[2] DE MIJOLLA-MELLOR Sophie, *Penser la psychose. Une lecture de l'œuvre de Piera Aulagnier,* Paris, Dunod, 1998, p. 99.

Piera Aulagnier écrit : « Quand l'enfant vomit, il voit dans cette flaque sale qui se répand, qu'on éponge avec dégoût, lui-même et son propre corps[1]. »

J'indique ici les correspondances entre le vocabulaire de divers auteurs : les processus originaires et les pictogrammes se situent au niveau de ce que j'appelle le monde sensible ressenti.

Henri Rey-Flaud[2] situe les pictogrammes au niveau des « empreintes » dans sa théorie des registres d'inscription.

Les signifiants formels dont a parlé Didier Anzieu[3] s'apparentent aux pictogrammes.

Selon Piera Aulagnier, la rencontre de l'être vivant avec le milieu qui l'entoure va être à la source de trois « espaces-fonctions » (cf. p. 21) :

- *L'originaire* et la production pictographique ;
- *le primaire* et la représentation scénique (le phantasme) ;
- *le secondaire* et la représentation idéique, soit la mise-en-sens comme œuvre du Je.

Ces différentes façons de représenter coexistent généralement.

« Tout acte, toute expérience, tout éprouvé donne lieu conjointement à un pictogramme, à une mise en scène, à une mise en sens. Du pictogramme le sujet ne peut avoir aucune connaissance directe, il est au pouvoir de l'analyste d'entrevoir certains de ses effets et de tenter d'en construire un modèle connaissable par le Je, à l'opposé, l'œuvre de la mise-en-scène propre au primaire dont témoigne la production fantasmatique a le pouvoir de s'infiltrer dans le champ du secondaire bien que ce dernier reste régi par un travail de mise-en-sens que l'on doit à l'instance appelée Je. » (p. 21)

La mise en sens de l'expérience dépend de sa mise en mot, mais aussi de la construction identitaire du Je.

### C) Les lignes de faille du cristal de la structure selon Piera Aulagnier

Aulagnier[4] présente le Je comme un puzzle et utilise le caractère composite du Je pour situer les diverses *potentialités (psychotique, névrotique, perverse ou persécutive)* les unes par rapport aux autres :

---

[1] Citation faite par Sophie de Mijolla-Mellor (*Ibid.*, p. 99), extraite du livre de AULAGNIER Piera, *Un interprète en quête de sens,* Paris, Ramsay, 1986.

[2] D'après REY-FLAUD « Je ne comprends pas de quoi vous me parlez. Pourquoi refusons-nous parfois de reconnaître la réalité ? » *op. cit.*, p. 92.

[3] ANZIEU Didier *et al.*, Les enveloppes psychiques, *op. cit.*, p. 13.

[4] D'après DE MIJOLLA-MELLOR Sophie, *Penser la psychose. Une lecture de l'œuvre de Piera Aulagnier, op. cit.*, p. 47 ; où elle cite un extrait de l'article d'Aulagnier : AULAGNIER Piera, *Le potentiel, le possible et l'impossible : catégories et repères du champ clinique,* In : *Topique,* n° 62, 1997, p. 11.

« On rencontrera toujours dans la constitution (du puzzle du Je) des lignes de fragilité, ou encore la potentialité d'une fissure. Cette fissure peut se situer à l'intérieur de l'assemblage central : nous aurons à faire la *potentialité psychotique* qui se définit [...] par un conflit entre identifiant et identifié. »

C'est-à-dire que le sujet ne se retrouve pas dans les discours que sa mère principalement, mais aussi son père et la société, tiennent sur lui.

L'enfant ou l'adolescent se trouve dans une situation familiale qui l'empêche de construire son style et de faire reconnaître son image.

Aulagnier exprime cela ainsi : « Je ne suis pas ce que vous voyez, je ne suis pas ce Je que vous pouvez enfermer, exclure, interner, je suis un identifiant auquel on a imposé un identifié qui n'est pas son œuvre[1]. »

Piera Aulagnier décrit ensuite une autre localisation possible de la fissure dans le puzzle du Je :

« Elle peut se situer entre cet assemblage premier et ces pièces ajoutées qui témoignent de ce qu'est devenu et surtout de ce que devient indéfiniment le Je. Nous serons là confrontés à la *potentialité névrotique*, ou encore à un conflit entre le Je et ses idéaux[2].

[...]

Mais un troisième risque est possible : les pièces du puzzle sont apparemment bien emboîtées, mais le constructeur ne reconnaît pas dans le tableau qui en résulte le modèle dessiné sur le couvercle et que le puzzle était censé reproduire. Nous rencontrons là la *potentialité* perverse ou plutôt *persécutrice*, recouvrant les manifestations symptomatiques que j'ai analysées sous le terme de relations passionnelles[3]. »

## D) Les conditions d'apparition d'une psychose

### 1) Les causes familiales et sociétales et le choix du sujet

Piera Aulagnier parle de ce qui conditionne l'apparition d'une maladie psychotique. Elle évoque des déterminismes familiaux et même sociétaux, tout en tenant compte du choix du sujet qui pourra dans le meilleur des cas modifier l'interprétation de son histoire et construire son projet de vie.

De nos jours on n'ose plus parler du déterminisme familial dans la production de l'autisme ou de la psychose. L'abandon de l'hypothèse de la pathogenèse familiale apparaît comme un prérequis lors de consultations familiales, écrit Jacques Miermont, lorsqu'il parle des familles d'enfants autistes[4].

---

[1] D'après DE MIJOLLA-MELLOR Sophie, *Penser la psychose. Une lecture de l'œuvre de Piera Aulagnier, op. cit.*, p. 46.

[2] *Ibid.*, p. 47.

[3] *Ibid.*, p. 47.

[4] MIERMONT Jacques. *Thérapie familiale et psychiatrie.* Rueil-Malmaison, éditions Doin, 2010, 2e éd., note 4 en bas des pages 200 et 201.

À propos des conditions d'apparition d'une psychose et des causes à l'origine de cette maladie, je renvoie à la lecture du livre de Piera Aulagnier, *La Violence de l'interprétation*.

On pourra consulter les pages :

- 182-192 et 284 (sur le contrat narcissique et à propos du rôle de l'exclusion ou de l'aliénation imposée par la société),
- 217-222 (à propos du rôle que jouent les expériences effectivement vécues : la construction du délire psychotique utilise des éléments de réalité pour faire une histoire qui ait un sens),
- 230-232 (à propos des dangers contre lesquels la pensée délirante lutte),
- 222-225, 282-285 et 352-363 (à propos des conditions produisant une psychose infantile ou bien une potentialité psychotique pouvant donner lieu à une psychose chez l'adulte).

Le concept de potentialité psychotique qu'elle introduit est utile. Cela permet de penser la construction de la maladie de l'adulte. Cela permet aussi de formuler des hypothèses en pédopsychiatrie. Elle décrit des mères et pères ayant placé leur enfant dans une situation potentiellement pathogène. Mais elle nous met bien en garde contre la tentation de prédire qu'avec tel type de parent l'enfant deviendra psychotique.

## 2) La pensée délirante primaire

La présence, dans le psychisme de l'enfant, d'une pensée délirante primaire est pour Piera Aulagnier synonyme de potentialité psychotique.

*La pensée délirante primaire et sa fonction vitale*

> « Par pensée délirante primaire nous définissons l'interprétation que se donne le Je de ce qui est cause des origines. Origine du sujet, du monde, du plaisir, du déplaisir : l'ensemble des questions que pose la présence de ces quatre existants fondamentaux va trouver une seule et même réponse grâce à un énoncé dont la fonction sera d'indiquer une cause qui rende sensée leur existence. Par cette création le Je se préserve un accès au champ de la signification en créant du sens là où […] le discours de l'Autre l'a confronté à un énoncé a-sensé ou manquant[1]. »

La pensée délirante primaire est une création du Je, une interprétation qui lui permet de créer du sens. Cette pensée répond à la question de l'existence du sujet, du monde, du plaisir et du déplaisir.

Tout un chacun est amené à réfléchir à l'origine du monde, des sensations et de soi-même. Mais certains enfants ne peuvent pas s'appuyer sur le discours de leurs parents pour élaborer cette réflexion. Il y a dans le discours de l'Autre des paroles qui manquent ou des énoncés qui n'ont pas de sens.

---

[1]*Ibid.*, p. 223.

Le sujet doit alors créer du sens par lui-même, parce qu'il lui est nécessaire de :

- penser le rapport sexuel à l'origine de notre conception (la scène primitive) comme source de plaisir,
- se repérer dans les lignées et les structures de la parenté,
- comprendre que les rôles de père et de mère peuvent être joués différemment que selon le modèle donné par nos propres parents.

Sans cela le monde et la vie de ce sujet n'auraient pas de sens.

La pensée délirante primaire défend le Je contre le danger de ne plus avoir de pensées et de disparaître de la scène du monde. Lorsque la pensée délirante primaire ne peut pas s'élaborer, Piera Aulagnier considérait, en 1975, qu'il y avait un risque d'autisme infantile précoce (cf. p. 224). Rappelons qu'à cette époque l'autisme infantile était une pathologie rare, encore peu étudiée et non distinguée du vaste ensemble des psychoses infantiles. Je suppose qu'Aulagnier pensait à l'autisme en évoquant (pp. 284-285 et 352-353) ces petits enfants au vécu vide, fonctionnant comme des machines, dans le désinvestissement du monde et de soi-même et le renoncement à toute intentionnalité.

Le risque, de ne pouvoir exister en tant que sujet de sa propre histoire, est présent, me semble-t-il, lorsque le sujet est confronté dans sa famille à l'absence de désir (situation de l'enfant qui pourrait devenir schizophrène) ou à la haine (celui qui pourrait devenir paranoïaque a été témoin de la haine dans le lien conjugal) ; situations qui rendent impossible la construction d'un projet de vie soutenu par la croyance en la possibilité du plaisir et de l'amour.

*L'apparition de formes infantiles de psychoses*

Lorsque le monde n'a plus de sens, le risque est grand d'en revenir à un monde originaire de sensations où les affects et les choses sont innommables. Piera Aulagnier parle du danger de n'avoir plus qu'une représentation pictographique de la relation au monde (cf. pp. 230-231). C'est le risque de la psychose qui est ici évoqué. La psychose se caractérise en effet par une opposition à la force d'attraction de l'originaire au moyen d'une interprétation « délirante » (cf. p. 20).

Lorsqu'elle n'est pas enkystée, la pensée délirante primaire peut donner lieu à une extrapolation (schizophrénie) ou bien à une systématisation (paranoïa).

Dans le premier cas, elle agit comme une interprétation unique et exhaustive coiffant toute expérience chargée d'affect. Ce qui échappe à la mainmise de cette interprétation sera désinvesti et ignoré. C'est le vécu schizophrénique.

Dans le second cas, la pensée délirante met en place un système de significations à elle conforme. C'est le cas de figure du paranoïaque.

« Cette systématisation comme cette extrapolation peuvent se faire dès la mise en place de la pensée délirante primaire : on sera alors confronté aux formes infantiles de la schizophrénie et de la paranoïa. » (p. 224)

Le lecteur du XXIe siècle pourra être choqué par l'évocation de formes infantiles de psychoses de l'âge adulte. Cela n'était pas choquant à l'époque et l'application des catégories de la psychiatrie de l'adulte à la clinique infantile a tout de même permis certaines avancées, comme on peut s'en rendre compte à la lecture du livre de Bruno Castets[1].

*L'enkystement de la pensée délirante primaire et la constitution de la potentialité psychotique*

La pensée délirante primaire est un énoncé sur l'origine qui est étranger au mode de pensée ordinaire (cf. p. 223). Son expression dans le dialogue pourrait donc provoquer une réaction chez l'interlocuteur. L'enfant se rend peut-être compte qu'il a intérêt à ne pas en parler, ou du moins qu'il ne peut pas en parler à n'importe qui. C'est sans doute un genre de pensée qu'il vaut mieux garder pour soi, au risque de l'oublier dans un coin de notre tête. Peut-être est-ce ainsi qu'il faut comprendre l'idée d'un enkystement de la pensée délirante primaire.

Piera Aulagnier parle d'enkystement. Et elle précise qu'il ne s'agit pas d'un refoulement. Rappelons qu'un enkystement est un processus d'enfermement. Il s'agirait donc d'isoler la pensée délirante pour s'en protéger. Sans doute s'agit-il aussi de la sauvegarder en la conservant à part, parce qu'elle répond tout de même à un besoin vital de sens.

Il s'opère, écrit-elle (p. 224), « une forme particulière de clivage se manifestant par ce que nous appelons l'enkystement de cette pensée, enkystement qui permet au sujet de fonctionner selon une apparente et fragile normalité ». Ainsi l'enfant maintient-il une apparence de normalité pour satisfaire aux exigences sociales tout en conservant la pensée délirante qui lui préserve un accès au champ de la signification.

Lorsqu'une pensée délirante primaire est enkystée au sein de l'organisation psychique, ce kyste peut réussir à faire éclater sa membrane pour déverser son contenu dans l'espace psychique. On passe alors de la potentialité psychotique aux manifestations symptomatiques de la psychose (cf. p. 223).

Piera Aulagnier, contrairement aux kleiniens, ne considère pas la psychose comme un noyau présent en chacun d'entre nous. Le kyste dont elle parle n'est présent que chez certains sujets. Et ces derniers ne tomberont malades que s'ils se retrouvent dans certaines situations pouvant déclencher une psychose.

[1] CASTETS Bruno, *L'enfant fou*, Paris, Fleurus, 1969.

*Les situations familiales à risques*

Le risque de ne pouvoir exister en tant que sujet de sa propre histoire serait présent lorsque le sujet est confronté dans sa famille à l'absence de désir (situation de l'enfant qui pourrait devenir schizophrène) ou à la haine (celui qui pourrait devenir paranoïaque a été témoin de la haine dans le lien conjugal) ; situations qui rendent impossible la construction d'un projet de vie soutenu par la croyance en la possibilité du plaisir et de l'amour.

> « Dans le cas de la schizophrénie, la mère se singularise par le "non-désir d'un désir", en l'occurrence la négation d'un véritable souhait d'enfant. Elle-même restitue l'image retrouvée de sa propre mère, et ce qu'elle a désiré est en fait l'enfant de cette mère. Elle vise à offrir à nouveau à sa mère le plaisir de sa propre naissance. Souhait qui par lui-même implique le déni du désir de son partenaire masculin.
>
> Le conflit voire la haine manifeste au sein du couple parental jouent un rôle déterminant dans la genèse de la paranoïa. En général, la mère est une mère "parfaite", une femme de devoir qui accuse la démesure de la voix paternelle. L'un "crie", et l'autre "protège". Le désir du père n'est pas dénié, comme dans le cas de la schizophrénie, Il est reconnu comme dangereux, dénoncé comme "mauvais[1]". »

*Théories sexuelles infantiles et romans familiaux*

Ce que Piera Aulagnier entend par pensée délirante primaire reste à préciser.

S'agit-il d'une théorie sexuelle infantile ou d'une sorte de roman familial ? Dans ce cas pourquoi qualifier cette pensée de délirante ? D'un côté des psychiatres disent qu'il n'y a pas de délire chez l'enfant, d'un autre côté les théories sexuelles infantiles et les romans familiaux sont, au sens commun du terme, des « délires » d'enfants puisqu'il s'agit de productions imaginaires. Comment faire la part entre une théorie délirante et une théorie erronée et bizarre ?

## 3) Le délire de *Julien* est-il un délire psychotique ?

J'avais reçu autrefois un enfant de dix ans qui délirait et qui avait pensé sa filiation de façon erronée. Cette théorie sur la parenté était peut-être ce qu'Aulagnier appelle une pensée délirante primaire. Voici une présentation de ce cas clinique.

*Julien*, un enfant de 10 ans que je reçois en psychothérapie, tient les propos suivants, qui ressemblent à un délire : il me parle d'une recherche de puissance. C'est dangereux, car la moitié du monde risque d'être détruite. Si

[1] Je reprends ici une partie du texte d'Émile Jalley présentant l'œuvre de Piera Aulagnier dans son livre : JALLEY Émile, *La psychanalyse et la psychologie aujourd'hui en France*, Paris, librairie Vuibert, 2006, p. 105.

on détruit les parents, le fils aussi sera détruit, ainsi que toute la famille. Julien ne pense pas à lui, mais à protéger la nature et la vie.

Lors d'une séance ultérieure, il me dit ceci : la nuit il se réveille et voit les choses tourner. Il se rendort. Le matin il constate que son lit a tourné, que sa lampe et la porte de la chambre ne sont plus au même endroit. Julien dit que la terre a tourné, que la plaque terrestre a été déchirée et qu'une partie du monde a subi une rotation. C'est comme si un monstre tournait son lit avant le lever du soleil puis se cachait dans l'ombre. Chez les animaux c'est pareil, un monstre qui a peur du soleil tourne les choses avec un petit doigt.

Julien croit que son père est né uniquement de sa grand-mère d'origine indienne et que sa mère est née uniquement de son grand-père d'origine chinoise. Il méconnaît la partie noire de ses racines familiales, qui sont non seulement indienne et chinoise mais aussi créole. Il méconnaît également le fait qu'on a tous deux parents. Il n'a pas pensé que chacun de ses parents avait été conçu par un couple.

Julien était-il de structure psychotique ? L'inquiétante étrangeté de son expérience du réveil et de sa représentation d'une transformation du monde m'y fait penser.

Néanmoins on ne trouve pas trace, dans ce récit, d'une déconstruction du langage et d'une dérive du signifiant. Il pourrait s'agir d'une fabulation faisant suite à un rêve raconté dans le cadre d'une psychothérapie propice à la création poétique[1].

Piera Aulagnier donne un exemple de pensée délirante primaire chez une femme adulte (pages 266 et 268), mais cela ressemble à un délire à deux entre une mère et sa fille.

## 4) Trois conditions nécessaires pour que se constitue une psychose

La réponse psychotique et le délire, par lequel le Je défend sa possibilité d'exister, sont l'aboutissement de trois conditions qui ne deviennent opérantes qu'à cause de leur répétition lors de trois rencontres (cf. p. 352).

### a) La rencontre entre l'originaire et l'organisation du hors-soi

« La première condition implique que l'originaire et ses pictogrammes rencontrent une réalité extérieure qui ne se prête pas — ou mal — à refléter un état de fusion, de totalisation, de jonction. » (p. 352)

Les entretiens permettant une reconstruction historique de la première année de vie d'enfants psychotiques confrontent à deux types de récits (cf. p. 353) :

---

[1] Je remercie le docteur Hervé Brunetière d'avoir attiré mon attention sur le côté « poétique » du récit de cet enfant ; ce qui m'a permis de douter de ma conviction d'avoir affaire à un délire psychotique.

- l'histoire vide : ce qui est mis en avant est le silence, la non-histoire d'une machine corporelle qui paraît en effet, avoir fonctionné comme une machine parfaite, mais inhabitée,
- l'histoire somatique : maladie, troubles alimentaires, insomnies, toxicose, convulsions, etc.

Ces récits témoignent d'une rupture dans l'oscillation des représentations pictographiques et de la préséance prise par le pictogramme de rejet et le désir d'auto-néantisation qui lui est extensif.

Le petit enfant vit des expériences de plaisir et de déplaisir, dont certaines sont traumatisantes. Son être se fixe sur des sensations ; des sensations qui ne sont pas encore à proprement parler des perceptions. Il s'agit de sensations qui ne sont pas encore rapportées à l'idée d'une chose différenciée. Ce sont des complexes de sensations multimodales. Le sein par exemple, avant d'être reconnu pour ce qu'il est, se trouve ressenti par les multiples sens. Il est vu, touché, goûté et nourrissant. Les « paquets de sensations » dont nous parlons sont nommés pictogrammes. Ils reflètent le vécu de plaisir, de déplaisir ou de terreur ainsi que l'affect d'amour ou de haine. Il s'agit principalement, d'une part, des sensations liées à la jonction de la bouche et du sein et, d'autre part, d'une sensation d'arrachement lors de la séparation du museau et du mamelon.

Dans les expériences du petit enfant qui pourrait devenir psychotique, la balance de la vie mentale, qui oscille entre la référence au bon et la référence au mauvais, tend à pencher vers le mauvais.

La représentation pictographique du rejet prévaut, au détriment du pictogramme du prendre-en-soi et de la fusion dans le plaisir.

Le pictogramme de rejet exprime la néantisation du moi et du monde. Puisqu'à l'origine le moi, le sein et la mère ne sont pas différenciés, le rejet fait donc basculer ce moi-monde dans le trou du néant.

Au niveau du primaire, c'est un arrachement violent et réciproque, du museau et du sein, qui sera mis en scène : « une bouche essayant d'arracher le sein, un sein tentant de s'arracher de la bouche » (p. 63).

Dans l'enfance du schizophrène, au niveau de l'espace originaire, le règne du plaisir avait été démenti par le réel. Le pictogramme du prendre-en-soi, d'une jonction unifiante et totalisante, sera démenti par le déplaisir, le refus, le rejet ou du moins l'ambivalence dont la mère témoigne (cf. p. 282).

**b) La rencontre entre le primaire et les signes de la réalité**

Présentons tout d'abord le développement normal.

Le primaire a comme condition, et comme cause, la reconnaissance de l'existence d'un hors-soi. Au début, ce hors-soi n'a pas d'autre existence psychique que la représentation fantasmatique que la psyché s'en forge. Et le soi rêve d'un monde identique à l'image qu'il s'en forme (cf. pp. 353-354).

Le primaire met en scène le fantasme, notamment celui de la scène primitive (la scène du coït parental). Sur la scène du psychisme sont représentées les figurations du plaisir et du déplaisir (cf. p. 296) :

- celle où la relation présente entre la mère et l'objet et puis entre la mère et le père témoigne d'un plaisir partagé par les deux entités en présence,
- celle où la relation met en scène le désir de rejet de la mère et le « déplaisir » qui en résulte pour le « rejeté ».

Cela concerne en premier lieu l'image de la mère dans ses rapports avec ses objets (l'enfant, la fratrie et le père notamment).

Piera Aulagnier évoque un balancement entre ces figurations plaisantes et déplaisantes. Cette balance qui semble soupeser le bon et le mauvais me rappelle l'image de la balance de la justice. Aulagnier serait peut-être d'accord pour dire que nous portons sur les relations humaines un jugement qui oscille entre juger l'Autre bon et juger l'Autre méchant. C'est là une affaire capitale puisque le jugement que nous portons sur la vie en dépend.

Ce discours de Schopenhauer[1] nous donne une bonne illustration de ce point de vue :

> « Voulez-vous savoir ce que valent, au sens moral du mot, les hommes, prix en général et d'ensemble ? Considérez leur destinée, d'ensemble et en général. Cette destinée, la voici : besoin, misère, plaintes, douleur, mort. C'est que l'éternelle justice veille ; si, pris en masse, ils ne valaient pas si peu, leur destinée moyenne ne serait pas si affreuse. C'est dans ce sens que nous pouvons dire : le tribunal de l'univers, c'est l'univers même. S'il était possible de mettre dans une balance, sur l'un des plateaux, toutes les souffrances du monde ; et sur l'autre toutes les fautes du monde, l'aiguille de la balance resterait perpendiculaire, fixement. »

Le postulat du primaire est que le désir de la mère est la cause de tout, la cause des bonnes comme des mauvaises choses. La réalité rencontrée dont il est question ici, c'est donc d'abord la réalité du désir maternel. Tous les enfants se sont sans doute demandé un jour si leur mère était gentille ou méchante, bienveillante ou malveillante.

Chacun doit un jour admettre qu'entre le monde et sa mise en scène l'identité est impossible. Cela est valable pour les fantasmes mettant en scène le plaisir, mais aussi pour les mises en scène coextensives de l'angoisse du rejet, de l'effroi, de la haine, du désir de mort : là encore un démenti est nécessaire et ce verdict, imposé par la réalité, devrait être « normalement » rencontré.

Mais la psyché est en droit d'attendre qu'il puisse y avoir des moments de concordance entre le plaisir que la scène figure et le plaisir que la réalité lui offre. Sans cela, comment admettre la différence entre la réalisation

---

[1] SCHOPENHAUER Arthur, *Le monde comme volonté et comme représentation*. Paris, 1992, p. 443.

fantasmatique du souhait et le plaisir effectivement offert, ou pas, par la mère ?

Selon Piera Aulagnier, dans les cas où se développe une potentialité psychotique, la réalité du désir maternel se manifeste effectivement par l'absence ou la rareté de ces moments de concordance entre le plaisir que la mise en scène représente et ce qui effectivement ressenti dans la rencontre. Les signes d'un désir maternel positif et non conflictuel manquent. La réalité confirme la mise en scène du rejet. Dès lors ces expériences, partagées par tous, que sont le sevrage, l'apprentissage sphinctérien, l'absence, l'éventuelle maladie ou l'éventuel deuil, revêtiront pour ces enfants des formes qui les transforment dans les expériences traumatiques d'une histoire (cf. p. 356).

> « Le primaire [...] a en vain cherché dans le hors-soi des signes lui permettant de trouver dans le lieu de l'Autre la cause d'un état de plaisir qu'on puisse relier à son désir et, aussi bien, les signes qui démentiraient ses phantasmes de rejet, qui l'aideraient à reconnaître que le monde et le corps de l'autre sont aussi des lieux où le plaisir est possible, où le désir peut se réaliser. » (pp. 360-361)

Dans l'enfance du schizophrène :

> « [le primaire] dans sa quête d'une mise en forme d'une scène primitive et d'un sens sur l'origine du désir, ne trouve plus dans le vu, l'entendu, le perçu, des fragments lui permettant de fantasmer un couple primaire, relié par un désir mutuel de jonction, de totalisation, d'intégration, par un plaisir partagé et qu'on désire faire partager. » (p. 283)

La prévalence des mauvaises expériences et de la haine favorise la mise en scène de la haine et du rejet dans le couple parental.

### c) La rencontre entre le Je et le discours identifiant

La troisième condition nécessaire pour que se constitue une psychose serait la rencontre de la psyché avec le discours de la mère durant la période où le Je doit se constituer. La mère parle de son enfant et de l'histoire familiale. Elle parle aussi de ce que ressent son enfant.

Piera Aulagnier nomme « porte-parole » la mère qui parle pour l'enfant avant même que celui-ci ne puisse parler[1]. Elle fait remarquer la violence de l'interprétation imposée par toute mère à son enfant.

Celui-ci doit constituer son Je. Il doit s'instituer comme personne et être reconnu comme quelqu'un qui pense et qui a le droit de prendre la parole. Pour être reconnu par sa mère il doit s'approprier les paroles qu'elle tient à son propos, de même que pour donner sens à son histoire il doit partir de ce que sa mère lui a raconté. Il ne peut construire son identité que sur la base de

---

[1] Cf. *Ibid.*, p. 130 pour plus de précision à propos du concept de porte-parole. Je parlerai ici du discours de la mère, pour simplifier. En vérité, il vaudrait mieux parler de « parent maternant ». Un homme peut être un parent maternant. Et une femme peut jouer le rôle du tiers, classiquement attribué au père.

ce que ses parents disent de lui. Et au début il ne se trouve pas en position de pouvoir critiquer leurs paroles.

Dans le cas d'enfants qui deviendront psychotiques, il y a des non-dits et des incohérences dans le discours maternel[1], qui concernent d'une part l'origine de l'enfant et les structures de la parenté, et, d'autre part, l'enfant et ses ressentis, ainsi que les causes invoquées pour expliquer ses sentiments. Des énoncés le concernant contredisent les perceptions que la réalité par ailleurs lui impose. Dans ce discours manque une signification qui aurait été nécessaire pour mettre en place le système de parenté. La conséquence sera d'interdire, dans le registre propre à la nomination des sentiments, qu'on nomme justement tout éprouvé dont la cause renverrait à la signification manquante (cf. p. 362).

De plus, si l'enfant est encouragé à parler (comme tout enfant qui se développe normalement), il n'est pas en revanche autorisé à prendre la parole pour interroger ses origines et son histoire. Il ne peut donc, de façon satisfaisante, ni construire son histoire ni se reconnaître dans l'image de son moi. Dans la psychose il est interdit de penser par soi-même. Il est obligatoire de penser comme sa mère ou comme ses parents (cf. p. 360). Le Je rencontre, dans les énoncés qui doivent l'instituer, l'ordre d'avoir à être, alors que chaque fois qu'il devient, dans chaque image de lui-même qu'il tend à investir, il bute sur l'interdiction d'être cette image, d'être ce moment, dès qu'ils se présentent comme son choix (cf. p. 361).

Le sujet psychotique a même du mal à exprimer, à faire reconnaître et à reconnaître lui-même ses ressentis. L'expression de son vécu affectif est oblitérée par le discours de l'Autre.

> « Le destin psychotique confronte à la démesure de l'angoisse, de l'effroi, de la souffrance, que le sujet peut supporter. Qu'il puisse cohabiter en un monde où la persécution règne, où la mutilation vous guette, où la parole de l'Autre est le plus souvent message menaçant et où, à la vôtre, est dénié tout pouvoir de signification, cela n'a pas cessé de nous étonner, chaque fois que nous écoutons et regardons vivre les "fous". Mais tout aussi étonnante est la résistance que la psyché oppose à ce destin. » (pp. 357-358)

Aulagnier écrit, page 359 :

> « L'image identificatoire, que les énoncés imposent n'offre ni une image de corps unifié et unifiante, ni une image du "pensant" qui valorise, en tant que "bien propre", cette nouvelle fonction qu'on est dans l'obligation d'exercer, ni une image du monde dans lequel le désir et le plaisir aient droit de cité sans procès et sans avoir à se naturaliser en optant pour une langue étrangère. Le Je naissant se trouve confronté à une triple négation et à une triple violence :
>
> – On lui nie tout droit à se reconnaître comme agent d'une fonction pensante autonome, à éprouver du plaisir à créer des "pensées" qu'il pourrait revendiquer comme sa production et investir narcissiquement.

[1] Piera Aulagnier nomme « langage fondamental » ces énoncés qui jouent un rôle fondamental dans le registre identificatoire (cf p. 159).

– On lui nie tout droit à prétendre vrais les sentiments éprouvés, à affirmer qu'il est triste quand on lui affirme qu'il doit être content ou l'inverse.

– On lui impose un récit historique qui manque de tout fondement [...] et qui cache ce manque en lui substituant un énoncé faux. Ce substitut dévoile, dans sa formulation manifeste, le désir maternel qui interdit que le sujet trouve dans le désir du couple sa signification originelle. Interdit qui, pour se faire respecter, imposera au sujet un postulat sur les fondements y compris les fondements du discours, a-sensé et contradictoire avec l'ensemble des énoncés qu'on lui demande de répéter, et aussi bien avec les énoncés de l'ensemble. »

De plus le sujet psychotique n'a pas trouvé dans le discours de sa mère une signification qui aurait pu réintroduire le plaisir et le désir dans la relation à autrui, ce qui aurait été nécessaire pour s'opposer à l'attraction qu'exercent les pictogrammes de rejet, d'arrachement, de mutilation, de néant, lesquels favorisent la haine et le désir de mort (la méfiance et le désespoir sans doute aussi, me semble-t-il).

Dans l'enfance du schizophrène il fallait cacher le manque de désir de la mère vis-à-vis de son enfant. Piera Aulagnier formule ainsi la vérité insoutenable qu'il s'agit de masquer : « De votre plaisir et de la vérité de votre désir personne n'est désirant. » (p. 284)

Le monde est, dans la paranoïa, devenu le lieu d'un procès (cf. p. 363). Le verdict de la réalité a confirmé la mise-en-scène d'une relation au monde où règne le désir d'un déplaisir. Il y a des méchants dans le monde du paranoïaque. Il s'agit de rendre la haine intelligible, raisonnable et sensée (cf. p. 303).

## 5) Le champ du secondaire est un terrain miné pour le psychotique

« Le champ du secondaire, où l'espace du Je est miné ; à chaque pas accompli, ou bien saute en l'air le bout de sol où on avait, juste avant, posé ses pieds, ou bien saute l'espace où on allait les poser, juste après. On avance, par une série de sautillements au hasard, dans un chemin réduit à de pauvres fragments, chemin où l'avant est fait de trous et où l'après risque toujours de devenir tel. Espace qui n'est plus qu'un puzzle de morceaux et qui ne peut prétendre offrir aucune route et, encore moins, indiquer quel serait le but une fois qu'on l'a parcouru.

Le Je a vite fait de comprendre que, cet espace, il ne peut l'habiter s'il n'y change pas quelque chose ; il a tout aussi vite compris qu'il vaut mieux faire semblant de ne pas voir les trous, si on ne veut pas s'arrêter figé par les risques de la catastrophe, et aussi qu'il est interdit d'espérer trouver en ce lieu un but qu'on pourrait offrir à la libido, pour qu'elle renonce à privilégier les mises-en-scène[1] aux dépens des productions de la mise-en-sens. » (p. 361)

[1] Les mises en scène produites par le primaire sont ici les fantasmes du psychotique mettant en scène la mère et ses objets. (= Note d'Alain Lizée)

J'aime ce passage qui évoque métaphoriquement le monde du psychotique.

Jean Château parlait de la maison, de la route et de l'horizon. Ici la maison est mal construite, les bouts de chemins sont incertains et dangereux, et il n'y a aucun but à l'horizon.

Les trous évoquent la disparition possible du sol de la réalité et le vide de l'angoisse dans lequel pourrait tomber le sujet. Piera Aulagnier reprendra cette métaphore peu après, et nous verrons alors qu'elle pense à un terrain miné par l'ennemi. Sophie de Mijolla-Mellor [1] cite d'autres propos d'Aulagnier, qui permettent de rattacher cette métaphore à la sidération d'un sujet qui s'immobilise au bord d'un gouffre.

Nous retrouvons l'image de chemins de vie parsemés de trous inquiétants chez Schopenhauer[2] et, à propos des autistes, chez Henri Rey-Flaud[3].

« La vie [...] est une mer pleine d'écueils et de gouffres [...] », écrit Schopenhauer.

« Donna Williams témoigne ainsi : notre chemin était criblé de trous noirs partout où nous mettions les pieds. » (Citation faite par Rey-Flaud)

Il ne faut pas renoncer à continuer son chemin. Pour cela, et pour contrer l'attrait de l'originaire, ainsi que la tendance à la néantisation, le sujet va mettre en place trois opérations[4] :

> « – créer la "pensée délirante primaire", soit inventer *son* énoncé sur les fondements ;
>
> – tenter, grâce à cela, de rendre le secondaire apte au primaire ;
>
> – employer une partie de son énergie à d'un travail d'*auto-exclusion*, en désavouant ce qu'il s'est avoué, en méconnaissant ce dont il a eu connaissance, en niant ce qu'il "sait" être et sur son être. »

Le Je va créer un sens, là où il n'y en avait pas, grâce à sa construction de la pensée délirante primaire. Les contradictions, les contre-vérités, les omissions du discours parental, il les interprétera comme le manifeste d'un sens latent par lui autocréé. Ce sens se substituera à l'indicible de sa propre origine et, par-là, aux origines en général. Le délire de filiation en est un exemple éclairant. Une pensée délirante sur la filiation se retrouve dans la psychose et participe à son noyau (cf. p. 362).

> « Le Je ne peut pas habiter un espace dont l'organisation rendrait, et lui rendrait, inintelligible son propre désir de vie : c'est pourquoi il va remodeler ce dont il ne

---

[1] DE MIJOLLA-MELLOR Sophie, *Penser la psychose. Une lecture de l'œuvre de Piera Aulagnier. op. cit.*, pp. 41-42.

[2] SCHOPENHAUER Arthur, *Le monde comme volonté et comme représentation*, Paris, 1992, p. 395.

[3] REY-FLAUD Henri (2010), *Les enfants de l'indicible peur. Nouveau regard sur l'autisme.* Paris, Aubier Flammarion, 2010, p. 144.

[4] AULAGNIER Piera, *op. cit.,* pp. 361-362.

peut nier, ni existence, ni les conséquences, afin de rendre le "vu", qui rendrait a-sensé d'habiter un tel espace, conforme à une logique empruntée au primaire.

Il voit les trous dans le sol, il entend la mine sauter, il éprouve les blessures dues à la retombée des éclats, mais il nie toute relation de causalité entre ce qui se passe sur la scène du réel et le non-désir et le manque présents chez la mère. Il affirmera, dès lors, qu'un désir qui le concerne est encore cause de ce qu'il expérimente : le désir du persécuteur, le désir de Dieu ou son propre désir de miner, d'éclatement, de souffrance. Ce faisant il préserve la possibilité de garder son investissement pour la mère, de croire aux postulats de son discours et se préserve du danger de n'avoir plus un lieu où pouvoir exister, un lieu où une parole soit possible. » (p. 363)

# Quatrième partie

# Le diagnostic de structure en clinique infantile. Les psychoses infantiles

# I) Introduction

Chez l'enfant on ne peut généralement pas diagnostiquer d'emblée une structure psychotique et il est plus prudent d'attendre l'entrée dans la vie adulte pour se prononcer officiellement sur la structure.

Cette prudence dans le diagnostic à annoncer aux parents ne doit néanmoins pas nous empêcher de nous interroger sur la structuration de la personnalité de l'enfant.

Nous formulerons donc des hypothèses, d'une part concernant le caractère et la personnalité de l'enfant, d'autre part concernant les pathologies psychotiques qui peuvent apparaître dans l'enfance ou bien à l'adolescence ou bien encore à l'âge adulte.

Ces pathologies sont diverses et Jean Bergeret nous a avertis : lorsqu'on parle de psychose (au sens psychiatrique du terme) chez l'adulte et chez l'enfant on ne parle généralement pas de la même chose.

Il faudra donc préciser l'usage que l'on voudra faire du terme de « psychose infantile » en pédopsychiatrie et l'usage qu'on fait du terme « psychose » pour les adolescents et les adultes.

Bergeret écrit[1] :

> « Il est bien fâcheux que le terme "psychose" puisse être employé dans des conditions si différentes chez l'adulte (Moi morcelé) ou chez l'enfant pour recouvrir, dans ce dernier cas, des entités bien diverses allant des grands déficits neuro-affectifs aux dysharmonies évolutives profondes (demeurant proches de nos états limites pendant tout un temps) en passant par les véritables désorganisations du Moi, voisines des psychoses de l'adulte. »

Dans cette citation, c'est la désorganisation du moi qui semble caractériser les psychoses. Je suis surpris par ce terme puisque Bergeret distingue organisation et structure. Pourquoi n'a-t-il pas employé le terme « déstructuration du moi » de façon à réserver les expressions « organisation » et « désorganisation » aux états et aux pathologies limites ?

Bergeret écrit[2] :

> « Il appartiendrait aux psychistes d'enfants de nous préciser si l'autisme précoce de L. Kanner (1943) ou plus précisément encore la psychose autistique précoce

---

[1] BERGERET Jean *et al.*, *Psychologie pathologique. Théorie et clinique*, *op. cit.*, p. 200.

[2] BERGERET Jean. *La personnalité normale et pathologique*. *op. cit.*, pp. 59-60.

de M. Mahler (1958), incontestables comportements “psychotiques”, se situent réellement dans la même lignée structurelle que les psychoses de l’adulte et doivent ainsi se trouver définis par le même substantif. Peu importerait d’ailleurs qu’on réserve l’héritage exclusif du terme à la série infantile ou à la série adulte s’il y avait lieu de faire cesser l’indivision de cette propriété commune d’appellation.

Il serait certainement plus facile au psychistes d’enfants de différencier de la lignée psychotique “orthodoxe” purifiée la “psychose” symbiotique de Mahler ou la “psychopathie” autistique de H. Asperger ; à plus forte raison devrait-on certainement classer, de façon particulière et indépendante des psychoses, toute la série des organisations déficitaires réparties par J.-J. Lustin (1972) en troubles des fonctions psychomotrices, troubles de langage, troubles critiques (épilepsie), débilités et arriérations. Quant aux organisations dites “psychopathiques” ou “perverses” chez l’enfant ou l’adolescent, il est évident qu’elles ne constituent, à bien considérer leur ontogenèse, qu’une façon d’organiser relationnellement, sous le primat de l’agir et de l’agressivité, certaines de ces fameuses “dysharmonies évolutives”, “immaturités” ou “arriérations affectives” dont on parle de plus en plus avec bonheur sur le plan descriptif, mais avec hésitation du point de vue nosologique […] »

Bergeret pense que son étude « portant sur le groupe des états limites et de leurs organisations annexes pourra constituer une base de réflexions sur la situation structurelle (ou plus exactement sur la situation de non-structuration) de telles entités cliniques. »

Bergeret critique l’usage du concept de psychoses infantiles en tant qu’il recouvre des réalités cliniques fort différentes les unes des autres. Il fait l’inventaire de ses entités cliniques en commençant par la distinction entre organisations déficitaires et organisations psychotiques. Il évoque plus loin des organisations rattachables à la catégorie des états limites. Il finit cet inventaire en évoquant les manifestations relevant des structures névrotiques ou psychotiques.

Bergeret distingue d’un côté l’autisme de Kanner et la psychose autistique de Mahler, qu’il considère comme relevant de l’appellation « psychoses », et, de l’autre côté, il place, ensemble, la « psychopathie » autistique d’Asperger et la « psychose » symbiotique de Mahler.

Pourquoi Bergeret considère-t-il que la psychose symbiotique pourrait être nommée autrement que du terme « psychose » ? J’en suis d’autant plus surpris que la psychose symbiotique constitue pour moi le paradigme de la psychose infantile.

Sans doute Bergeret considère-t-il que le développement de la maladie nommée psychose s’accompagne d’une dégradation des facultés mentales. Bruno Castets[1] caractérisait la psychose par le délire et la démence. Bergeret voit sans doute les choses ainsi.

Il est également possible que Bergeret, suivant Freud sur ce point, caractérise la psychose par une régression narcissique jusqu’au stade de

---

[1] CASTETS Bruno *L’enfant fou*, Paris, Fleurus, 1969, p. 32 et p. 51.

l'auto-érotisme. En effet, dans sa présentation de la structure psychotique de la personnalité, Bergeret parle de la défaillance de l'organisation narcissique primaire. Il dit que : « L'échec du narcissisme primaire se traduit par une attitude autique plus ou moins radicale en fonction du degré régressif des fixations[1]. » Et il évoque l'auto-érotisme[2]. De plus, la relation objectale dans la schizophrénie est caractérisée par l'autisme[3]. Je pense donc que cette tendance autistique, au sens d'une régression possible à l'auto-érotisme[4], est une caractéristique importante aux yeux de Bergeret. Ce qui expliquerait ce pour quoi il voit dans l'autisme, décrit par Kanner ou Mahler, une psychose.

Rappelons que l'idée freudienne selon laquelle la régression narcissique serait caractéristique des psychoses a été remise en cause par Augustin Jeanneau qui en fait plutôt une caractéristique d'états délirants (quelle que soit la structure du sujet).

---

[1] *Ibid.*, p. 73.
[2] *Ibid.*, p. 74.
[3] D'après *ibid.*, p. 90.
[4] L'origine du mot autisme viendrait d'ailleurs d'une contraction du terme auto-érotisme.

## II) Références bibliographiques concernant les psychoses infantiles


*Pour un apport théorique :*

- MALHER Margaret, *Psychose infantile*, Paris, éditions Payot, (1968) 1973.
- LACAN Jacques, « Note sur l'enfant » In : *Autres écrits*, Paris, Seuil, 2001.
- CORDIE Anny, *Un enfant psychotique*, Paris, Seuil, 1993.
- SOLER Colette, *L'inconscient à ciel ouvert de la psychose*, Toulouse, Presses universitaires du Mirail, 2008.
- OTERO Mariana et BRÉMOND Marie, *À ciel ouvert, entretiens. Le Courtil, l'invention au quotidien*, Paris, éditions Buddy Movies, 2013.
- *Pour lire des cas cliniques de psychoses infantiles :*
- CASTETS Bruno, *L'enfant fou*, Paris, Fleurus, 1969.
- CORDIE Anny, *Un enfant psychotique*, Paris, Seuil, 1993.
- DELTOMBE Hélène, *Lorsque l'enfant questionne*, Paris, éditions Michèle, 2013, chapitre XVI.
- DOLTO Françoise, *Le cas Dominique*, Paris, Seuil, 1974.
- LECLERC-RAZAVET Élisabeth, *L'inconscient sort de la bouche des enfants*, Nantes, éditions nouvelles Cécile Defaut, 2013.
- LEFORT Rosine et LEFORT Robert, *Les structures de la psychose. L'enfant au loup et le Président*, Paris, Seuil, 1988.
- LEVERRIER Michel, *L'impossible de l'accès à la parole. Quatre histoires cliniques : autisme, mutisme psychotique, dépression infantile et deuil chez l'enfant,* Ramonville Saint-Agne, éditions Érès, 2004.
- MALHER Margaret, *Psychose infantile*, Paris, Payot, 1968.
- MARTIN-LAVAUD Virginie, *Le monstre dans la vie psychique de l'enfant*, Toulouse, Érès, 2009 (Kévin, dont il est question dans ce livre est un enfant de structure psychotique. cf. p. 66)
- OTERO Mariana et BRÉMOND Marie, *À ciel ouvert, entretiens. Le Courtil, l'invention au quotidien*, Paris, éditions Buddy Movies, 2013.
- PANKOW Gisela, *Structure familiale et psychose*, Paris, Aubier-Montaigne, 1977, pp. 66-71.
- VASSE Denis, *L'Ombilic et la Voix. Deux enfants en analyse*, Paris, Seuil, 1974.

# III) Constitution de la potentialité psychotique d'une éventuelle psychose pouvant apparaître chez le jeune ou l'adulte

Nous nous référons à ce propos au chapitre intitulé « Une structure précocement identifiable » du livre de Jean-Claude Maleval, *Repères pour la psychose ordinaire*[1], dont nous contenterons de livrer ici nos notes de lecture.

Un sujet aurait eu une « idée fixe » depuis le moment où à l'âge de 9 ans il fit le projet de devenir Pape. Il développa à l'âge adulte un délire paranoïaque dont le thème majeur était de vouloir être Pape (cf. p. 31).

> « [Des sujets psychotiques adultes] rapportent parfois avoir éprouvé des hallucinations lors de leur enfance, mais les avoir passées sous-silence. Quand ils n'ont pas présenté de difficultés scolaires, le non-discernement chez eux de phénomènes élémentaires plus discrets ou plus méconnus est très fréquent. Leur apathie infantile est mise sur le compte de la paresse, leurs difficultés avec le lien social deviennent timidité, leurs protections agressives contre l'Autre malveillant sont qualifiées de méchanceté, etc. » (*Ibid.*, p. 32)

Les modes de compensation peuvent aussi s'observer dès l'enfance. Le fonctionnement « comme si » est décelable de nombreuses années avant le déclenchement de la psychose — parfois même dès l'enfance (cf. p. 33).

De nombreux psychotiques font état d'un attrait exceptionnel pour les jeux de la lettre. Maleval donne l'exemple d'une enfant ayant inventé une langue (cf. pp. 84-85).

Un homme témoigne qu'enfant il lui arrivait de perdre la spontanéité de la parole, ce dont il reste trace aujourd'hui dans une difficulté à s'exprimer, surtout à l'oral (cf. pp. 33-34).

Des recherches sur les antécédents de schizophrènes adultes confirment que la plupart présentaient des troubles manifestes bien avant le déclenchement de la psychose clinique. On note en particulier la fréquence de troubles du langage et d'un comportement asocial et renfermé. D'autres études insistent sur une méfiance et une susceptibilité anormale, sur

[1] MALEVAL, Jean-Claude. *Repères pour la psychose ordinaire, op. cit.*

l'apathie, le manque d'initiative, l'affect émoussé, la pauvreté des capacités d'attention, les propos digressifs et la mauvaise adaptation sociale (cf. p. 34).

Lorsqu'il s'agit d'enfants, un sujet inconsistant peut à la rigueur être maintenu par un cadre qu'on lui impose, mais on n'a pas de prise profonde sur lui (cf. p. 77).

Il arrive qu'un enfant invente une langue. Maleval en donne un exemple (cf. pp. 84-85). Le fait que cette langue inventée se structure sur une réduction de la relation à l'axe spéculaire (relation imaginaire au semblable) indique la probable structure psychotique de cette enfant.

Le laisser-tomber du rapport au corps peut avoir lieu dans l'enfance. Maleval en donne un exemple chez un enfant de huit ans, psychotique ordinaire (cf. p. 88).

# IV) La psychose apparaissant durant l'enfance. Perspective de la pédopsychiatrie d'orientation psychanalytique : Roger Misès et René Diatkine

## A) SELON ROGER MISÈS

La psychose infantile était, me semble-t-il, un diagnostic réservé à des cas dans lesquels la pathologie mentale affectait gravement le développement, notamment sur le plan de l'intelligence et des apprentissages scolaires.

On trouvera dans les écrits de Roger Misès[1] une classification des diverses psychoses de l'enfant et de leurs signes cliniques. Attention : à l'époque les psychiatres ne distinguaient pas encore l'autisme de la psychose.

Misès parlait aussi de pathologies limites et non pas uniquement de structures (structure névrotique ou bien psychotique[2]). Mais les pathologies limites de l'enfance ne sont pas les états limites de l'âge adulte ; même si certaines de ces pathologies infantiles peuvent déboucher sur des organisations limites de la personnalité à l'âge adulte.

Misès invite à la prudence dans le diagnostic lorsqu'il fait remarquer qu'il faut du temps avant que ne s'affirme une pathologie avérée[3]. Il est probable qu'il situait à l'adolescence le moment où pouvait se cristalliser une structure ou s'organiser durablement un état limite. C'est également le point de vue de Jean Bergeret.

Les pathologies limites de l'enfance présentent, selon Misès[4], trois grands risques évolutifs :

> « Le passage à une pathologie grave de la personnalité, la structuration déficitaire, beaucoup plus rarement la rupture psychotique ; cette dernière éventualité pose surtout le problème d'une entrée à la schizophrénie à partir de

[1] MISES (R) et MONIOT (M) « Les psychoses de l'enfant », *Encyclopédie médico-chirurgicale*, Paris, 1970, Psychiatrie, 37299 M 10, M 20, M 30.
MISES (René), *Cinq études de psychopathologie de l'enfant*, Édition Privat, 1981.
MISES (René) et coll. « Classification française des troubles mentaux de l'enfant et de l'adolescent », https://www.presses.ehesp.fr/wp-content/uploads/2016/03/9782810900824.pdf.
[2] MISES Roger, *Les pathologies limites de l'enfance.* Paris, PUF, 1990, coll. Le fil rouge.
[3] MISES Roger, *Les pathologies limites de l'enfance. Op. cit.*, p. 30.
[4] *Ibid.*, pp. 45-46.

certaines pathologies limites de l'enfance ayant évolué sous des formes pauvres en symptômes, voire latentes jusqu'au moment de leur décompensation. »

Les états limites de l'adulte, dont parle Bergeret, correspondraient plus ou moins aux pathologies graves de la personnalité, dont parle ici Misès. À ce propos, Misès évoque l'enfance des futurs psychopathes[1]. Ce risque d'une évolution de l'enfant vers la psychopathie est un sujet important. On pourrait à ce propos se poser la question d'une possible structuration de la personnalité sur un mode pervers.

Par ailleurs, Misès n'exclut pas la possibilité de mutations d'ordre structural[2], ce qui laisse à penser que dans certains cas la pathologie limite pourrait en guérissant déboucher sur une structuration névrotique de la personnalité.

Nous pouvons donc considérer quatre destins possibles :

- l'évolution vers une pathologie grave de la personnalité (correspondant aux états limites de l'adulte), par exemple, la psychopathie,
- le risque d'une structuration déficitaire,
- le risque de décompensation psychotique (ce qui arrive rarement[3]),
- et parfois, dans le meilleur des cas, la structuration névrotique de la personnalité.

Roger Misès a introduit le concept de dysharmonie évolutive.

Les dysharmonies évolutives sont essentiellement caractérisées par l'hétérogénéité structurale.

Cela signifie tout d'abord que ces enfants utilisent des mécanismes de niveau psychotique, névrotique ou psychopathique[4].

Misès remarque également une hétérogénéité des modes de pensée et de raisonnement[5]. De ce point de vue, les retards constatés dans certains secteurs du développement et la différence entre le Quotient Intellectuel verbal et le QI non verbal[6] pouvaient être des indices d'une possible dysharmonie évolutive[7].

Enfin, dans ces dysharmonies, le rapport à la réalité et aux autres présente des troubles, mais sans pour autant qu'il s'agisse d'une rupture d'avec le

---

[1] *Ibid.*, p. 47 et aussi pp. 21-22, où sont évoquées les défenses maniaques qui vont soutenir l'omnipotence.

[2] *Ibid.*, p. 52.

[3] Les pages 55 à 60 de ce même livre sont consacrées au passage à la psychose de l'adulte.

[4] *Ibid.*, p. 13.

[5] *Ibid.*, pp. 28-29.

[6] Référence aux premières versions du test WISC.

[7] La névrose peut, bien entendu, elle aussi produire des inhibitions touchant les activités intellectuelles. On ne sera donc pas surpris de constater que Misès parle aussi, à l'occasion, de déficiences dysharmoniques de versant névrotique. Cf. *Ibid.*, p. 51.

monde[1] telle qu'il s'en produisait dans le repli autistique caractéristique de ce qu'on appelait à l'époque les psychoses infantiles.

Selon la prédominance de caractéristiques psychotiques ou névrotiques les cliniciens pouvaient parler de dysharmonies évolutives de type psychotique ou bien de type névrotique, sans préjuger pour autant de la structuration définitive de la personnalité de l'enfant[2].

Misès a également utilisé ce concept pour parler des pathologies limites de l'enfance. Il écrit[3] :

> « Plus que ceux de prépsychoses et de parapsychoses, le concept de dysharmonie évolutive offre un support intéressant pour la saisie des faits pathologiques se situant entre névrose et psychose puisque, par définition, il recouvre ce champ. Il présente également l'avantage de ne pas privilégier la référence à la "structure psychotique" ; au contraire, il fait ressortir la conjonction constante de mécanismes divers dans les organisations étudiées sur ce troisième axe. »

La classification française des troubles mentaux (CFTMEA) distingue deux sortes de dysharmonies évolutives : les dysharmonies psychotiques, classées parmi les troubles globaux et envahissants du développement et du fonctionnement mental, et d'autres dysharmonies, classées cette fois parmi les pathologies limites[4].

Le concept de psychose ordinaire et l'idée d'une structure de personnalité psychotique, qui ne renvoient pas à la clinique de la psychose décompensée, ouvrent une perspective différente de celle proposée par Misès ; ce qui ne retire pas tout intérêt au travail de ce dernier.

René Mises ne peut pas donner un tableau clinique simple et précis de la symptomatologie de la dysharmonie évolutive à type de pathologie limite. En effet, les motifs de consultation sont extrêmement divers et plusieurs formes cliniques déjà décrites peuvent être rassemblées dans cette vaste entité polymorphe.

Ce qui spécifie ce type de dysharmonies hors névrose et psychose c'est, d'un côté, leurs différences d'avec l'autisme et les maladies psychotiques de l'enfance, et, d'un autre côté, le fait que ces enfants ne se trouvent pas dans la problématique œdipienne qui caractérise la névrose.

Ce type de dysharmonies est également caractérisé par les similitudes entre les diverses formes cliniques rassemblées au sein de cette catégorie. Ces traits communs sont moins des symptômes que des types de liens, des modes de relation, des motifs d'angoisse, des troubles du rapport au monde et à l'idéal.

---

[1] *Ibid.*, p. 15 et 17.

[2] *Ibid.*, p. 14.

[3] *Ibid.*, p. 13.

[4] MISES Roger, BOTBOL Michel, BURSZTEJN Claude, GOLSE Bernard, PORTELLI Christian et al. *Classification française des troubles mentaux de l'enfant et de l'adolescent. R-2020. Classification psychopathologique et développementale.* Rennes, Presses de l'École des hautes études en santé publique, 2020, 6e édition revue et corrigée.

« […] le concept de pathologie limite s'applique à des faits jusqu'alors autrement dénommés. Ainsi en va-t-il de certaines prépsychoses ou parapsychoses […], celles-ci peuvent ou non répondre aux critères exigibles pour entrer dans le cadre considéré, mais beaucoup d'autres organisations sont concernées, la liste en serait trop longue, citons seulement, parce qu'elles fournissent des supports conceptuels importants, les pathologies narcissiques ou anaclitiques, les distorsions du moi, les personnalités *as if*, les sujets à faux self, les troubles graves de l'identité, sans oublier les repérages à base étiopathogénique concernant les enfants carencés, battus, abandonniques, etc. ; les psychosomaticiens ont encore élargi cet inventaire avec leurs travaux sur les modes d'expression par le corps ou par l'agir et avec la description de la dépression essentielle.

Chacune des organisations que je viens de citer possède des traits originaux qui tiennent aux circonstances de découverte, à la symptomatologie dominante, au mode d'éclairage porté par les auteurs en fonction de leur théorie personnelle ; néanmoins il est possible de reconnaître entre certaines formes des similitudes qui autorisent le regroupement que je propose dans un cadre des pathologies limites. Parmi ces éléments communs figurent les failles narcissiques, les échecs dans l'élaboration de la position dépressive et de l'absence, la quête d'étayage, le contournement des conflits d'identification les plus évolués[1].

Pourtant, malgré les atteintes ainsi portées aux supports de la vie mentale, l'écart vis-à-vis des formes "atypiques" de la psychose mérite d'être souligné : dans les pathologies limites, plutôt qu'aux menaces de morcellement, aux risques de néantisation, l'enfant est confronté aux angoisses dépressives, à l'insécurité intérieure, aux menaces d'intrusion et de perte d'objet ; le désir de communiquer reste perceptible, les aptitudes relationnelles, les capacités adaptatives sont assurées, même si ce n'est qu'en secteur et de façon discontinue[2]. »

On ne peut pas parler d'une rupture d'avec le monde dans le cas des pathologies limites de l'enfance.

Le clivage expliquerait ce fonctionnement en secteur, préservant l'investissement et l'adaptation de l'enfant dans certains domaines de son activité ou dans certains de ses milieux de vie : « L'écart entre réalité psychique et réalité externe reste fluctuant, il s'établit surtout en secteur, à travers les clivages[3]. »

Cela me fait penser à des enfants qui fabulent, mais pas dans toutes les situations. Un tel enfant pourrait par exemple réussir à s'adapter aux réalités de la classe lorsque le transfert avec la maîtresse d'école est positif et qu'il peut offrir à l'enfant un étayage satisfaisant.

Misès évoque la dépression de certains enfants, les blessures narcissiques, l'échec scolaire, le repli devant les objets de connaissance. Il fait remarquer que l'entourage de l'enfant, blessé lui-même dans son propre narcissisme, peut participer à ce désinvestissement en renforçant des mécanismes de

[1] Misès pense certainement au conflit œdipien.
[2] *Ibid.*, pp. 14-15.
[3] *Ibid.*, p. 20.

double contrainte par où il impose à l'enfant de réussir tout en lui enjoignant de conserver inchangée la place qui lui est faite[1].

Misès promeut une clinique qui prend en considération les liens familiaux, tant dans sur leur versant pathogène que sur leur versant positif. Il insiste sur les ressources familiales[2].

Parmi les éléments communs aux pathologies limites Misès mentionne aussi l'échec dans le registre de la transitionnalité. Je souhaite attirer l'attention sur ce point dans le cadre de ma réflexion sur le rapport au monde. Il sera également question du rapport intime à soi-même.

> « [...] l'échec dans le registre de la transitionnalité constitue un fait essentiel. On sait que l'enfant construit ses premières représentations de façon omnipotente dans l'aire d'illusion où se déploie la créativité primaire ; ultérieurement, l'obligation de reconnaître que l'objet est déjà là, qu'il ne représente pas sa propre création, née de son omnipotence, conduit au désillusionnement ; c'est dans ce mouvement que le recours aux objets subjectifs permet d'échapper à un double danger : d'un côté celui de l'intrusion des objets du monde réel, d'un autre celui de leur pure et simple négation.
>
> Les enfants en risque d'évoluer vers une pathologie limite restent pris dans ce dilemme et soumis aux angoisses d'intrusion ou de vidange qui s'y rattachent, tandis que persiste l'omnipotence première[3]. »

Misès remarque que les objets transitionnels font défaut ou sont d'apparition retardée et moins investis. Il décrit l'attitude de l'entourage, qui n'est pas sensible à la fonction des objets transitionnels. De plus la mère « entretient avec l'enfant des modes d'échanges qui ne lui laissent pas un espace personnel suffisant » et « l'aptitude à jouer seul en présence de la mère est mise en défaut[4] ».

## B) Selon René Diatkine

Nous allons maintenant présenter l'article de René Diatkine sur les psychoses infantiles[5].

René Diatkine écrit que sont réunis, sous le nom de psychoses infantiles, des tableaux cliniques disparates. La gravité des perturbations et de l'évolution en est un des caractères communs (cf. page 1297 du tome II).

« S'il existe un facteur commun dans cette diversité de signes cliniques, c'est dans le registre des particularités de fonctionnement mental qu'il convient de le chercher. » (p. 1298)

---

[1] *Ibid.*, p. 31.
[2] *Ibid.*, pp. 32-33, et 83.
[3] *Ibid.*, p. 18.
[4] *Ibid.*, p. 18.
[5] DIATKINE René. *Les psychoses infantiles, en dehors de l'autisme infantile précoce.* (1995) In: DIATKINE René, LEBOVICI Serge et SOULÉ Michel. *Nouveau traité de psychiatrie de l'enfant et de l'adolescent.* Paris, PUF.

Freud distinguait deux principes du fonctionnement psychique : les processus primaires et les processus secondaires. Les processus primaires qui sont notamment à l'origine des rêves permettent d'obtenir l'illusion de la satisfaction d'un besoin ou d'un souhait. La réalisation hallucinatoire du souhait serait normale et banale chez le nourrisson.

Le concept de psychose est utilisé quand les processus primaires sont, faute de mieux, les plus efficaces pour abaisser les tensions et organiser le psychisme de façon à éviter la perte de la continuité de la vie psychique (cf. pp. 1298-1299).

Roger Misès parlait à ce propos d'une « infiltration des processus secondaires par les processus primaires ».

On pourrait parler d'une infiltration de la réalité par le rêve, la rêverie, voire l'hallucination ; d'où fabulations ou délire.

René Diatkine évoque aussi ces mécanismes de défense que sont le rejet et la projection.

Diatkine observe que deux systèmes coexistent dans la schizophrénie de l'adulte. Si j'ai bien compris, le premier système fonctionnerait avec les processus secondaires tandis que le second système serait régi par les processus primaires.

Partant de là, Diatkine se pose ensuite cette question : si le concept de psychose se réfère à un équilibre entre deux systèmes, est-il applicable à la psychopathologie de l'enfant (cf. p. 1299) ?

Diatkine rappelle en effet l'importance des productions imaginaires dans l'enfance. Diatkine parlera plus loin des rêveries conscientes des enfants. Il remarquera (p. 1304) :

> « Dans l'activité de rêverie consciente, liée aux jeux, mais se développant essentiellement dans la solitude du psychisme, existe toujours une composante directement issue de la réalisation hallucinatoire du désir. La prévalence organisatrice de l'imaginaire n'est indice de psychose que si son effet est incompatible avec la cohérence des autres processus psychiques. »

Diatkine parle, dans la suite de son article, de moments importants de la structuration de la personnalité.

Ces moments sont :

- L'élaboration de l'absence de la mère, en lien avec l'élaboration de l'ambivalence envers la représentation de la mère absente. L'absence de la mère provoque initialement une perte de continuité de la vie psychique du petit enfant. C'est la représentation de l'objet absent, la symbolisation primaire, qui peut permettre de dépasser ce problème.
- Le risque d'un prolongement de la symbiose avec la mère.
- La mise en place des enchaînements symboliques, l'acquisition du langage et de la parole, la construction du récit et des fantasmes.

Diatkine parle également dans cet article de l'incapacité de jouer ou des particularités du jeu dans la psychose infantile.

# V) La psychose symbiotique

Nous allons maintenant présenter la psychose symbiotique, telle que l'a décrite Margaret Malher[1].

Mahler affirme que le trait essentiel de la psychose infantile est une incapacité des plus frappantes à voir l'objet humain dans le monde extérieur, à plus forte raison à établir une interaction avec lui en tant qu'unité humaine distincte (cf. *ibid.*, p. 23). En 1968, lorsque ce livre a été publié, l'autisme était encore rangé dans la catégorie des psychoses infantiles.

Mahler affirme que c'est une mauvaise individuation ou une absence d'individuation qui se trouve au cœur de la psychose infantile (cf. *ibid.*, p. 59).

Dans la psychose symbiotique il y aurait une désintrication des pulsions de vie et de la pulsion de mort, avec retour de l'agressivité dans le moi. Mahler parle d'une défusion des pulsions et d'une prédominance de l'agressivité. Le monde se déshumanise et le moi est en voie de désintégration. La pulsion menace le moi et l'enfant est souvent tourmenté par des pulsions meurtrières (par exemple, la peur de tuer sa mère). Le moi tente de se protéger par des mécanismes de défense comme le déni et la dédifférenciation. L'intérêt pour les objets menaçant moins le moi, la dédifférenciation efface la discrimination entre le vivant et l'inanimé. D'où une déshumanisation du monde et une image du self mécaniciste. Dans son délire, l'enfant psychotique peut imaginer que des objets sont vivants (cf. *ibid.* pp. 89-92 et 97).

Dans le second chapitre, Mahler présente les mécanismes de maintien au service de la survie. L'enfant psychotique a recours, selon diverses combinaisons et dosages, à deux mécanismes principaux, essentiellement autistiques et symbiotiques : d'une part, la perte de la dimension animée, la dédifférenciation, la dévitalisation, et, d'autre part, la fusion et la défusion (cf. p. 83).

Dans ce chapitre et dans le suivant, Mahler différencie les syndrome et défense autistiques des syndrome et défense symbiotiques.

> « L'autisme est une tentative de dé-différenciation et de perte de la dimension animée. » (p. 104)

---

[1] MALHER Margaret (1968), *Psychose infantile*. Paris, éditions Payot, 1973.

Tandis qu'il s'opère dans le cas du syndrome symbiotique « une refonte des représentations de la mère et du self en une unité toute-puissante délirante mère-enfant, avec une défusion des pulsions instinctuelles et une prédominance de l'agressivité » (p. 87).

« La situation de danger de la phase autistique consiste en la perte de l'homéostasie physiologique » (p. 290). Les stimuli irritent l'enfant autiste et risquent de le déborder. La coquille autistique est une barrière contre les stimuli. Dans la détresse l'enfant perd la capacité de percevoir sa mère[1] (cf. pp. 98-99).

> « La situation de danger de la phase symbiotique consiste en la perte de l'objet symbiotique, qui équivaut, à ce stade, à la perte d'une partie intégrante du moi lui-même et constitue donc une menace d'auto-annihilation. » (p. 290)

L'enfant souffrant d'une psychose symbiotique tente désespérément de dénier le fait de la séparation mère-enfant et en même temps il lutte contre le réengloutissement par une opposition croissante au partenaire adulte. Les frontières du moi corporel sont menacées de dissolution (cf. p. 70 et p. 303).

> « Pour conceptualiser l'angoisse de réengloutissement, nous parlons de la terreur de la dissolution du self (perte des frontières) en une unité duelle investie d'agressivité, sur laquelle l'enfant ne peut exercer un contrôle magique. » (p. 119)

Dans le cas du syndrome symbiotique, concernant l'illusion délirante d'une unité toute-puissante mère-enfant, Mahler écrit :

> « Le prototype de cette personnation psychotique est l'utilisation par l'enfant psychotique de la main maternelle comme extension mécanique non individualisée de son propre corps, en une croyance apparente que tout ce qu'il pense est automatiquement et simultanément pensé aussi par la mère. »

L'autiste cherche également à utiliser sa mère comme une extension du self. Mais, à la différence de l'enfant souffrant d'une psychose symbiotique, il n'a pas la moindre conscience ni de sa mère ni de lui-même. Car l'autiste prête peu attention aux stimuli extéroceptifs et à sa surface corporelle[2] (cf. p. 106).

Dans la psychose, le monde se déshumanise et le sujet lutte pour s'accrocher au monde objectal humain (cf. pp. 89-90).

> « Dans la psychose symbiotique, la restitution est tentée par des délires somatiques et des hallucinations de réunion à l'image maternelle toute-puissante, narcissiquement aimée-et-haïe, ou parfois par une fusion hallucinée à une image condensée du père-mère. » (p. 110)

---

[1] On pourra également lire à ce propos le passage intitulé « L'enfant qui s'avouait incapable de reconnaître sa mère » dans ce livre : REY-FLAUD, Henri. *L'enfant qui s'est arrêté au seuil du langage. Op. cit.*, pp. 352-354.

[2] Rappelons qu'à l'époque la notion d'autisme renvoyait à l'autisme de Kanner.

« Ce qui caractérise cette psychose, ce sont plutôt des symptômes tels qu'un négativisme extrême, ou une combinaison de gestes désespérés de s'accrocher à l'objet d'amour et de s'en repousser. Nous en concluons alors à un conflit intrapsychique, un fantasme à la fois de désir de fusion avec l'objet et de terreur du "réengloutissement par l'objet". » (p. 298)

Dans le chapitre IV nous trouvons le cas de Stanley qui souffre d'une psychose symbiotique (pp. 121-154).

## VI) Quelles questions se poser pour poser un diagnostic de structure lorsqu'on rencontre l'enfant et sa famille ?

Le plus souvent, je formule la question de la structure de l'enfant ainsi : *est-il autiste, psychotique ou névrosé ?*

Pour répondre à cette question nous nous intéresserons aux motifs d'angoisse et aux mécanismes de défense : Qu'est-ce qui fait peur à cet enfant ? Comment s'en défend-il ?

Nous nous ferons aussi une idée de l'avancée de l'enfant dans les processus de séparation et d'individuation. On s'intéressera aux rapports qu'entretient l'enfant avec autrui et avec lui-même. Nous observerons sa façon d'être, le rapport qu'il a avec son propre corps, sa façon de se mouvoir et l'apparence qu'il donne à voir, s'il se donne à voir. Nous verrons s'il peut prendre la parole et quelle place il donne à son interlocuteur.

Voici quelques questions que l'on pourra se poser :

- L'enfant prête-t-il attention à la présence du psychologue ?
- Est-il possible de se dire bonjour ou d'échanger un sourire ?
- L'enfant peut-il s'adresser au psychologue pour lui demander quelque chose ?
- Accepte-t-il de répondre à une question que le psychologue lui pose ?
- Accepte-t-il de faire quelque chose que le psychologue lui propose (un dessin, un jeu) ?
- Explore-t-il le lieu sans gêne, prenant des objets sans demander la permission, ouvrant portes et tiroirs ?
- Sollicite-t-il constamment l'attention de sa mère tout en ignorant le psychologue ?
- Reste-t-il dans les jupes de sa mère ?
- Reste-t-il assis, immobile et silencieux ?
- Est-il séducteur ? Cherche-t-il à capter l'attention des adultes ?
- A-t-il conscience de son image ?
- Se présente-t-il avec un objet (tétine, doudou, jouet, nourriture, biberon, bonbon, bracelet, casquette…) ?
- Se donne-t-il à voir avec un certain style ?
- L'enfant est-il capable de s'occuper seul tandis que parents et psychologue discutent à côté de lui ?
- Peut-il se séparer de sa mère le temps d'un entretien avec le psychologue ?

Ne perdons pas de vue que les processus de séparation et d'individuation dépendent de l'enfant, mais aussi des parents. Nous observerons donc aussi l'enfant en relation avec ses parents.

Nous aurons besoin de savoir si l'enfant nous fait confiance. Nous nous demanderons aussi si ses parents nous accordent leur confiance. Il est évident qu'un enfant se méfiera s'il ne sent pas ses parents en confiance.

L'écoute de la façon de parler du sujet est nécessaire pour poser ce diagnostic de structure. Nous étudions la prise de parole de l'enfant en consultation.

Nous sommes parlés, avant de parler nous-mêmes. Et il s'agit, pour nombre d'enfants, de libérer leur parole, encore aliénée dans la parole de leur parent. Certaines fois, c'est sur le discours des parents qu'il faudrait pouvoir agir.

Nous observons la place qui est laissée à l'enfant dans le dialogue ou la discussion au sein de sa famille.

On s'intéresse à la possibilité qu'a l'enfant de prendre la parole et d'être reconnu dans sa souffrance et son identité ou bien à l'impossibilité dans laquelle il se trouve de faire entendre sa parole, sa souffrance, ses demandes, ses questions. La méconnaissance de la souffrance de l'enfant est fréquente. Et les parents qui consultent ne donnent pas tous la parole à leur enfant.

On fait attention aux retards et aux troubles de la parole, du langage et de la communication. Nous prêtons notamment attention au fait que la communication est personnalisée ou pas (l'usage des pronoms personnels « je » et « tu ». La parole adressée. Le regard aussi).

Nous nous demandons si l'enfant consent à parler aux étrangers, s'il accepte de formuler poliment ses demandes, s'il a confiance dans la parole de ses parents, s'il a confiance en ses enseignants.

Nous observons également les conduites de récit. L'enfant peut-il faire des récits ? Raconte-t-il sa vie ? Est-ce qu'il fabule ? Est-ce que sa façon de raconter suscite un plaisir partagé ? Est-ce que l'enfant est en interaction avec son interlocuteur ?

Nous nous demandons si l'enfant peut tolérer l'altérité dans le dialogue. Tolère-t-il le malentendu et l'équivoque ? Lorsque son interlocuteur donne des signes indiquant qu'il a du mal à saisir ce dont parle l'enfant, ce dernier pense-t-il à expliciter son propos ou bien croit-il que l'adulte puisse « lire dans sa tête » ?

Parlons maintenant de la mère, dans son rapport à une tierce personne :

Il faut également observer l'attitude de la mère :

Quel est son rapport aux institutions ? Se méfie-t-elle ?

Est-ce que sa confiance irait jusqu'à confier l'enfant en le laissant seul avec le psychologue ?[1]

---

[1] Ce n'est pas parce que j'ai cette dernière question en tête que je songerai à recevoir systématiquement les enfants seuls lors des premières consultations, comme s'il s'agissait de leur faire passer ce test. Je décide au cas par cas de proposer, ou non, de rencontrer l'enfant seul.

D'autre part il faut remarquer quelle place occupe le père dans le discours de la mère concernant leur enfant. Tient-elle compte de sa parole ? Quelle est la qualité de la communication entre les parents ?

Comment la mère exerce-t-elle son autorité sur l'enfant ? Fait-elle référence à la parole du père ? Délègue-t-elle son autorité aux autres adultes qui s'occupent de l'enfant ?

# VII) Les psychoses infantiles

## A) De quoi parle-t-on lorsque l'on parle de psychoses chez l'enfant ?

En 1969, Bruno Castets écrivait[1] :

> « L'usage du terme de psychose est, lorsqu'il s'agit d'enfants, relativement récent. Il ne remonte guère à plus d'une trentaine d'années. [...]
>
> Longtemps ce qui peut être maintenant désigné comme psychose de l'enfant a été décrit comme perversion et bien plus souvent encore comme état d'arriération mentale. Les démences de l'enfant ont été confondues à l'idiotie, ses délires à l'imbécillité ou à quelque méchanceté ; son obtusion intellectuelle à la débilité ou à la mauvaise volonté. »

On voit que les appellations utilisées en psychiatrie varient au fil de l'histoire. La connotation affective attachée à certains termes scientifiques est également sensible avec le recul des années. Certains mots ne plaisent plus. On a l'impression qu'on parlait mal des enfants, que ces mots les dévalorisaient.

Ce texte de Bruno Castets fait écho avec ces mots récents de Jean-Claude Maleval. Maleval parle de l'enfance d'adultes psychotiques. Il explique pourquoi on n'a pas repéré la structure de l'enfant :

> « Leur apathie infantile est mise sur le compte de la paresse, leurs difficultés avec le lien social deviennent timidité, leurs protections agressives contre l'Autre malveillant sont qualifiées de méchanceté[2], etc. »

Avant que ne se multiplient les diagnostics de troubles envahissants du développement, de troubles du spectre autistique, ainsi que la référence aux troubles de l'attachement, nous rencontrions souvent en pédopsychiatrie des enfants psychotiques. Depuis, les autistes se sont multipliés et on ne parle qu'avec réserve des quelques psychotiques que l'on reconnaît encore comme tel.

---

[1] CASTETS Bruno, *L'enfant fou*, Paris, Fleurus, 1969, p. 31.
[2] MALEVAL Jean-Claude, *Repères pour la psychose ordinaire. op. cit.*, p. 32.

Les psychotiques se feraient rares actuellement, si l'on entendait uniquement par « psychose infantile » cette pathologie que l'on diagnostique chez des enfants que l'on hospitalise, et qui présentent :

- cette difficulté d'insertion sociale, en classe comme en récréation, cette quasi-impossibilité d'entretenir une relation avec autrui sans que celle-ci ne sombre dans la captation affective de l'autre, ou bien un sentiment de persécution, ou bien une opposition systématique aux adultes, ou bien encore une agression de l'autre,
- des moments de crises violentes, une grande agitation, des angoisses d'effondrement, de chute, d'explosion, d'abandon. En évoquant l'angoisse d'abandon je pense à des enfants psychotiques placés en famille d'accueil ou en maison d'enfants,
- cette quasi-impossibilité de trouver une place dans l'existence, cette présence difficile à soutenir ne serait-ce que dans l'horizon du futur immédiat, cette impossibilité de raconter son histoire et de construire un projet.

Mais il est d'autres enfants que l'on peut dire psychotiques aussi, dont la symptomatologie est moins bruyante. Ces enfants ne s'affirment pas dans l'existence et restent en retrait du monde. Ils ne se montrent opposants que lorsqu'ils y sont acculés par le harcèlement qu'exercent sur eux certains adultes soucieux de leur éducation. Certains de ces enfants ne s'expriment qu'au sein de leur famille, avec l'aide de leurs parents qui souvent parlent pour eux.

Enfin, comment ne pas penser à une possible orientation psychotique du destin d'un enfant caché derrière sa mère, laquelle ne fait confiance ni au père ni aux institutions et qui veut conserver sa maîtrise sur son « bébé ».

La structure de personnalité psychotique ne s'accompagne pas forcément de troubles importants et de handicaps. Elle est alors plus difficile à déceler. Elle pourrait être repérable par certains signes, comme par exemple une difficulté à se séparer de sa mère, un manque de confiance dans la parole, un discret sentiment de persécution, une tendance à l'opposition, des colères ou bien une résistance passive face à la demande de l'adulte, une tendance à se renfermer dans sa bulle, à être dans la lune, des difficultés relationnelles avec les autres enfants, un manque de pudeur, un manque de retenue dans les propos agressifs ou à caractère sexuels, un excès de jouissance, une tendance à la fabulation…

Le manichéisme et le sentiment de persécution ordinaires ne sont pas faciles à distinguer des mécanismes de clivage et de projection à l'œuvre dans la maladie. Et cela est encore plus difficile à distinguer dans la clinique de l'enfant.

De plus, les enfants ne délirent pas, mais ils fabulent tous à un moment ou un autre.

Curieusement, j'ai mis du temps avant de reconnaître ces formes mineures de la psychose de l'enfant. Habitué aux pathologies avérées je ne reconnaissais pas la personnalité psychotique de ces enfants.

Je pense à plusieurs garçons, élèves de l'école primaire, qui se sentaient persécutés par les adultes et qui nous étaient adressés parce qu'ils ne faisaient pas le travail demandé à l'école.

L'un d'eux, *Thibeau*, jouait avec des playmobils en séance de psychothérapie. Un jour il mit en scène cette histoire : un fermier jette dans un feu les animaux de sa ferme, les barrières des enclos, et son tracteur. Enfin le fermier se jette lui-même dans le feu.

J'ai été touché par cette scène de suicide et de destruction totale. Les troubles du comportement de cet enfant et ses difficultés scolaires et relationnelles ne laissaient pas entrevoir une telle rage et d'une telle souffrance. Rien ne permettait de présager de cela, mis à part le fait que son père s'était suicidé lorsque Thibeau était petit.

Ce fermier, qui a décidé de tout détruire avec lui, se comporte comme un maître incapable d'accepter d'être dépossédé de ses biens. Le Moi de Thibeau, représenté par ce personnage, se trouve sans doute lui aussi dans l'incapacité de penser sa séparation d'avec le monde. Comme ces jeunes enfants qui croient que le monde n'existait pas avant leur naissance, le fermier de Thibeau n'envisage pas la possibilité que le monde puisse survivre à sa mort.

Je ne crois pas que Thibeau soit névrosé. L'hypothèse d'une structure psychotique est la plus probable. D'abord parce qu'un sentiment de persécution caractérise sa relation avec les adultes. Et, en second lieu, parce que l'on peut suspecter une possible difficulté de séparation entre le moi et son monde. Cela dit, on ne pourra probablement voir vérifiée, ou infirmée, cette hypothèse qu'à l'adolescence ou à l'âge adulte. Et il se pourrait que Thibeau présente une psychose ordinaire, sans décompensation.

Quand je parle de psychose infantile je pense :

- aux processus de séparation et d'individuation (Margaret Mahler), à une séparation impossible (Jacques Lacan), au processus de personnalisation (Henri Wallon), aux difficultés rencontrées dans la construction de la personnalité et dans l'usage du « je », à l'affirmation du Moi dans l'opposition, à une difficile affirmation du Je dans la parole,
- à l'affirmation d'un Moi idéal dans des fabulations visant à se vanter, à la difficulté d'être ou d'exister,
- à l'envie d'être en couple avec un double que l'on mène, un camarade de jeu docile, au branchement sur un autre enfant que l'on admire et qui pourrait faire fonction de porte-parole,
- aux sentiments de jalousie et de persécution dont souffrent certains enfants qui ont du mal à supporter les adultes et qui sont mal intégrés dans les groupes d'enfants,
- au besoin de moments de repli,

– à ces enfants qui fabulent tant qu'ils semblent avoir quitté le sol de la réalité.

Je vais maintenant vous présenter une synthèse relative à la théorie et à la clinique des enfants de structure psychotique. J'ai récapitulé des propos que l'on tient à ce sujet. J'ai ordonné ces idées dans des chapitres concernant le monde, autrui, le moi, le langage et le psychisme. J'ai illustré cela avec de brèves évocations de cas cliniques.

Les exemples que je donnerai seront tirés de ma pratique en pédopsychiatrie. J'y ai rencontré des enfants gravement malades. Ces cas cliniques illustreront donc mal la psychose légère, discrète, ordinaire.

En voici un premier exemple :

*Marco* est un enfant de 7 ans probablement psychotique. Il se trouve dans un « état limite » ; un état limite, au sens de la désorganisation d'une structure. Il a des idées suicidaires. Il présente des problèmes qui font penser à une structure psychotique :

– Une difficulté à maintenir durablement la relation duelle avec autrui, une difficulté à vivre la solitude, une impossibilité de trouver une place durable au sein d'un groupe, une angoisse d'abandon, une agitation, un sentiment de persécution.
– Une difficulté avec la prise de parole et l'échange langagier. Mais pas au sens d'un trouble du langage. Il s'agit plutôt d'un non-accès au symbolique, qui se traduit aussi par l'impossibilité d'entrer dans les apprentissages.
– L'excès de jouissance est manifeste dans les troubles de son comportement. Sa pensée est également parasitée par des obscénités.
– Il affirme un moi idéal, avec alternance de sentiment d'être fou et débile et sentiment d'être le plus fort. L'absence d'Idéal du moi est repérable dans la non-intégration de la loi.

Du point de vue de Bergeret, nous pourrons assimiler son agitation perpétuelle à un état d'angoisse dans un état limite. On retrouve en effet les caractéristiques suivantes :

– le clivage de l'objet en bon et mauvais objet,
– l'angoisse de perte de l'objet,
– rapports de domination avec sentiment de persécution dans la relation anaclitique.

Et la relation d'objet, dans le cas de Marco, oscille entre recherche de câlins, séduction, provocation, attaque du lien, sentiment de persécution et agression.

Chaque caractéristique mentionnée, dans les cas cliniques que je présenterai, ne constitue pas un signe pathognomonique de la psychose. *C'est un ensemble de signes qui permet de repérer la structure de personnalité ou la pathologie psychotique.* Cela n'apparaîtra peut-être pas avec évidence dans les illustrations données, car chaque cas clinique dont je vais parler se distingue dans ma mémoire par quelque trait saillant de sa personnalité ou de sa maladie.

## B) La perception et la représentation du monde, du vivant et du social

- Comment se tenir debout et se déplacer dans le monde ?
- Comment s'y retrouver dans ce monde étrange et par endroits inconnu ?
- Comment habiter le monde et prendre place dans les groupes sociaux ?
- Comment prendre ses repères et constituer ses valeurs pour faire son chemin dans le monde ?

L'enfant peut se poser ces questions. Pour l'enfant psychotique ce sont là des problèmes quotidiens et difficiles.

Nous traiterons de la question des valeurs plus loin, dans le chapitre sur l'Idéal du moi.

Lorsque l'on s'intéresse à la perception et à la représentation que l'on se forme du monde, de la famille, des autres et de la société, il faut être conscient d'une chose : les catégories mentales de l'enfant, images et mots, ne sont pas celles des adultes.

### *Un monde étrangement inquiétant où s'exerce l'attraction de l'originaire*

La perception du monde peut être parasitée par la psychose (La psychose comme maladie mentale). Le monde n'est pas rassurant. Le sujet peut se sentir regardé. Une présence menaçante peut y être appréhendée. Cela dit, les cas d'hallucinations sont rares. On rencontre plus souvent des enfants qui se sentent persécutés par les autres ou qui évitent les relations avec leurs pairs.

J'ai connu *Dylan* de ses 3 ans jusqu'à ses 8 ans. Passer une porte, entrer dans une pièce, y rencontrer des gens, c'était un problème pour lui. C'était comme s'il lui fallait remonter à chaque fois sur la scène du monde où il serait regardé. Remonter sur la scène et tenter à nouveau d'avoir une emprise sur l'un de ces adultes dont, en tant que jeune enfant, il dépendait. Et dans chaque nouvel espace Dylan pouvait se retrouver effrayé par un bruit, par la perception d'un mouvement, par l'intuition d'une présence, comme si quelque chose pouvait soudain faire irruption et le menacer.

Étant petit Dylan avait peur d'herbes s'agitant dans le vent, peur des cheveux, peur d'un tracteur qui n'était pas à sa place habituelle, peur de toucher une balle en plastique qui avait des picots… Le monde était peuplé de choses étranges et inquiétantes. Aulagnier parlerait à ce propos de la force d'attraction exercée par l'originaire.

*Perdus dans le labyrinthe*

J'ai remarqué, dans les dessins de plusieurs enfants, des parcours où l'on se perd comme dans un labyrinthe. Cela interroge quant à la représentation du monde, des routes et du sens des déplacements. Cela m'évoque l'errance.

Dans son séminaire sur les psychoses Lacan disait que les psychotiques utilisaient les petites routes. Que voulait-il dire ? Les directions sont bien indiquées sur les routes nationales. Tandis qu'il y a deux sortes de petites routes, celles qui nous sont familières et celles où l'on se perd facilement. C'est ainsi que je comprends le propos de Lacan.

*Donovan* est un enfant de sept ans. Il était, à cette période, d'humeur maniaque. Il riait seul dans sa chambre en disant des gros mots.

Lors d'une première séance il avait dessiné un jet d'urine formant un parcours alambiqué entrant dans une bouche, sortant par des fesses.

Lors d'une autre séance de psychothérapie Donovan était arrivé en marchant à quatre pattes. Il était donc question de verticalité, de haut et de bas ! « Comment se tenir debout et se déplacer dans le monde ? » Telle semblait être la question.

Il avait dessiné un parcours pourvu d'échelles, d'escaliers et de toboggans. En haut, une grosse clef permettait d'ouvrir une énorme porte. Cette grosse clef l'excitait beaucoup. Le but du jeu et le terme du parcours semblaient être de monter ouvrir cette porte. Mais le poids de cette clef rendait difficile son usage. Et deux autres portes et clefs compliquaient encore l'accès à cette destination finale. C'était un parcours difficile, voire impossible. Donovan dessina de multiples clefs de différentes tailles. Il n'a pas réalisé le parcours durant cette séance. Il pensait le faire la fois suivante. Il craignait qu'entre-temps d'autres enfants effacent le tableau et que le plan du parcours soit perdu.

À la séance suivante Donovan a dessiné des clefs de diverses tailles. L'une d'elles avait une forme bizarre. Cela l'excitait. Il a eu un rire, puissant comme un cri qui éclate, et il s'est écroulé par terre, en riant. Il ouvrait grand la bouche et se pinçait le derrière. Il a attaqué ses clefs dessinées en frappant dessus avec la craie, qu'il a ainsi éclatée contre le tableau. Il a raconté que c'était la guerre et que la clef avait coulé.

Donovan s'était donc écroulé de rire, mais ce rire était une défense maniaque face à quelque chose d'angoissant. Sa clef semble être un symbole phallique. Mais il a beau multiplier les clefs il n'arrive pas à donner un sens à son existence. Ce n'est que débordement de jouissance.

Cinq ans plus tard Donovan me dira avoir trouvé des clefs mystérieuses dans le lit de sa mère et de son beau-père. Il a trouvé que l'une de ces clefs était bizarre.

*Rester planté là et rêver qu'on s'envole*

*Cédric* est un élève de l'école primaire. Il est, dans sa classe, comme en retrait et mutique. Il semble passer son temps à attendre. Attend-il que ses parents reviennent le chercher ?

Son désir le plus cher semble être de s'envoler. Il rêve de partir avec ses parents sur la lune, de voler dans le ciel en avion ou de se retrouver avec des amis sur une île déserte. On dirait qu'il rêve de vivre dans le ciel, loin de la terre et du monde. Freud rapportait les rêves de vol aux traces mnésiques d'avoir été porté dans les bras de nos parents et d'avoir été soulevé en l'air par eux. Et il y a dans cette montée au ciel comme un éloignement du monde. Cédric semble attendre que ses parents le portent et le soulèvent au-dessus de notre monde. Sans doute se défend-il contre un risque d'effondrement dépressif. Ses désirs d'envolées sont empreints de peur du vide et d'angoisse de chute.

*Face au vide*

La représentation de l'objet en tant qu'il peut être absent ou la représentation du manque posent problème.

*Fonctionner ou s'animer, parmi les machines ou les vivants*

Certains enfants psychotiques semblent mal faire la distinction entre le vivant et ce qui est mécanique. Le cas clinique de Franck l'illustrera plus loin.

*De la difficulté de reconnaître la réalité et de dire le monde tel qu'il est*

Beaucoup d'enfants psychotiques fabulent.

La projection et le clivage sont fréquents. Le mauvais est projeté à l'extérieur, et notamment dans la personne d'autrui. La réalité peut être infiltrée par l'imaginaire. Il peut y avoir rupture ou menace de rupture avec le réel.

La psychose, en tant que maladie, a été tout d'abord caractérisée par la perte de la réalité. La thèse d'une rupture d'avec la réalité n'est qu'en partie juste. D'une part cette rupture n'est pas complète, et, d'autre part, la réalité n'est pas la chose unique, simple et évidente qu'on aimerait qu'elle soit.

Durant l'enfance la perception du monde sensible et la représentation du monde se construisent. Cela complique le repérage des psychoses infantiles. Le retard de développement constaté peut s'avérer par la suite être un trouble lié à la structure.

L'enfant est dépaysé dans le monde. Tout ne lui est pas familier. Je parle ici de l'enfant banal, de la psychologie de l'enfant « normal ».

Le réel du jeune enfant est infiltré par les réminiscences du passé et les fantasmes.

Salomon Resnik[1] relate ce récit de S. Issac : une petite fille d'un an et demi voit une chaussure de sa mère dont la semelle décollée pendait. L'enfant, horrifiée, hurle de frayeur. À l'âge de 2 ans et 11 mois, elle dit soudain à sa mère, d'une voix craintive : « Où sont les chaussures cassées de maman ? » Sa mère répond qu'elle s'en était débarrassée. L'enfant s'exclame alors : « Elles auraient pu me manger tout entière ! »

Certaines choses paraissent à l'enfant étrangement inquiétantes.

Lorsque l'enfant veut parler du monde, il lui faut se représenter les choses et expliquer le réel alors que sa pensée distingue mal les objets et est encore incapable de définir leurs rapports.

Cette difficulté à se représenter les choses peut avoir une incidence sur leur reconnaissance dans le champ de la perception dès lors qu'il s'agirait de dire ce que l'on voit.

En voici un exemple :

Wallon[2] relate l'embarras d'un enfant de six ans. Ce dernier semble avoir du mal à distinguer la figure de la lune claire sur le fond du ciel noir.

– La lune, qu'est-ce que c'est ?
– C'est noir.
– Tu l'as vue ?
– Oui.
– Eh bien qu'est-ce que c'est ?
– Je ne sais pas.
– Comment ça se voit-il la lune ?
– Quand il fait noir.
– Mais est-elle noire elle aussi ?
– Oui… non.

Les enfants ne se représentent pas les choses comme nous. La pensée exprimée verbalement par l'enfant est singulière, voire étrange.

L'enfant qui commence à décrire, raconter et expliquer peut fabuler. Est-ce un enfant qui délire ou bien un enfant qui ne sait pas encore dire le monde et se situer dans la réalité ?

*Fabuler, voire délirer*

J'ai observé le développement de fabulations incessantes et envahissantes chez des enfants insécurisés.

*Dario* avait huit ans au moment des faits. Je le recevais déjà depuis deux ans en psychothérapie. Il a développé pendant au moins deux mois un délire caractérisé par un sentiment de persécution et par la mégalomanie.

À partir d'un dessin animé il a développé toute une histoire qui tout à la fois l'inquiétait et le mettait en valeur. Il prêtait à un méchant une sorte de

---

[1] RESNIK Salomon, *Biographie de l'Inconscient.* Paris, Dunod, 2006, p. 128.
[2] WALLON Henri (1945), *Les origines de la pensée chez l'enfant,* Paris, PUF, 1975, p. 53.

toute-puissance et l'intention d'enlever des enfants intelligents. Dario, qui se considérait comme un génie, s'attendait à une tentative d'enlèvement de quelques enfants, dont il ferait partie. Le méchant voulait également faire disparaître certaines personnes. Moi-même j'étais sur sa liste noire. Alors Dario s'inquiétait de ma possible disparition. Dario se préparait à combattre le méchant. Lui seul pouvait réussir à le maîtriser. Pour y arriver Dario évaluait ses forces, se musclait, préparait des potions magiques (à base d'eau et de savon), construisait un robot, et recherchait un allié. Il demandait au psychologue de mener avec lui une enquête.

Dario entendait des voix, observait les indices de la présence du méchant et prétendait même, à plusieurs reprises, avoir vu ce dernier. Observant la rue depuis la fenêtre de mon bureau Dario interprétait le fait qu'une maison était à vendre ou le fait que les voitures ne passaient plus dans la rue à cet instant comme des manifestations de la volonté du méchant. Ce dernier avait le pouvoir de stopper les voitures et il allait acheter la maison d'en face. Dario se disait surveillé par le méchant.

D'autres éléments m'avaient fait penser à une possible structure psychotique :

Plus jeune, il lui arrivait de se retirer des échanges que j'avais avec sa mère et lui. Il s'excitait alors en disant des gros mots scatologiques. Un peu plus grand, Dario se retirait de la discussion en faisant la statue. Il ne bougeait plus et il restait muet.

Le fait que le père de Dario ait été incapable de s'occuper de son fils et de s'insérer socialement. Le fait que Dario ait pris le rôle d'un petit homme protecteur avec sa mère handicapée et souffrante. Le fait qu'il ait souvent dormi avec sa mère. Tout cela n'implique pas forcément la psychose, mais ce sont des conditions propices à une telle structuration.

## C) Les rapports avec autrui et avec les autres

### 1) La mère

La relation mère-enfant est compliquée, faite de câlins et d'oppositions. Dans la psychose symbiotique, il y a tout à la fois fusion et opposition.

L'alternance entre la présence et l'absence de la mère est interprétée comme relevant d'un caprice de celle-ci. L'enfant ne comprenant pas la logique du désir de sa mère. La place du père n'est pas prise en compte, tant sur le plan conjugal (le jeu du désir entre père et mère) que sur le plan parental (dans l'exercice de l'autorité parentale conjointe la mère ne prend pas en considération la parole du père).

L'enfant psychotique reste pris dans la jouissance ou le fantasme de sa mère. Il se trouve en position d'objet. Il s'offre comme objet pour la jouissance de l'Autre. L'enfant psychotique se vit comme étant soit « la petite crotte » soit « le bébé à croquer » soit « la prunelle des yeux » de sa mère ou bien encore il se vit comme étant ce qui fait sa fierté et la rend super forte. En d'autres termes, il s'offre comme objet petit *a* ou bien comme phallus de sa mère.

Et il n'est pas séparé de sa mère. Certains enfants s'angoissent lorsque leur mère les laisse à l'école. Et ils n'arrivent pas à s'occuper seuls, même lorsqu'ils se trouvent à côté de leur mère. Ils collent leur mère ou bien ils s'opposent à elle, mais sans pouvoir s'en passer. Certains font des bêtises de façon à avoir toujours leur mère sur leur dos, qui les surveille.

Nous avons déjà parlé (dans la deuxième partie) d'un enfant nommé *Anthony*. Il était pris dans le discours de sa mère, laquelle était en conflit avec l'école. Elle traitait les maîtresses d'incapables et les rendait presque responsables des troubles du comportement de son fils. Anthony a déclaré qu'il allait casser l'école. Cette déclaration indique sa position. Il voulait être le soldat de sa mère, l'instrument de la puissance maternelle, autrement dit le phallus de sa maman.

### 2) Autrui

Le désir de l'Autre reste une énigme. La demande de l'Autre peut être angoissante. L'enfant psychotique peut se sentir persécuté par les autres. Il peut croire que la volonté de l'Autre est mauvaise.

Nous avons déjà parlé de *Dylan*.

Après un placement en pouponnière, alors qu'il était encore bébé, Dylan a été accueilli en familles d'accueil à partir de l'âge d'un an. Ses exigences, ses colères, ses hurlements, ses réactions d'opposition, son agressivité ont mis à mal les familles qui l'accueillaient. À l'école aussi son comportement était très difficile à gérer.

Dylan présentait des tendances à l'opposition, à la projection, un sentiment de persécution parfois, des angoisses d'abandon souvent, des réactions de rejet d'autrui. Il pouvait se sentir menacé par un autre méchant, cracher sur le visage de l'autre, jeter des cailloux, dire des gros mots et parfois taper.

Il se défendait contre l'angoisse de chute ou d'effondrement. Il se vivait comme un mauvais enfant rejeté, abandonné, comme une merde, un déchet qu'on a laissé tomber. Souffrant d'encoprésie il se vivait comme un mauvais garçon avec du caca dans la culotte.

Il aurait voulu être une jolie fille.

Ce vécu, ce comportement, ces mécanismes de défense coexistaient avec une stratégie de conquête de l'Autre. Il était souriant et séducteur. Il tentait d'exercer une emprise sur les autres. Je crois qu'il ne faisait pas une grande différence entre les personnes familières et les étrangers. Il tentait de séduire l'adulte qui se trouvait là, pour pouvoir s'accrocher à quelqu'un.

J'ai pu lors des séances de psychothérapie me faire une idée de sa relation fantasmatique avec la Mère. D'un côté la Mère et son bébé se dévorent d'amour. D'un autre côté ils étouffent et se sentent prisonniers de l'emprise qu'ils exercent l'un sur l'autre. Alors ils se mordent pour s'attaquer et se tuer ou bien encore le bébé fait caca ou vomit pour dégoûter la maman et se faire rejeter. Cette problématique évoque la psychose symbiotique. Lors des séances Dylan exprimait sa faim et jouait le vomissement ou la défécation de l'enfant. Il alternait les scènes d'amour et les scènes de violence entre une maman et un bébé. Cette problématique était également perceptible dans sa vie quotidienne.

Dylan présentait un retard de parole et de langage à ses trois ans lorsque je l'ai rencontré. Ce retard était associé à un retard du processus de personnalisation. Il a rapidement fait des progrès (emploi des pronoms personnels dans des phrases, rudiments de récits, fabulations). Mais il était très difficile d'avoir ne serait-ce qu'un bref dialogue avec lui. À l'âge de huit ans encore le dialogue tournait court. Dylan entendait les premiers mots de ce que lui disait son interlocuteur. Mais il ne pouvait pas comprendre ce qui lui était dit ensuite. De même, il ne se distinguait pas bien ce que l'autre avait compris, de ce que lui-même avait énoncé.

### 3) La société des adultes

Les relations humaines et les rapports sociaux peuvent apparaître menaçants et leur logique peut échapper au sujet. Le sujet peut ne pas faire confiance à la parole des adultes. Certains parents d'enfants psychotiques ne font pas confiance aux institutions. Certaines mères ne délèguent pas leur autorité à l'institutrice. Il est possible que certains enfants ne considèrent que la loi du plus fort.

Il est intéressant de comparer le rapport de l'enfant psychotique aux adultes à celui qu'entretient avec eux l'enfant névrosé.

Karen Horney[1] décrit la réaction d'hostilité et d'angoisse de l'enfant névrosé lorsque celui-ci nourrit de la défiance et de la rancune envers tout le monde. La différence tient, me semble-t-il, au refoulement de l'hostilité dans la névrose. Certains enfants psychotiques que j'ai rencontrés oscillaient entre une position de retrait ou une position de séduction et des manifestations d'agressivité. Ils cherchaient, avec difficultés, à se repérer entre le bien et le mal. Ils essayaient de trouver des façons d'exprimer leur colère, tout en ayant besoin aussi de s'assurer de l'affection d'un adulte.

On a dit que l'enfant psychotique n'était pas entré dans le symbolique. Certains ont parlé de famille incestuelle brouillant les repères des générations et des sexes. D'autres ont dit que l'enfant ne démarrait pas avec de bonnes cartes dans sa vie. D'autres encore ont dit que l'enfant rejetait le père symbolique.

---

[1] HORNEY Karen, *La personnalité névrotique de notre temps. op. cit.*, pp. 66-67.

### 4) L'autre enfant et la société des enfants

La relation au semblable peut être tendue à cause de l'envie et de l'agressivité.

L'image du semblable peut fasciner le sujet et susciter l'envie. D'une part l'image d'un semblable à l'aise dans son corps peut renvoyer le sujet à un sentiment de morcellement et de manque de maîtrise de son propre corps. D'autre part lorsque le semblable semble uni à l'Autre dans la jouissance, comme c'est le cas lorsque l'aîné voit le puîné au sein de leur mère, l'envie peut surgir et avoir l'effet d'un poison sur le sujet.

Pour ces raisons, une agressivité est générée par l'image du semblable.

L'insertion dans un groupe d'enfants peut être difficile. Il faut accepter de n'être qu'un parmi d'autres, ne pas monopoliser l'attention, consentir à jouer un rôle, respecter les règles, parler à propos et de façon adaptée dans un échange avec les interlocuteurs.

La reconnaissance mutuelle peut être difficile en raison de la singularité de la personnalité ou en raison des troubles psychotiques. Le regard des autres enfants peut être difficile à supporter lorsqu'il est le miroir de la différence ou de l'inquiétante étrangeté.

À l'école primaire lorsque les enfants mettent d'un côté les garçons et de l'autre les filles, l'enfant psychotique peut avoir du mal à se ranger dans un genre sexué.

C'était le cas de *Dylan*. Il voulait être une fille et préférait jouer avec les filles. Il n'a pas réussi à s'intégrer parmi les garçons de l'école primaire.

Lorsque le groupe d'enfant est dirigé par un adulte l'agressivité entre les participants peut difficilement être pacifiée par l'adulte si l'enfant psychotique ne fait pas confiance à la parole de ce dernier. L'enfant psychotique peut se sentir insécurisé dans cette situation.

Certains enfants psychotiques veulent capter l'attention de l'adulte et avoir une certaine emprise sur lui.

Lorsque l'adulte demande à l'enfant psychotique de faire quelque chose, cela peut l'angoisser. Certains enfants psychotiques sont dans l'opposition (négativisme).

L'enfant psychotique peut avoir besoin de se mettre en retrait du groupe, de s'isoler un moment.

Certains font des colères. Le mot de « rage » me semblerait ici approprié, parce qu'il y a de l'angoisse, de la terreur dans ces colères.

### 5) Le monstrueux et le divin

Certains enfants psychotiques s'identifient à un monstre [1]. D'autres s'identifient à un personnage tout-puissant.

---

[1] MARTIN-LAVAUD Virginie, *Le monstre dans la vie psychique de l'enfant,* Toulouse, Érès, 2009.

## D) Le moi, le corps et le visage

### 1) Troubles des fonctions du corps, angoisse de chute et verticalisation

Certains enfants psychotiques présentent des troubles de l'alimentation, du sommeil ou de l'excrétion.

Nous avons déjà parlé de *Cédric*. Il avait six ans quand je l'ai rencontré. Il avait peur de s'empoisonner en mangeant des aliments qui auraient pu être en contact avec des choses sales, comme une viande sur laquelle une mouche aurait pu se poser. Cet enfant craignait également de dormir parce qu'on lui avait dit que le sommeil favorisait la croissance. Or il ne voulait pas grandir, parce que ceux qui vieillissent meurent. Il pensait donc se protéger de la mort en mangeant peu et en dormant peu.

La peur de dormir peut être liée à la crainte de se retrouver seul, à la peur du noir dans lequel on se retrouve sans repères dans l'espace, à la peur de perdre le contrôle, à la crainte de se retrouver envahi par des cauchemars.

Les écoulements corporels (la diarrhée, les saignements) peuvent angoisser certains psychotiques qui ont peur de se vider de leur substance.

*Dylan*, dont nous avons déjà parlé, avait peur de tomber, de se liquéfier, de vomir, de perdre son sang, de ne pas pouvoir retenir ses excréments. Dès l'âge de trois ans, il a eu tendance à retenir ses selles. Celles-ci en durcissant ont formé un fécalome. Des selles molles passant la barrière de ce bouchon d'excrément coulaient dans son slip. Dylan, qui voulait maîtriser ses selles, vivait douloureusement ces écoulements. Dylan avait de fortes angoisses d'abandon. Dès qu'il changeait de famille d'accueil ces troubles resurgissaient.

L'année de ses 8 ans, Dylan s'est rempli la bouche avec son poing, avec des cailloux, avec de la mousse à raser. Il retenait également sa respiration. L'avidité orale était majeure et son espace psychique était alors centré sur le trou de la bouche.

C'est aussi la tenue du corps qui est en jeu. J'ai vu une adulte psychotique et un enfant psychotique s'écrouler au sens propre du terme. Leur tonus a chuté et ils sont tombés par terre.

Chez la personne adulte il s'agissait d'une angoisse de mort. Elle s'est, dans cet instant d'angoisse, dite morte.

Chez l'enfant, qui avait 7 ans, la chute s'est produite lors du surgissement d'une inquiétante étrangeté. Il s'agit du cas de *Donovan*, dont nous avons parlé plus haut. Donovan avait ce jour-là dessiné une clef qu'il trouvait bizarre. Il s'est écroulé par terre, en riant. Il ouvrait grand la bouche et se pinçait le derrière.

## 2) Le rapport à soi-même, les images du moi, la pudeur et l'identité sexuée

Ce n'est pas seulement l'image du semblable qui pose problème au psychotique, c'est aussi le regard de l'Autre. Et l'enfant psychotique a du mal à se distinguer de la façon dont il a été nommé et parlé par sa mère ou par son père. Il lui est difficile, voire impossible, de se séparer de l'Autre et de se distinguer de l'image du semblable.

Se montrer, c'est comparaître devant le regard d'autrui. Chacun a connu l'expérience de la honte.

Certains enfants psychotiques manquent de pudeur dans leurs propos ou dans leurs actes.

Dans la psychose le regard porté sur soi par autrui pose souvent problème et peut être menaçant.

Certains psychotiques se sentent observés et ressentent un sentiment de persécution. Le regard d'autrui peut être chargé d'agressivité ou vécu comme une intrusion. Certains enfants psychotiques cachent leur visage ou se cachent au moment d'entrer dans le bureau du psychologue.

Je me souviens de *Sophie*, aujourd'hui adolescente. Elle a toujours eu du mal à regarder les gens en face. Mais pas à la façon d'un enfant autiste qui évite le regard. Sophie baisse la tête pour cacher ses yeux et son visage. Étant enfant elle avait exprimé dans un dessin la crainte de sentir sa tête prête à exploser.

J'ai rencontré un enfant psychotique, élève de l'école primaire, que je nommerai *Nemo*. Il a dessiné des silhouettes sans visages. Puis il a produit en série des dessins de têtes et de masques aux figures étranges. Ces visages ne ressemblaient pas à de vrais visages. Le nez pouvait être déplacé, les yeux pouvaient être multiples, etc. Un jour il a dessiné des masques de gentils et de méchants et une tête de gentil-méchant. Le démon avait le pouvoir de se rendre invisible. Remarquons enfin que Nemo s'était à deux reprises, chez lui, habillé en fille.

Le sujet psychotique peut avoir du mal à se ranger dans un genre sexué. Nombre d'hommes psychotiques délirants se sentent femme (Les lacaniens appellent cette tendance « le pousse-à-la-femme »).

*Cédric*, à huit ans, semblait avoir l'impression d'être une fille plutôt qu'un garçon.

*Dylan,* lorsqu'il avait huit ans, ne pouvait pas s'aimer lui-même en tant que garçon. Il voulait être une jolie fille ou une femme puissante, de façon à préserver son narcissisme. Lors des séances de psychothérapie, dans ses jeux, il s'identifiait à une femme puissante ou/et à un mauvais personnage (sorcière en colère, femme méchante ou enfant déchet, « bébé qui a fait caca », zombi ou vampire). Dylan jouait la colère, l'agression, la mort. Il mimait le visage de la colère (tête rouge, joues gonflées, cheveux ébouriffés, dents apparentes) ou bien il présentait une tête souriante et bien coiffée. Il se repérait sur ces images caricaturales pour distinguer le bon du méchant. Le passage d'un visage aimable à un visage en colère l'inquiétait sans doute. À 7 et 8 ans il a pu exprimer sa colère sous forme de vœux de mort visant autrui ou lui-même. Il a un jour déclaré vouloir mourir. Une autre fois il a gentiment exprimé à son assistante familiale qu'il allait l'envoyer au paradis. Il s'était également vengé d'elle un autre jour en inventant un petit récit dans lequel elle mourrait étouffée sous un plat de pâtes.

Dans de rares psychoses infantiles il peut y avoir des hallucinations dans le miroir. Dylan, lorsqu'il avait 8 ans, y voyait un méchant enfant noir nommé Loïc. Cet enfant l'insultait et lui donnait des ordres. Dylan faisait les deux voix.

### 3) La contenance du corps, les troubles de l'image de soi, et le recours trouvé dans des identifications à des animaux ou à des objets

La reconnaissance et l'expression de certaines émotions et notamment de la tristesse, de la culpabilité et du regret, peuvent poser problème.

La jouissance liée aux défenses maniaques peut provoquer une rupture de la communication. Je pense à ces enfants que j'ai vu énoncer en riant des gros mots scatologiques. Il devenait impossible de discuter avec eux.

La contenance du moi-corps et la bonne tenue du corps posent problème lorsque surgit la jouissance ou le pulsionnel.

Cette contenance dépend d'identifications à autrui et même à des choses. La maison est une de ces choses qui peuvent avoir une fonction contenante. Le dessin d'une maison avec une porte et deux fenêtres est comme un visage rassurant. C'est aussi un symbole de la famille unie. Nous avons vu qu'*Anthony*, dans son jeu, s'inquiétait pour la maison[1]. Le surgissement du sexuel dans sa pensée mettait en danger sa maison mentale, de même que le surgissement de mots crus dans sa conversation pouvait mettre en danger sa relation avec son interlocuteur.

Une voiture peut également avoir une fonction d'enveloppe ou de carapace.

J'ai suivi un enfant psychotique, nommé *Franck*. En séances de psychothérapie, pendant plusieurs années, il jouait chaque semaine à imiter une camionnette. L'imitation était si parfaite et le jeu tant de fois répété que j'ai fini par penser qu'il s'identifiait à ce véhicule. J'exposerai en détail ce cas clinique à la fin de ce chapitre.

J'ai suivi un autre enfant psychotique, nommé *Éric*. Il avait 11 ans lorsque nous faisions du psychodrame individuel avec lui. Souvent (12 séances sur 29), il jouait la voiture. Un même schéma se répétait : Nous sommes en voiture, nous allons quelque part, nous déposons l'enfant ou les

[1] Ce récit a été fait dans le chapitre intitulé « L'importance du phallus, du démenti et du refoulement dans la structure qui fonde la représentation du monde », Deuxième partie. Chapitre II, C, 6.

enfants, nous repartons, la voiture a des problèmes, il faut la réparer. Éric fait la voiture ; il fait les bruits de la voiture. Nous n'entendons que ça. Il fait des bruits qui dépendent de l'état de la voiture et de la vitesse à laquelle il va.

Le psychotique adulte peut se sentir étranger à son propre corps. Une dépersonnalisation peut se produire lors d'une décompensation psychotique. Qu'en est-il chez l'enfant psychotique ? Certaines parties du corps peuvent être imaginées autonomes, étrangères ou mal rattachées au reste du corps. Un enfant peut par exemple s'inquiéter de la solidité du rattachement des bras aux épaules. L'appropriation du sexe peut être difficile lorsque les sensations d'excitation sont incomprises et non intégrées dans le vécu corporel.

On voit dans les exemples cités que la construction du narcissisme est compliquée et fragile. Sophie n'arrive pas à assumer son image dans le regard d'autrui. Julien et Dylan semblent souffrir de la haine de soi (Julien rejette ses origines noires, Dylan ne peut pas s'identifier au garçon qu'il est, parce qu'il y voit un enfant qui perd ses selles et sent le caca). La reconnaissance de la personne humaine est affectée dans le cas de Nemo.

La construction de l'identité sexuée semble également compliquée. Certains psychotiques continuent longtemps à se référer à des signes extérieurs comme la coupe de cheveux ou les habits pour différencier les genres faute de comprendre la différence des sexes. Certains garçons psychotiques souhaitent devenir des filles.

## E) Le rapport au langage et à la parole

### 1) Aliénation et séparation

Du point de vue de Lacan, l'aliénation pose problème aux autistes, et la séparation aux psychotiques.

Nous avons parlé plus haut de l'aliénation du point de vue de l'imaginaire (l'aliénation dans l'image). L'aliénation relève aussi de la dimension symbolique. L'aliénation passe par la parole adressée à l'enfant regardé par sa mère et son père.

L'identification se fonde sur l'image ainsi que sur les signifiants transmis par la parole maternelle et le discours du père. Des problèmes de transmission (le transgénérationnel) peuvent se poser. La place de l'enfant peut être impossible.

La séparation a été repérée comme très difficile dans la psychose symbiotique décrite par Margaret Malher. Dans la perspective de Lacan il ne s'agit pas simplement de la séparation de la mère et du bébé. Elle coupe dans les corps, qu'elle divise, entraînant la chute de l'objet petit *a*. La division concerne aussi la parole (division entre énoncé et énonciation) et le psychisme (l'Autre ne lit pas dans nos pensées).

Le psychotique est aliéné dans le désir de sa mère, sans référence au père. Ce désir reste énigmatique, comme un caprice de la mère, comme une jouissance. Le désir est incompris. Il n'est pas pensé en termes phalliques.

### 2) Le langage et la parole

L'enfant psychotique n'est pas à l'aise avec le langage. Et il n'a pas confiance dans la parole d'autrui. Certains enfants, comme Anthony, manquent de pudeur dans leurs propos.

Dans la psychose les expressions sont parfois prises au pied de la lettre. Cela se rencontre également chez l'enfant.

D'autres difficultés liées au langage se manifestent avec évidence dans certaines psychoses de l'adulte : un schizophrène se plaignait de l'intrusion des sons de la langue dans ses oreilles.

Dans la paranoïa le langage se défait et la signification dérive avant que le délire se construise. Le sujet hallucine des ritournelles insensées et fabrique des néologismes qui semblent chargés de sens.

On a parlé, pour les psychoses infantiles, de non-accès au symbolique ou à la fonction symbolique. Certains enfants font un usage singulier du symbolisme (fuite dans le symbolisme et formation d'une symbolique irréelle).

Nemo, dont nous avons parlé plus haut, dialoguait de façon à échapper à mon emprise. Il parlait parfois d'une voix faible en articulant mal. Il s'amusait à me parler de problèmes, d'énigmes, de pièges, auxquels je ne pouvais rien comprendre. Il avait écrit un jour : « MPVNTP ». Il m'a dit ensuite que cela voulait dire « Ma Putain de Vie Ne T'intéresse Pas ».

Certains enfants psychotiques ont recours au mutisme pour se protéger.

L'enfant psychotique peut avoir du mal à accéder au sens d'un texte.

## F) Le fonctionnement psychique

### 1) Les motifs d'angoisse, les mécanismes de défense et l'inconscient

Les angoisses auxquelles sont confrontés les enfants psychotiques peuvent être des angoisses d'effondrement, de chute, d'explosion, de morcellement, de mutilation, de liquéfaction, de dévoration… L'angoisse de liquéfaction, c'est par exemple la peur de se vider de sa substance si on a la diarrhée ou si l'on saigne[1].

Les mécanismes de défense principaux sont la forclusion, le déni, le rejet, le clivage, la projection, l'identification projective.

---

[1] Lire à ce propos l'exemple du mot d'enfant « Je coule… mon nez » dans l'ouvrage : DANON-BOILEAU Laurent, *Le non-moi. Entre stupeur et symptôme.* Paris, Gallimard, 2017, pp. 57-59.

On dit que l'inconscient se trouve à ciel ouvert dans la psychose. En effet on peut y voir fonctionner les processus primaires de la pensée et des contenus de pensée crus peuvent apparaître.

Mais parle-t-on du même type d'inconscient que dans la névrose ?

Dans la névrose, lorsque l'on parle d'inconscient, on pense généralement au refoulé. Les manifestations de l'inconscient expriment le retour du refoulé, la lutte et les compromis entre le moi qui refoule et le ça qui se manifeste.

Le refoulement a lieu dans les rapports avec soi-même et avec les autres. C'est pourquoi Lacan a pu dire que l'inconscient, c'est le discours de l'Autre.

L'inconscient du jeune enfant, et celui du psychotique aussi, me semble-t-il, sont soumis à la censure face à des parents qui sont supposés pouvoir lire dans l'esprit de leur enfant.

L'oubli peut être une conséquence du refoulement, mais il y a aussi des choses oubliées parce qu'elles ont été rejetées.

Le déni ou la forclusion sont des mécanismes de rejet à l'œuvre dans la structure psychotique. Lacan dit que dans la schizophrénie, ce qui a été rejeté du symbolique fait retour dans le réel. L'inconscient du psychotique peut être projeté dans les choses ou dans autrui.

Des chaussures aux semelles décollées semblent être des bouches prêtes à dévorer l'enfant, dans l'observation relatée plus haut. C'est un exemple de projection.

Autrui peut être considéré comme méchant (clivage du bon et du mauvais. Projection du mauvais. Sentiment de persécution).

## 2) Incidence de la pathologie sur le développement intellectuel et les acquisitions scolaires

Il y a des psychoses infantiles qui empêchent le développement de la pensée et de son expression. On parlait souvent autrefois de l'impossibilité d'entrer dans le Symbolique. Cela fait référence aux problèmes rencontrés dans l'appropriation de la parole et dans la soumission aux codes du langage et de l'écriture. Mais il était également question de l'intégration dans la structure familiale et dans la société. Se comporter comme un élève et entrer dans les apprentissages peut s'avérer difficile voire impossible pour certains enfants psychotiques.

## 3) L'activité fantasmatique et le complexe d'Œdipe

Les lacaniens remarquent l'absence du cadre du fantasme. Cela ne veut pas dire qu'il n'y aurait ni images ni fantasmes dans l'imagination des psychotiques. Les images et fantasmes peuvent au contraire s'imposer avec force.

C'est plutôt le jeu de l'activité fantasmatique, de l'imagination et de la pensée, qui manque. Il est question de la place du sujet, dans le tableau ou en dehors du cadre. Le sujet n'a pas le loisir de jouer, d'incarner tel ou tel personnage, de s'extraire un moment de la scène pour regarder le spectacle, de remonter sur scène ensuite. Le sujet est dans le tableau, où il se sent regardé par les autres. Il manque de distance face à cette scène qui le fascine ou le sidère[1].

Dans le fantasme, l'image du corps sert à limiter la jouissance et l'angoisse.

Dans la psychose les pictogrammes et la jouissance exercent une attraction puissante. L'apparition de l'image ou du fantasme fait événement et bloque la temporalité. Il y a arrêt sur l'image.

Dans la névrose les activités de fantasmatisation et de pensée prennent place dans l'histoire du sujet. Il y a les souvenirs et les projets. La temporalité n'est pas la même que dans la psychose clinique.

Le psychotique fait-il un complexe d'Œdipe ?

Certes il évoque l'amour de sa mère. Mais le complexe d'Œdipe ne se résume pas à cela. Il y a aussi l'amour du père, la rivalité et les désirs de mort.

Le complexe d'Œdipe est lié à une activité fantasmatique. Elle se manifeste dans les rêves et dans les rêveries diurnes, dans les dessins et les jeux de fiction, et parfois elle s'exprime de façon consciente. Tel enfant pourra dire qu'il souhaite vivre avec ses parents plus tard, voire qu'il souhaite épouser sa mère.

Il y a chez l'enfant psychotique des fabulations et des jeux où s'expriment des souhaits concernant ses parents. Mais l'enfant psychotique a du mal à faire semblant dans ses jeux de fiction. La fantasmatique s'exprime sans se distinguer de la réalité.

Le complexe d'Œdipe concerne aussi l'amour du père.

Dans la psychose, quelle est la place du père ? Quel cas la mère fait-elle de la parole du père ? Et comment l'enfant se représente-t-il leur couple, le sexe et la sexualité ?

Des freudiens évoquent l'absence de triangulation ou une triangulation sans abord des positions œdipiennes, à dominante orale.

## G) Le rapport à l'idéal

Les questions de la constitution du surmoi, de l'introjection de l'Idéal du moi, de l'empathie et de la constitution des valeurs morales sont des questions importantes, notamment par rapport au risque d'orientation vers la

---

[1] Cette réflexion m'a été inspirée après-coup par la lecture d'un livre conseillé par Émile Jalley dans sa postface : VILLARD Maurice, *Entre Méduse et Narcisse. Regard, psychose, institution.* Saint-Denis, Edilivre, 2017, Deuxième partie, chapitre I.

psychopathie qui est présent chez certains préadolescents psychotiques. Comme l'a montré Karen Horney les valeurs dépendent du positionnement subjectif (mouvements vers autrui ou contre autrui, ou mouvement de fuite devant autrui[1]).

L'enfant psychotique s'identifie à un moi idéal et ressent la crainte de voir s'effondrer cette identification. Le moi idéal donne une illusion de puissance et l'enfant peut se situer dans le registre de la loi du plus fort. L'effondrement dépressif et la honte menacent l'enfant qui ne soutient son moi que d'une identification imaginaire à un autre puissant. Il me semble que certains enfants s'identifient aussi à de puissantes machines comme une voiture (c'était le cas de *Franck*), un avion ou une fusée (cas de *Cédric*).

Roger Misès[2], dans sa description des pathologies limites, parle d'un moi idéal au service du maintien de la toute-puissance infantile. Les idéaux mégalomaniaques expriment le déni par l'enfant de sa propre identité. L'enfant souffre de blessures narcissiques et il présente des moments de rage qui traduisent l'intolérance à l'égard de tout obstacle, de toute attente. Il peut ressentir des sentiments d'injustice et de préjudice, et souffrir d'angoisses d'abandon.

> « Le sujet ne tient compte des autres que pour les idéaliser temporairement, pour le temps qu'ils servent à gratifier son narcissisme […] seule compte la captation répétitive de l'intérêt d'autrui destiné à alimenter une pseudo-identité reposant sur l'illusion[3]. »

Dans les psychothérapies d'enfants psychotiques, je me suis généralement retrouvé en position de double, sorte d'alter ego suivant l'ego fort de l'enfant qui dirigeait le jeu. J'incarnais celui qui a peur et l'enfant se montrait fort et courageux. Ce mode relationnel initial était amené à se modifier dans un moment ultérieur de la thérapie.

Les garçons de l'école primaire amènent souvent des scénarios de batailles entre policiers et méchants. Il me semble que plusieurs enfants psychotiques que j'ai reçus en psychothérapie cherchaient à se repérer parmi ces figures de personnages puissants et un peu effrayants.

Avec *Emmanuel*, un enfant diagnostiqué schizophrène, je jouais le rôle du second d'une équipe de policiers dont il était le chef.

Avec *Pierre*, j'étais soit la victime d'un personnage invisible et tout-puissant, soit le coéquipier d'un duo de détectives dont il était le meneur. Il aimait jouer le rôle du méchant qui attaque la police. L'identification de l'enfant au bon, au mauvais ou au méchant dépend sans doute de la façon dont ses proches parlent de lui et du jugement qu'il porte sur lui-même. Pierre semblait pris dans des questions relatives au jugement moral distinguant les bons des méchants.

---

[1] HORNEY Karen (1945) *Nos conflits intérieurs.* Paris, L'Arche, 1955.
[2] MISES (R.), *op. cit.*, pp. 23-27.
[3] *Ibid.*, p. 27.

J'ai déjà parlé de *Dylan,* qui s'identifiait dans ses jeux à une belle femme puissante ou à une méchante femme, une sorcière, une femme vampire.

*Jacques* est un enfant de dix ans. Jacques fait des colères à la maison. Lorsqu'on lui refuse quelque chose, il va casser un objet.

Il est fasciné par les méchants personnages d'un jeu vidéo. Il envie leurs pouvoirs. Le moi idéal, auquel il s'identifie, ce sont ces personnages puissants.

Jacques a besoin de se sentir fort pour résister à la tentation de rester dans les jupes de sa mère et de crainte d'être considéré comme un bébé par les adultes et les autres enfants.

Dans sa vie quotidienne il tente d'exercer une emprise sur les autres. Il se vante de faire céder sa mère grâce au pouvoir de ses larmes, auxquelles elle ne résiste pas. Il se sent persécuté par les adultes lorsqu'ils s'allient entre eux pour exercer leur autorité. Il voudrait faire partir son beau-père, qui a trop d'influence sur sa mère. « C'est lui ou moi », me dit-il. Il pense pouvoir y arriver. « Quand on veut, on peut », ajoute-t-il.

Il se plaint des autres enfants, qui ne veulent pas jouer avec lui parce qu'il voudrait leur imposer ses propres jeux et règles.

## H) Cas cliniques

### 1) Alexia

Je me souviens d'*Alexia*, âgée de huit ans. Elle était en conflit avec sa mère. Elle faisait de violentes colères à la maison. Elle avait l'impression d'être tout le temps grondée par ses parents et sa maîtresse. Son comportement en classe était acceptable. Lorsqu'elle avait une mauvaise note elle se trouvait nulle. Les autres élèves par moments ne voulaient plus jouer avec elle. Lorsque sa mère parlait d'elle, Alexia disait que ce n'était pas vrai. Les adultes disaient d'elle qu'elle avait un problème avec l'autorité. Alexia tenait des propos crus ou manquait de retenue : « Je vois la chatte de ma mère tous les dimanches dans la salle de bains », me dit-elle un jour. Et à sa mère, lors d'une colère, elle a dit : « J'arriverai bien à te tuer un jour. » Dans un dessin représentant sa famille, son père lui parlait pour la gronder et elle avait l'impression qu'il allait la manger. Alexia avait une tendance à la constipation et à l'énurésie. Elle se plaignait de maux de ventre.

Nous pouvons repérer dans cette description l'excès de jouissance, le manque de retenue des contenus pulsionnels crus, la fluctuation extrême de l'estime de soi qui accompagne une construction identitaire fondée sur le moi idéal plutôt que sur l'idéal du moi, l'ambivalence et le conflit avec la mère, le problème avec l'autorité et la difficulté à trouver sa place dans un groupe d'enfants. Tout cela ne permet pas d'affirmer qu'Alexia est psychotique. Mais l'hypothèse est probable.

### 2) Pierre

Je me souviens de *Pierre*, que j'ai connu de ses neuf ans à ses douze ans.

Pierre présentait des troubles du comportement sous forme de violentes colères. Il s'en prenait aux murs, aux objets, et parfois aux autres.

Ses parents souffraient de troubles psychiatriques et d'addictions. Sa mère l'avait maltraité lorsqu'il était petit. Il avait alors été placé en familles d'accueil puis en maison d'enfants à caractère social. Pierre n'a pas été élevé par son père et sa mère est tombée malade à plusieurs reprises. Du fait de ses troubles du comportement Pierre était en partie déscolarisé. Il se sentait donc certainement abandonné ou mal protégé. À la préadolescence il espérait ne pouvoir compter que sur ses propres forces. Il présentait des défenses maniaques, un moi idéal qu'il voulait tout-puissant. Il avait tendance à se mettre en danger.

Le risque d'une orientation vers la psychopathie à l'adolescence n'était pas exclu dans son cas. En séance de psychothérapie Pierre m'a fait jouer des scènes de violence et parfois de cruauté. Par exemple une bombe était jetée dans un commissariat, ou bien encore un méchant policier maltraitait son prisonnier. Pierre aimait jouer le rôle du méchant qui attaque la police. Pendant tout une période il a incarné un genre de serial killer. Puis il a joué le rôle du fils de ce criminel, vengeant son bandit de père tué par la police. Pierre jouait sans débordement émotionnel. Il faisait semblant d'agresser. Il n'a d'ailleurs pas joué que des rôles de méchants. Pendant une période nous incarnions deux détectives, dont il était le meneur. Nous nous battions contre des méchants.

Si j'ai pensé qu'il était de structure psychotique, c'était pour plusieurs raisons.

D'une part, Pierre refusait d'entrer dans l'échange langagier avec les adultes. Il savait parler, mais il évitait de raconter sa vie et d'entrer dans une discussion. On ne pouvait pas se mettre d'accord sur des faits. Il prenait le contre-pied de ce que l'on disait. Il ne parlait pas sérieusement. Il se réfugiait dans une sorte d'humour qui lui permettait de dénier la réalité.

D'autre part, Pierre avait du mal à construire son identité. Le processus de reconnaissance mutuelle entre le sujet et l'autre fonctionnait mal lors de ses moments de colère, de déni et de mise en retrait. Son narcissisme avait du mal à se construire. Il cherchait me semble-t-il sa voie entre le bien et le mal. Il ne savait sans doute pas trop s'il était aimable ou détestable. Dans nos jeux j'étais certaines fois la victime d'un personnage invisible et tout-puissant, qui me harcelait. Souvent j'ai été le policier attaqué par le méchant. Ce méchant se cachait derrière plusieurs masques. Le fait que les personnages incarnés par Pierre étaient invisibles, cachés ou masqués, me semble caractériser sa personnalité et indiquer l'impossibilité d'exister dans laquelle il se trouvait. Enfin, comme nous l'avons déjà dit, Pierre voulait se croire tout-puissant.

Voici le récit d'une séance :

Nous étions deux amis criminels. Nous tuions des gens. Lorsque la police est arrivée, il a pu s'enfuir. Le policier m'a tiré dans les jambes alors que je me rendais.

On m'a soigné. Le policier m'a rendu mon arme et ma liberté. Mais il m'a dit que je pouvais soit travailler soit braquer des banques.

J'ai cherché du travail. Un homme inconnu m'a inscrit dans des emplois dégradants. Je devais travailler dans les égouts 24 heures par jour. Il m'a dit de lécher le caca dans les égouts. Nous nous sommes battus. Je n'ai pas pu me retenir d'utiliser mon arme contre le patron. Mais il avait une sorte d'armure cachée sous son vêtement. Et il m'a donné un coup de couteau.

J'ai découvert que l'inconnu qui m'avait envoyé travailler là n'était autre que mon ancien copain criminel, qui s'était déguisé. Quand il s'est vu découvert il a d'abord nié et essayé de se faire passer pour le frère de cet homme. Puis il m'a agressé. Finalement il m'a donné une arme chargée en m'obligeant à le tuer ou bien à me tuer. Je l'ai tué.

Pierre m'a dit qu'à la prochaine séance le fils vengerait son père.

Durant cette séance j'ai trouvé difficile de jouer ce rôle d'un repris de justice qui n'arrive pas à retrouver une vie normale, comme si le Diable le poussait sans cesse vers le crime. J'ai trouvé difficile aussi d'avoir été abandonné, trahi et agressé par mon ancien ami. Pierre ressentait-il de semblables sentiments ?

### 3) Franck

J'ai suivi un enfant psychotique, nommé *Franck*, de l'âge de 5 ans jusqu'à ses 16 ans. C'était l'aîné d'une fratrie de quatre. Le père travaillait à l'usine et la mère s'occupait des enfants et de la maison.

Margaret Malher avait remarqué dans la psychose symbiotique l'effacement de la discrimination entre le vivant et l'inanimé. L'intérêt pour les objets, disait-elle, menace moins le moi que l'attention portée aux êtres vivants. Je voudrais, avec le cas de Franck, illustrer la difficulté d'exister en tant qu'être humain et les recours trouvés dans des identifications à des animaux ou à des machines[1]. Cette difficulté d'exister est en rapport avec la place de l'enfant dans la famille et le désir de chacun de ses parents.

Ce cas clinique nous offrira aussi l'occasion de parler des positions subjectives et, en l'occurrence, de l'opposition de l'enfant, qui manifeste son caractère.

Ce cas illustre un lien d'emprise exercé par un parent. Souvent, dans la clinique des psychoses infantiles, nous constatons ce type de rapport de force

[1] On trouvera dans le livre de VILLARD des cas d'identifications à des animaux ou à des machines chez des autistes : Maurice VILLARD, *Entre Méduse et Narcisse. Regard, psychose, institution.* Saint-Denis, Edilivre, 2017, pages 187, 188, 193 et 199.

dans l'éducation[1]. On voit bien dans le rapport de Franck à son père que la pulsion anale est à l'œuvre dans ce type de relation d'objet. Je ne veux pas dire par là que ce type de lien engendrerait à lui seul la psychose. Dans le cas de Franck, il devait, entre autres choses, également faire avec l'ambivalence de sa mère à son encontre.

Enfin, cette histoire nous permettra de montrer le poids de l'histoire familiale et des fantasmes et angoisses des parents.

Franck articulait très mal et présentait une déficience intellectuelle.

Parfois Franck, lorsqu'il était enfant, était sage comme une image et semblait alors un peu absent. Mais il n'était généralement pas dans cet état de retrait et d'inhibition. Ses parents le disaient dur et nerveux, bougeant tout le temps.

Ils voulaient qu'on les aide à faire en sorte que Franck tienne en place et qu'il obéisse. Le père était très impliqué dans l'éducation de son fils et espérait se revaloriser en réussissant à le dresser. « Je lui serre la vis », dit-il un jour, comme s'il s'agissait de faire le réglage d'une machine.

Franck, étant enfant, évitait par moments le regard, pour échapper à la demande de l'adulte. Ses rapports avec ses parents étaient souvent tendus. Il semblait pousser son père à le sanctionner. « Je fais ce que je veux », déclarait-il comme par défi.

Il lui est arrivé de salir les murs avec ses excréments et, plus souvent, en gribouillant dessus. Sa mère disait qu'il était un petit cochon. Son hygiène laissait à désirer.

À 10 et 11 ans il a fait quelques bêtises : casser un pare-brise, ouvrir et laisser couler un robinet d'eau. Comme le budget familial était limité, c'était un problème.

À l'IME il a fait quelques violentes colères.

En séances, durant une période, Franck cassait les mines des crayons ou croquait dans les craies. Une fois il a percé le cuir d'une chaise avec un crayon. Plusieurs fois Franck a bouché les toilettes du CMP avec du papier. Lors de deux séances, Franck a mis sa main dans son slip pour se gratter le derrière. Un bout d'excrément est tombé par terre lorsqu'il a fait cela la première fois.

Franck présentait dans son enfance une énurésie nocturne et une encoprésie.

Franck ne savait pas manger correctement. À l'adolescence il avait tendance à manger salement et en trop grande quantité. De plus il s'inquiétait de savoir si les aliments pouvaient le rendre malade ou le faire mourir.

---

[1] Cette réflexion m'a été inspirée après-coup par la lecture d'un livre conseillé par Émile Jalley dans sa postface : VILLARD Maurice, *Entre Méduse et Narcisse. Regard, psychose, institution.* Saint-Denis, Edilivre, 2017, Deuxième partie, chapitre I. Villard présente des cas cliniques dans lesquels l'éducation fonctionne selon le principe de la carotte et du bâton. La récompense de l'effort est un cadeau. La sanction consiste souvent à retirer à l'enfant un objet important pour lui. Dans ma propre clinique j'ai rencontré des parents qui privaient l'enfant de son doudou, de son objet transitionnel, pour le punir.

Cette problématique orale était probablement en grande partie déterminée par ce qui s'était produit à la génération précédente.

Le grand-père maternel disait : « Les bons à rien n'ont pas besoin de manger. » La grand-mère nourrissait ses enfants quand son mari n'était pas là. Ils prenaient de la nourriture dans le réfrigérateur la nuit.

La famille d'accueil dans laquelle avait été placé le père de Franck disait de lui qu'il mangeait comme un vrai cochon.

Et il arrivait aux parents de Franck de priver leurs enfants de goûter ou de dessert lorsque ceux-ci n'étaient pas sages.

À un moment il semblerait que Franck se soit retenu de manger, privé de repas. Il avait objectivement perdu du poids.

La mère de Franck était obèse.

Sa mère, lorsqu'elle ne le supportait plus, pouvait être très violente verbalement envers lui. Elle a même exprimé le souhait de le tuer. C'est arrivé dans une période où elle était déprimée et dépassée par la situation familiale. Elle se méfiait de cette violence qu'elle ressentait en elle et qui pouvait échapper à son contrôle. Un signalement de maltraitance a d'ailleurs été fait.

Cette violence était en partie héritée de la génération précédente. Le grand-père maternel maltraitait l'oncle, qui était un enfant handicapé. La mère de Franck avait beaucoup souffert d'être témoin de cette maltraitance.

On peut également se demander si elle avait désiré Franck. Elle n'avait que 17 ans lorsqu'elle s'est trouvée enceinte. Le père de Franck avait 31 ans. Ils ne savaient rien de la sexualité. Ils avaient découvert cela ensemble.

Franck se trouvait pris entre le désir de mort de sa mère à son encontre et le désir de son père de l'éduquer.

Dans le fantasme de sa mère, il était une merde (objet petit *a*). Lors de l'accouchement il avait fallu utiliser une ventouse pour le sortir du ventre, « comme lorsque les W.-C sont bouchés », dit-elle. Un jour dans mon bureau et dans un moment d'exaspération elle s'est adressée à lui en lui parlant de son « cerveau de merde ». Cela ne l'a pas empêchée d'être une mère aimante à d'autres moments.

Le père de Franck exerçait une emprise sur son fils afin de pouvoir être fier de l'avoir dressé (l'enfant éduqué deviendrait le phallus du père, sa fierté).

Les parents de Franck avaient sans doute eu dans leur vie plus d'occasions de ressentir de la honte que de la fierté. C'était une famille qui avait besoin d'être soutenue et revalorisée.

Nous pouvons rapprocher les éléments suivants :

Du côté de la maman : le gros ventre de cette femme obèse, et le fantasme de l'accouchement comme débouchage de W.-C.

Du côté de Franck : les W.-C du CMP, qu'il bouchait, et son angoisse de mourir d'avoir trop mangé ou d'avoir ingéré quelque chose de mauvais.

Du côté du père, deux traumatismes : à 17 ans il avait failli décéder d'une occlusion intestinale avec péritonite et appendicite. Et il avait perdu une sœur, décédée à 18 ans d'une occlusion intestinale.

La problématique anale, est très présente chez Franck. Et ses histoires de voiture qui va trop vite, de moteur qui peut exploser, sont probablement en lien avec ces histoires de ventres en souffrance[1].

En grandissant, Franck a fait une dépression. Il pleurait. Il se plaignait de sa vie et de ne pas réussir à lire. « J'en ai marre de cette baraque », dit-il. Il pensait à sa situation de handicap. Il se demandait s'il resterait célibataire et domicilié chez ses parents. À ce moment important sa maman a pu se monter attentionnée et avoir une attitude adaptée. Elle lui a dit qu'il pourrait avoir un autre avenir.

Il déclara un jour, à 10 ans, qu'il n'allait plus boire ni manger, qu'il irait dehors ce soir (dormir dehors, comme pour se punir ?).

Une autre fois il s'est mis en danger en faisant l'oiseau dans un arbre. Quand on lui a répondu qu'il pourrait se tuer en tombant, il a rétorqué que ce serait mieux s'il mourait. Une autre fois encore il a mis un couteau sous sa gorge.

La mère de Franck avait eu elle aussi des idées suicidaires à l'adolescence.

À 11 ans Franck souffrait également de troubles du sommeil. Il se déplaçait dans la maison, il allumait des lumières, il faisait du bruit en fermant les portes, il chantonnait. Son père avait enlevé l'ampoule de sa chambre et sa mère menaçait de fermer sa porte à clef.

Franck a présenté pendant des années diverses angoisses en lien avec des préoccupations concernant la durée de vie et la mort. Enfant il s'inquiétait souvent de la durée de vie des néons de mon bureau. Quand allaient-ils griller ?

On peut considérer l'opposition à l'adulte et l'agressivité, déchargée de façon scatologique ou dans la destruction d'objets, comme une position subjective d'affirmation de son caractère et de sa personne. Le choix de cette attitude était préférable à la disparition de soi dans la posture de l'enfant sage comme une image. On peut également voir dans cette attitude une forme de résistance face à la maltraitance. Franck attirait ainsi l'attention de tiers sur la souffrance et la violence familiale. Franck a quitté cette position, dans laquelle il résistait contre la persécution, pour accéder à la position dépressive.

Pendant plusieurs années Franck imitait souvent un chat. Il s'abîmait parfois la peau au bord des lèvres à force de se lécher comme le font les chats. Il pouvait se mettre à quatre pattes et se coller contre quelqu'un.

À partir de l'âge de 8 ans, Franck lors des séances de psychothérapie jouait à imiter une voiture, une camionnette ou un bus. L'imitation était si parfaite et le jeu tant de fois répété que j'ai fini par penser qu'il s'identifiait à

---

[1] Je remercie Maurice Villard d'avoir attiré mon attention sur ce point.

ce véhicule. Le régime du moteur semblait refléter ses tensions internes. Franck dessinait les cadrans du tableau de bord et jouait avec la vitesse, souvent à la limite.

L'usage des cadrans lui donnait le sentiment de contrôler l'énergie (la force pulsionnelle et la jouissance) évaluée quantitativement. Franck aimait les chiffres.

La camionnette était souvent arrêtée par des feux rouges, ou freinée par un tracteur qui se trouvait devant, ou bien encore elle peinait à gravir une côte. Le véhicule qui n'arrivait plus à monter exprimait son sentiment d'impuissance. « Je n'arrive pas à monter. Je n'ai plus de force », dit-il un jour.

De même qu'il s'inquiétait du niveau d'encre dans les stylos à bille (angoisse de vidage), Franck dans son jeu se préoccupait de savoir si le carburant allait manquer. Il faisait remarquer, lorsque c'était le cas, qu'il ne gaspillait pas. Il surveillait le niveau d'essence. Aurait-il assez d'essence pour monter la côte, ou pour aller jusqu'à Tours ou Paris ?

Pour ne pas tomber en panne Franck trichait en remontant l'aiguille, comme s'il y avait à nouveau de l'essence, sans qu'il ait besoin de payer à la station-service.

D'autres fois, Franck dépassait la limitation de vitesse. Souvent il s'est amusé à pousser la camionnette à fond, jusqu'à ce qu'elle explose. Lors d'une séance Franck pousse le véhicule jusqu'à 330 km/h, jusqu'à l'explosion. L'aiguille fait quatre fois le tour du compteur. Il rit.

Un jour, il avait 8 ans, je lui ai refusé quelque chose. Il m'a alors crié dans les oreilles en faisant le bruit aigu d'un moteur tournant à pleine vitesse. C'est donc en tant que « camionnette en colère » qu'il s'est vengé.

À 9 ans Franck jouait à conduire le camion de l'IME, dont il imitait les sons. Il semblait se souvenir du bruit que fait le véhicule lorsqu'il passe à tel endroit, dans tel chemin. Il transportait d'autres enfants. Il construisait ainsi un fantasme, me semble-t-il, le fantasme de s'occuper d'autres enfants, comme l'éducateur qui conduit la camionnette. Franck avait également le sentiment de revivre les vibrations qu'il avait déjà vécues dans ce véhicule. Ce jeu de faire semblant lui procurait une réelle jouissance, comme si son fantasme se réalisait.

Parfois Franck me surprenait et me faisait sourire en introduisant des petites variations inattendues dans ce scénario répétitif. Comme lors de la fin de cette séance où, après avoir fait entendre le bruit de coups de crayons, il a introduit le silence : il a indiqué que la camionnette allait à fond, en faisant monter l'aiguille sur le cadran indiquant la vitesse, tout en restant silencieux, alors que le bruit strident du moteur aurait dû se faire entendre.

À 11 ans Franck n'est pas guéri, mais il va mieux.

Il multiplie les exploits sportifs. Son père est fier de lui.

Il progresse dans ses apprentissages scolaires.

Il a des efforts à faire du côté de l'hygiène. Ses parents exigent qu'il se lave. « Se laver les pieds, c'est trop dur », dit-il. Son père surveille sa toilette et lui lave les pieds. Lorsque monsieur exprime ainsi sa volonté d'éduquer son fils à la propreté, Franck commente : « C'est pas gagné. » J'ai l'impression qu'il joue au bras de fer avec son père. Après-coup Franck dira que le fait de se laver « tout le temps » a été un tournant dans son existence.

À 12 ans il dit : « Je ne veux pas aller à l'école. J'en ai ras le bol ; ça me fait chier de rester assis. »

Un jour Franck vient à une séance avec un ballon de baudruche gonflé. « Il va péter mon ballon ? », demande-t-il. Au tableau il écrit : « le ballon pète ». Il le dessine et dit : « Il est mort. » Durant cette séance Franck pète à plusieurs reprises.

Remarquons la correspondance entre le vivant (le corps qui pète) et l'objet (le ballon, qui pète et qui meurt).

Franck a sans doute un certain plaisir à évoquer ce meurtre par éclatement et il ressent la jouissance du corps pétant. Mais cette explosion anale n'est sans doute pas sans susciter chez lui un peu d'angoisse.

Cette préoccupation autour de la mort du ballon était liée à un événement dont il a fait état durant cette même séance : « Nathan a pété le ballon de Thomas. Ça ne se fait pas. Il y a du travail (éducatif) à faire avec lui. Je vais péter son ballon moi (pour lui donner une leçon). » Nous voyons ici que Franck s'est identifié à un parent ou à un éducateur. Il est arrivé à cette séance avec ce désir de péter le ballon de Nathan. L'expression de ce souhait au moyen d'un ballon de baudruche n'était sans doute pas simple pour Franck. Il s'inquiétait je crois de ce meurtre et de cette explosion jouissive d'un corps.

Il apparaît dans cet exemple que l'activité fantasmatique et la mise en scène du fantasme sont plus compliquées dans la structure psychotique que dans la structure névrotique. Le désir reste méconnu dans la névrose (du fait du refoulement). Le névrosé, qui jouit de son jeu, peut toujours dire que tout cela n'est qu'une mise en scène. C'est du semblant. La réalisation du fantasme n'est pas réelle.

Dans cette même séance Franck a ensuite joué à conduire une voiture. Il faisait des excès de vitesse. Les voyants se sont allumés, notamment celui qui indique le niveau de l'essence. « Si je suis en panne d'essence… Je suis en panne d'essence. Et puis voilà ! Je suis obligé de m'arrêter ! Voilà ! Il est calé là. »

Franck a ensuite écrit et dessiné au tableau. Il a lancé la craie contre le néon.

Il a placé la brosse du tableau en équilibre. C'était une façon de tenter de maîtriser ses angoisses de chute, voire le risque de l'effondrement. La brosse est tombée à plusieurs reprises. Il parlait de cette brosse en disant : « Il bouge lui », « Il n'arrête pas de tomber ».

Franck a fait remarquer la solidité de la brosse, qui ne se cassait pas. Cette préoccupation pour la fragilité ou la solidité des choses se retrouve assez souvent dans la clinique des psychoses infantiles.

En fin de séance, alors que Franck pétait encore, il dit : « Pourquoi je n'arrête pas de péter ? » Il ponctue cette phrase en pétant à nouveau. Je prononce alors la fin de la séance, pour faire coupure dans cette jouissance. Franck dit : « C'est de la faute à qui ? »

À 12 ans Franck a commencé à jouer en séance avec des petites voitures.

Il a fait tourner une voiture autour de lui, à grande vitesse, et, pour finir, elle a eu un accident.

Il a construit un garage. Les deux voitures qui y ont pénétré l'ont cassé en s'introduisant brutalement à l'intérieur.

Nous retrouvons ici la problématique de l'espace, de ses limites et de la contenance du lieu où se situent les choses. Ce lieu, le garage, sera-t-il assez solide ?

Lors de cette même séance Franck a ensuite construit une grande tour de cubes qui représentait un feu rouge. « Je suis fort », dit-il, fier d'avoir construit une tour si haute qu'elle aurait pu tomber, mais dont il a su conserver l'équilibre.

Franck m'a dit que le feu de l'avenue était passé au vert lorsqu'il le lui avait demandé (pensée magique). Comme quoi le moi de Franck est un moi idéal, lorsqu'il n'est pas une merde. En fabulant ainsi Franck s'est-il simplement vanté ? Nous sommes proches d'un délire mégalomaniaque.

Une voiture a foncé dans le feu et a démoli la tour de cubes. Franck l'a reconstruite et l'a fait s'effondrer à nouveau. La fois suivante la tour est tombée d'elle-même ; nous en avons ri parce qu'on a été surpris.

Franck se préoccupait du temps qui passe. Cette même année il demandait à ses parents qu'ils lui offrent une montre. Sa mère dit : « Il veut une montre. Mais il la trifouille tout le temps. Ce n'est pas comme ça qu'elle va rester vivante ». Quelque temps après Franck me parle d'une montre. Il enlevait souvent la pile. La pile est « naze ». La montre est « morte », dit-il. Dans leur représentation du monde, Franck et sa mère ne semblent pas faire la différence entre les êtres vivants et les objets, outils, machines ou mécaniques.

Lors des consultations et des séances de psychothérapie, Franck se met à parler un peu de son monde et je constate qu'une activité fantasmatique est à l'œuvre.

Un jour en consultation il évoque devant ses parents les prénoms de ses copains et copines. Franck semble avoir maintenant quelques amis. Dans la suite de cette série de prénoms il évoque celui de Chloé, en disant qu'elle est partie. Sa mère lui fait remarquer qu'il vient de parler du bébé qu'elle porte. Franck pensait à une autre enfant, portant le même prénom. Ça ressemble à un lapsus. Est-ce qu'il y a eu refoulement d'un désir de mort du bébé et retour du refoulé ? Ou bien voyait-on simplement l'inconscient à ciel ouvert de la psychose ?

Franck raconte que ça se passe mal entre lui et Anne. Anne, c'est la copine de sa sœur Julie. Julie a deux ans de moins que Franck. « Anne se met en colère sur moi... parce que je me mets en colère contre elle ». Franck semble réfléchir à la dynamique relationnelle et à la part qu'il prend dans le malheur dont il se plaint. Mais peut-être ne fait-il que de reprendre les propos d'Anne.

L'évolution des relations entre frères et sœurs dans la fratrie et la place de chacun dans la famille ont été également des facteurs importants dans l'orientation de la destinée de Franck.

Le lendemain, en séance de psychothérapie, Franck joue avec un bus et un feu rouge (grande tour de cubes empilés). Le bus ne s'arrête pas au feu et a un accident dans un virage. Ensuite le bus percute le feu rouge et fait tomber les cubes.

Puis le bus percute des amoureux. « Il est où papa et maman ? », demande Franck. Enfin Franck met en scène trois couples d'amoureux au lit, dont un couple de femmes. Les amoureux et amoureuses s'embrassent. Le bus les fait tomber. Finalement le bus lui-même tombe.

Franck a souvent pété lors de cette dernière mise en scène. C'est une manifestation de sa jouissance.

Après ce jeu il demande : « Les minous vont être gros ou petits ? » En l'interrogeant, j'apprends qu'il appelle « minou » le sexe féminin et « zizi » le sexe masculin. Je lui dis que ce sont plutôt les zizis qui peuvent être gros ou petits. — Franck me semble avoir tendance à créer de la confusion dans la différenciation des sexes. En effet, il inverse souvent les déterminants « un » et « une » placés devant les noms.

Lors d'une autre séance Franck s'adressera aux cubes empilés comme s'il s'agissait d'une personne : « Tu n'as pas intérêt à tomber. Sinon, je démonte tout ! » Quand la tour de cubes tombait Franck me disait, parlant de cette tour : « – Il fait chier ! » S'agissait-il d'un délire animiste ? Comme c'était un jeu et qu'il avait le sourire, disons que ce n'était qu'une façon de s'amuser, une fabulation.

Franck jouera encore pendant plusieurs années aux voitures lors de ses séances. Il mettra en scène plusieurs voitures, conduites par des enfants, ainsi qu'une voiture de police et plusieurs feux de circulation. Les accidents auront souvent une connotation sexuelle. Il y aura des couples d'amoureux. Un jeu de cache-cache et de chercher-trouver se développera, avec la voiture de police. Un jour Franck se mettra en scène parmi les autres en étant représenté par l'une des petites voitures.

Le champ du secondaire, dont parle Piera Aulagnier, était donc, dans le monde de Franck, une route obstruée par des encombrements, des bouchons, des feux rouges. Le véhicule y était ralenti par les autres et par les côtes. Franck n'était pas sûr d'arriver au but ou de pouvoir rentrer chez lui parce qu'il encourait deux risques : celui d'éclater lors d'un accident ou d'une surchauffe due à l'excès de vitesse, et celui de se retrouver sans forces, à l'arrêt, sans carburant. En grandissant et en se soignant Franck a pu imaginer des rencontres amoureuses dans ce monde, et l'intervention possible de la police en cas d'infraction.

À 14 ans Franck invente un autre jeu. Il projette une voiture en direction des autres et nous devons prédire si le choc aura lieu ou pas et quelle voiture sera percutée, défoncée. Franck est préoccupé par la peur de mourir suite à l'ingestion de petits cailloux dans un morceau de pain ramassé par terre. Il est question du pari sur la vie : sera-t-on mort dans l'instant qui suit ou bien sera-t-on encore vivant ?

Franck s'intéresse également aux prévisions de la météo.

Franck a fait un cross. La météo était bonne. « La pluie a été gentille. Il n'a pas plu », dit-il.

Lors de ses loisirs, Franck fait du vélo, seul. Il parcourt de longues distances. Il semblerait que les jeux réalisés en séances de psychothérapies aient trouvé un aboutissement dans les trajets effectués à vélo ou en course à pied.

Un jour il a grillé un feu rouge à vélo.

À 15 ans Franck dira un jour à mes collègues qu'il a un feu rouge dans la tête, pour le freiner.

Il se cogne la tête contre un poteau en mesurant son geste et la distance de façon à ne pas se faire trop mal. Il faut s'arrêter à temps !

Pendant toute une période il se demande s'il a la gale. Cela l'inquiète d'autant plus qu'il croit que c'est une maladie mortelle.

Il lui arrive encore en séance de jouer à conduire une voiture. Il conduit très vite, à des vitesses impossibles et qu'il sait impossibles (400 km/h par exemple). Il peut gagner la course, doubler tous les autres. Sa voiture finit le plus souvent par chauffer et par exploser.

Nous avons joué à des jeux de balles. Il a gagné.

Franck a donc fini par pouvoir se situer dans des jeux de compétition, ce qui nécessitait d'assumer une certaine agressivité et d'avoir suffisamment confiance en soi.

Pourquoi ai-je pensé que Franck était psychotique ? Parce qu'il était étrange, très malade et hospitalisé ? Comment justifier cette hypothèse ?

Tout d'abord, on constate des motifs d'angoisse « archaïques » et un excès de jouissance : angoisses de chute, d'effondrement, de vidage (perte d'énergie), d'éclatement. Lorsque Franck se demande pourquoi il n'arrête pas de péter il exprime bien l'excès de jouissance dont il souffre.

Nous voyons ensuite apparaître des angoisses de mort liées à des interrogations concernant l'alimentation et la maladie. Ces préoccupations se rencontrent chez d'autres malades psychotiques.

Ensuite ses relations avec ses parents et sa place dans la famille sont caractérisées par l'ambivalence et l'emprise : sa mère éprouve par moments de la haine à son encontre et son père veut le dresser et s'en rendre maître. Franck n'est pas valorisé par ses parents. Il n'y a qu'à l'adolescence qu'il pourra, avec le sport, se valoriser aux yeux de son père.

Franck était, ou s'est longtemps trouvé, en place d'objet petit *a* pour sa mère. Il était alors comme un excrément et comme un ventre qui pète. Pendant des années il ne se lavait pas correctement.

Sophie de Mijolla-Mellor dit que dans le pictogramme le Je peut se refléter dans un excrément expulsé. Dans le cas de Franck il s'est identifié à une machine qui explose. Il ne s'agit pas à proprement parler d'un pictogramme, mais les sensations relatives au pictogramme s'actualisent lorsqu'il fait la voiture ou le bus (tensions, vibrations et explosion).

Sa mère n'a pas pu l'aider à s'inscrire dans l'ordre phallique, sauf peut-être le jour où elle lui a dit qu'il pourrait à l'âge adulte quitter ses parents et vivre en couple. Cette place d'objet *a* et l'impossible séparation caractérisent la situation des psychotiques. Franck pouvait difficilement construire sa personne dans une telle situation.

Son seul recours était de s'opposer à ses parents. Et sans doute s'est-il identifié à des animaux et à des machines faute de pouvoir être reconnu comme une personne. On peut parler d'aliénation et d'une difficulté de séparation-individuation.

# Conclusions

## I) La structure, donnée et construite, du Je et du Monde : identifications et différenciations, séparations et liens

Cette première partie de nos conclusions concerne la psychologie en général. Les autres parties concerneront la psychopathologie.

Nous avons considéré la structure d'une part comme un « héritage », une donne culturelle et familiale, et, d'autre part, comme une construction de la personnalité et du moi.

Nous avons également considéré la structure comme étant le fondement de notre monde ; monde qui nous est donné, mais que nous construisons aussi.

La notion de structure concerne le moi, la personnalité, mais aussi bien autrui, les autres, le monde et notre habitat aussi.

Enfin, nous avons reconnu le rapport intime existant entre la structure de notre corps et celle de notre monde, en nous référant principalement à notre maison.

Le moi est d'abord un moi-monde. Sa structure est celle de son petit monde, de sa maison, de sa famille et, généralement, surtout de sa mère. L'enfant contribue au maintien de cette structure qui est aussi la sienne. Le bébé représente généralement le bonheur familial. Être le phallus de sa mère peut relever du souhait de faire tenir ce monde, d'éviter son effondrement dépressif, dans les situations où cette menace est présente. Et nous rencontrons beaucoup de mères épuisées en pédopsychiatrie.

Des identifications imaginaires ou des fantasmes d'incorporation permettent l'insertion en miroir du bébé dans le microcosme familier qui l'englobe. Le petit ne se sent exister que dans ce bain familier.

Nous nous sommes intéressés à la place du sujet dans le groupe familial, à la possibilité qu'il a de prendre la parole, à l'assomption du Je en lien avec l'usage des pronoms personnels de la première et de la deuxième personne. Nous avons considéré avec Wallon, Anzieu et Kaës le rapport au groupe et les difficultés d'intégration sociale de certains psychotiques.

Le moi s'affirme très tôt. Et à partir de l'âge de deux ans et demi il commence à établir son style et son image. Pour Lacan le moi est essentiellement une image, construite par identifications. Il est d'abord une image du corps, comme Freud l'avait déjà noté. Plus tard la personne pourra même tenter de façonner son corps, d'en faire son œuvre. Même chose pour l'esprit, qui peut se cultiver.

Dans la plupart des cas les parents et l'enfant supportent les séparations, ce qui permet à ce dernier de se différencier et de s'individuer.

Ce processus de séparation-individuation s'appuie sur les identifications symboliques. Au lieu de s'identifier massivement à un autre corps l'enfant introjecte un trait d'autrui. Tousser comme papa, par exemple. La famille participe à ce processus en identifiant les traits de physionomie et de caractère de l'enfant (« Il est têtu comme je l'étais enfant »). Il s'agit de se situer parmi les êtres et les choses, tout en s'identifiant aux unes et aux autres. Rêver d'avoir la force du lion ou d'être fort comme papa. Devenir grand et solide comme un arbre. Rêver de voler comme le font les oiseaux (« Plus tard je serais pilote d'avion »).

Nous avons vu avec Wallon les identifications qui lient le moi, autrui et le monde. L'objet de l'identification ne se limite pas aux personnes.

Karl Marx avait fait remarquer le caractère fétiche de la marchandise. Le développement du marketing a développé nos liens aux marques commerciales, les marques de nos vêtements ou de nos voitures notamment.

Les liens qui nous rattachent aux objets et aux machines sont sans doute aussi puissants à l'âge adulte que pendant l'enfance. Je me souviens de la première voiture de mon père. Il l'avait appelée « Titine ». Nous y étions très attachés. Mon père l'a menée au bout. Lorsqu'elle a été trop usée nous avons dû nous en séparer.

Nous avons trouvé des identifications à des animaux et à des machines dans des cas d'autisme et de psychose infantile. Malher et Dolto avaient déjà signalé ces faits. Ces enfants étayent leur structure dans une identification non pas à une maison, mais à un véhicule, voiture ou avion, doté d'une force puissante. Ils se déplacent sans but et sans horizon.

La construction de la personnalité dépend des repères identificatoires. Le moi est le produit d'une série d'identifications, imaginaires et symboliques. Parmi ces dernières, certaines produiront les idéaux du moi. La construction des valeurs est une chose essentielle. C'est à l'adolescence que le système des valeurs prend forme. Mais durant l'enfance la question du bien et du mal, le jugement moral, la désignation des bons et des méchants, le jugement porté sur soi-même, la honte et la culpabilité sont déjà à l'œuvre.

Le moi se constitue, et s'organise, de structurations en restructurations. Il passe, dans les aléas de son histoire, par des états de déstructuration, ou, du moins, par des moments où le risque d'une déstructuration se fait ressentir.

Cette vie et ces changements sont par moments difficiles à vivre et les points de repère ne sont pas faciles à trouver.

L'enfant est dépaysé dans le monde[1]. Tout ne lui est pas familier. Les enfants vivent dans un monde qui peut leur sembler étrangement inquiétant, voire magique. Le réel du jeune enfant est infiltré par les réminiscences du

[1] Je ne sais plus si c'est Jean Château ou Philippe Malrieu qui l'a écrit.

passé et les fantasmes. De plus, l'enfant fabule. Les pédopsychiatres ne veulent pas dire que les enfants délirent. Mais les enfants sont nombreux à fabuler. Et la nuit, ou au réveil, ils confondent leurs rêves et leurs cauchemars avec la réalité.

Les enfants ne parlent pas comme nous. Les enfants ne se représentent pas les choses comme nous. La pensée exprimée verbalement par l'enfant est singulière, voire étrange[1].

Chaque enfant pense à sa façon les catégories et structures de la pensée et du monde, et notamment la structure et l'histoire familiale. Il pense à sa façon :

- L'origine des bébés et la différence des sexes,
- La mort et la différence entre les générations,
- Le fait de grandir ou de vieillir et les différences entre le petit, le moyen et le grand,
- La différence entre le vivant et ce qui est mécanique,
- Les différences entre les plantes, les animaux, les humains, les monstres et des dieux,
- La différence entre rêve et réalité,
- Les différences entre bon et mauvais, entre sale et propre, entre bien et mal, entre gentil et méchant.

Ce travail de la pensée s'accompagne d'expériences affectives durant lesquelles l'enfant élabore ses possibilités d'expression. Il s'agit donc aussi d'un travail de différenciation des émotions et des sentiments. D'un enfant à un autre il peut donc y avoir de grandes différences concernant le ressenti, l'expression et la compréhension des sentiments. La gamme même des catégories affectives peut-être restreinte ou variée.

La structuration du Je et du Monde n'est, comme nous l'évoquions, ni simple ni facile. Il y a encore une autre raison à cela : notre monde change et nous faisons l'expérience de la perte de repères familiers.

Il est bien connu que les personnes âgées peuvent être affectées par les changements qui se produisent dans leur environnement culturel, social et familial. Mon beau-père disait simplement : « Ça change tout ça ». Le monde actuel lui semblait étrange, voire étranger. Les personnes très âgées cessent parfois de s'intéresser au monde commun et renoncent à parler avec les autres de la société et du monde.

On peut supposer que nous n'attendons pas le grand âge pour vivre une telle expérience. J'ai rencontré plusieurs enfants qui étaient bouleversés par la prise de conscience du cours de la vie. La découverte du fait que nous

[1] Pour s'en rendre compte, il suffit de lire les discussions avec les enfants qui sont relatées dans le livre suivant : WALLON Henri (1945), *Les origines de la pensée chez l'enfant,* Paris, PUF, 1975. Henri WALLON a également parlé de la pensée catégorielle : Wallon Henri, « La pensée précatégorielle chez l'enfant ». In: *Enfance*, tome 5, n° 2, 1952. pp. 97-101; https://doi.org/10.3406/enfan.1952.1235 ;
https://www.persee.fr/doc/enfan_0013-7545_1952_num_5_2_1235

allons tous mourir un jour et l'apprentissage du calcul du temps plongent certains enfants dans une angoisse ; une angoisse liée aux sentiments de l'écoulement du temps et de la fatalité du fait de devenir adulte, de vieillir et de mourir. J'imagine que nous avons tous pris conscience de cela. Une enfant m'a dit que tout était foutu. Deux autres ne voulaient plus dormir ; l'un parce que le sommeil favorise la croissance, et il ne voulait ni grandir ni mourir, et l'autre parce que dormir c'est une perte de temps. Un quatrième enfant, qui voulait contrôler le temps qui passe, montrait sa montre à sa mère en lui disant qu'il voulait parler de ça. Les mots lui manquaient pour dire l'horreur de ce temps, qui semblait s'écouler alors pour lui, comme aurait pu le dire Schopenhauer, au rythme d'un pendule qui oscille entre la souffrance et l'ennui.

La structure, quel que soit notre âge, nous essayons tous de la faire tenir et durer.

Nous avons évoqué les liens d'identification. Il nous faut aussi tenir compte de l'importance des liens libidinaux pour la construction de la structure du moi et du monde.

La société et l'intimité sont les théâtres des jeux de l'amour et de la haine, du désir et du pouvoir.

La construction de la personnalité dépend du développement des émotions, des sentiments et des passions. Wallon a parlé de leur apparition dans son livre sur les origines du caractère. Le moi, dit Lacan, est une organisation passionnelle.

L'environnement perçu est source de répulsion ou d'attrait.

Jean-Pierre Cléro a indiqué le lien existant entre la structure des passions et la structure de la perception[1].

Le moi est à la fois une organisation narcissique, une structure de passions et une organisation de la perception ou, en d'autres termes, un monde perçu et représenté.

L'organisation passionnelle du caractère ou du moi est en partie donnée et en partie construite. Elle dépend d'abord du réseau relationnel dans lequel est pris l'enfant, avant de dépendre de ses propres choix.

On ne choisit ni le pays ni la famille dans lesquels on naît. On peut choisir ses copains. Mais ce n'est qu'en devenant adulte qu'on acquiert la possibilité de déménager dans d'autres milieux.

Le moi, autrui et le monde se construisent ensemble.

Au fil du temps la personne s'entoure en effet de proches, d'amis, d'amours, de possessions, de peluches, de jouets, d'objets, de machines (console de jeux vidéo, téléphone portable, voiture…).

Au fil du temps la personne aménage sa chambre, son logement, sa maison, s'entourant aussi de photographies, de vidéos, de souvenirs et

---

[1] CLÉRO Jean-Pierre, *Théorie de la perception. De l'espace à l'émotion.* Paris, PUF, 2000, chapitre « L'articulation de l'affectivité et de la perception » et pp. 269-270.

d'images idéales. Elle se crée ainsi un microcosme, un microclimat à sa convenance ou un enfer personnel.

Certains enfants en souffrance s'en prennent à leur corps, à leurs vêtements, aux murs de leur maison. Certains enfants placés en foyer dégradent leur environnement. Lorsqu'ils sont en grande souffrance ils font des trous dans les murs de leur chambre, ou dans les portes.

La construction de notre petit monde familier ainsi que la structure de notre moi sont tantôt ouvertes aux échanges avec le milieu et tantôt fermées, comme un château fort.

L'édification des défenses structurant le moi dépend de l'organisation sociale, de l'espace public, mais aussi de l'organisation de notre microcosme, dans l'espace privé.

## II) Le diagnostic de structure. Comment différencier névrose et psychose ?

La structure névrotique et la structure psychotique peuvent être considérées comme *deux façons de se construire*.

Selon Lacan les psychotiques se sont construits sans référence au Nom-du-Père. Dans cette perspective la construction de leur Idéal du moi ne pourrait pas se faire correctement, à défaut de pouvoir s'appuyer sur le discours et le regard du père. Mélanie Klein et ses élèves mettent quant à eux l'accent sur la qualité de la relation entre la mère et le nourrisson.

*Le conflit dans la psychose n'est pas intrapsychique, c'est un conflit entre le moi et le monde extérieur.*

Nous avons vu que cet extérieur devait être considéré à différents niveaux.

Dans l'espace originaire, probablement sur la base d'expériences comme celles des coliques ou des nausées, sont éprouvés l'arrachement du sein ou l'expulsion du mauvais objet.

Dans l'espace primaire, le conflit avec le monde extérieur s'exprime sans doute dans la haine de la mauvaise mère, jugée méchante.

Dans l'espace du Je, c'est un conflit entre identifiant et identifié.

Au niveau originaire le moi plaisir tente d'expulser tout le mauvais. Mais la frontière entre le réel et la réalité que l'on veut plaisante n'est pas étanche. Le psychotique peut être en difficulté lorsque des choses mauvaises font intrusion dans sa réalité (y compris dans la réalité de son corps). La jouissance et l'angoisse peuvent surgir et déborder sa capacité à les contenir.

*Le conflit entre le moi et le surmoi* n'est pas absent des affections névrotiques ou psychotiques[1].

Ce conflit entre le moi et le surmoi est-il nécessairement un conflit intrapsychique ? Si on considère le surmoi comme le résultat d'une

[1] Cf. DAYAN Maurice, *Les relations au réel dans la psychose*. Paris, PUF, 1985, p. 195.

intériorisation, alors oui, le surmoi est une instance qui se situe à l'intérieur de la personnalité. Mais si on considère que le surmoi peut être rencontré dans le monde extérieur, dans le jugement d'autrui ou bien dans l'hallucination d'un double, d'un regard ou d'une voix, alors c'est différent.

Le conflit entre le moi et le surmoi peut être vécu dans la relation au monde et l'expérience relationnelle, plutôt que dans la relation à soi-même. Certes le névrosé vit ce conflit dans le registre de la culpabilité et du besoin inconscient de punition. Mais il y a des sentiments qui s'éprouvent dans la relation à l'autre ou aux autres. C'est le cas des sentiments de honte ou de persécution.

L'automatisme mental et le délire d'observation sont probablement *des manifestations du surmoi dans la psychose décompensée.* Par ailleurs le moi idéal peut être incarné par un autre idéalisé. Et dans la psychose *l'identification à ce semblable idéalisé peut générer de l'envie et de l'agressivité* ; ce qui pose un problème moral.

*La coexistence du moi et des autres pose un problème spécifique dans la psychose, où il s'agit de faire tenir l'ensemble de la structure du moi et du monde, menacés dans leur existence même.*

*Dans la névrose, le conflit se situe entre le moi et le ça.*

Le ça se situe dans le corps (les pulsions, la jouissance, l'angoisse, le désir) et dans la pensée (les représentants psychiques des pulsions et du désir refoulé, les fantasmes et les motifs d'angoisse).

*Le névrosé est protégé par le refoulement originaire ainsi que par la construction de son fantasme fondamental.*

Le champ du désir se constitue avec la construction du fantasme fondamental qui met en rapport l'image des corps, la présence ou l'absence du phallus et l'objet du désir. Ce faisant le réel des pulsions et l'objet qui cause le désir (l'objet petit *a*) se trouvent occultés, ou pour le dire autrement le réel des corps se trouve oublié.

Le moi peut se mettre en scène avec dignité, pudeur et beauté. Il peut jouer le jeu sur la scène du monde, se montrant nostalgique ou bien poursuivant souhaits et projets tout en méconnaissant son désir refoulé. Sa réalité est bien irriguée par la libido de ses fantasmes. Tout un réseau de représentations représentant les pulsions donne sa saveur à sa représentation du monde. Ses peurs limitent le risque de crises d'angoisses. Ainsi le névrosé, parce qu'il ignore la signification symbolique secrète de tout cela, ne craint-il généralement pas de se retrouver submergé par les eaux du désir, dont il évite d'ailleurs la réalisation.

Nous avons, à plusieurs reprises, traité de la question *des fantasmes* dans la névrose et dans la psychose.

Nous avons parlé de l'importance des mythes et de l'activité fantasmatique dans l'enfance et dans la famille.

*Dans la névrose* nous avons parlé de la mise en place du refoulement originaire et de ses conséquences sur l'activité fantasmatique : la dialectique du refoulement et du retour du refoulé, et l'articulation entre fantasmes, mythes, fictions et réalité.

*Dans la psychose* les lacaniens remarquent l'absence du cadre du fantasme fondamental. Cela ne veut pas dire qu'il n'y aurait ni images ni fantasmes dans l'imagination des psychotiques. Les images et fantasmes peuvent au contraire s'imposer avec force.

C'est, disions-nous, plutôt le jeu de l'activité fantasmatique, de l'imagination et de la pensée, qui fait défaut dans la psychose. Il est question de la place du sujet, dans le tableau ou en dehors du cadre. Le sujet n'a pas le loisir de jouer, d'incarner tel ou tel personnage, de s'extraire un moment de la scène pour regarder le spectacle, de remonter sur scène ensuite. Le sujet est dans le tableau, où il se sent regardé par les autres. Il manque de distance face à cette scène qui le fascine ou le sidère[1].

Dans le fantasme, l'image du corps a un rôle essentiel et sa beauté masque sa vie pulsionnelle. Mais dans la psychose les pictogrammes et la jouissance exercent une attraction puissante.

Enfin, toujours dans la psychose, l'apparition de l'image ou du fantasme fait événement et bloque la temporalité. Il y a arrêt sur l'image.

Nous nous sommes appuyés sur le travail de Christophe Chaperot[2]. Il propose *cinq critères pour faire le diagnostic différentiel* entre névrose et psychose :

- Le sentiment subjectif d'une Autre scène.
- Une aptitude spontanée à l'interprétation métaphorique de son propre discours.
- Une inscription dans l'ordre phallique.
- Une différenciation entre le moi-idéal et idéal du moi[3].
- Une modalité transférentielle particulière.

Nous avons dit que la référence au *complexe d'Œdipe* était fréquemment invoquée pour différencier névrose et psychose. Nous avons vu que Jacques Lacan avait dans un second temps plutôt mis l'accent sur le *complexe de castration*. Nous avons évoqué sa théorie de la métaphore paternelle et du Nom-du-Père. Selon lui c'est la forclusion du Nom-du-Père qui serait la cause des psychoses. Nous avons fait état de la critique, par Michel Tort, du dogme paternel.

Le complexe d'Œdipe est lié à la structure familiale, aux différences de sexe et de génération, à la question du couple et du rapport sexuel entre les

---

[1] Cette réflexion m'a été inspirée par la lecture de ce livre : VILLARD Maurice, *Entre Méduse et Narcisse. Regard, psychose, institution.* Saint-Denis, Edilivre, 2017, Deuxième partie, chapitre I.

[2] CHAPEROT Christophe (1998), « Le diagnostic différentiel névrose-psychose d'un point de vue structural : essais de formalisation » In: *L'évolution psychiatrique*, *op. cit.*

[3] Jacques Lacan a lié le concept d'Idéal du moi au regard du père. Cela ne nous empêche pas d'utiliser ce concept sans nous référer au Nom-du-Père, dans le cas de familles qui ne fonctionnent pas en plaçant l'homme en position de chef de famille.

parents, à l'interdit de l'inceste, aux représentations des fonctions paternelle et maternelle et à l'exercice de l'autorité parentale. La formation et le destin du complexe d'Œdipe dépendent de la donne familiale et du fonctionnement parental, mais aussi de l'activité fantasmatique de l'enfant. Et nous avons vu qu'il y avait des différences à ce niveau entre névrosés et psychotiques.

En référence à Jean Bergeret [1] nous avons considéré les *types de symptômes, d'angoisse, de défense et de relation d'objet* caractéristiques des organisations ou structures de la personnalité.

En référence à Jacques Lacan nous avons considéré les *différences structurales face à l'absence et au manque*. Nous nous sommes repérés sur les *procès d'aliénation et de séparation*, ainsi que sur les différents niveaux du *rapport à l'Autre et à soi* [2] pour faire la différence entre autisme, psychose et névrose.

*La psychose* correspondrait à *une impossible séparation* d'avec la mère. Selon Lacan il s'agirait de se séparer d'une partie commune entre soi et l'Autre maternel, qu'il appelle l'objet petit *a*.

C'est *le désir de la mère* pour le père qui ferait la différence entre la structure psychotique et les structures perverse et névrotique. Sans référence au père et au phallus l'enfant deviendrait la chose de la mère, l'objet dont elle jouit, pour la retenir et éviter les moments où elle s'absente ailleurs, les moments où sa mère le laisse tomber au gré d'un désir qu'il ne comprend pas et qui lui paraît être un pur caprice. Le psychotique prendrait ainsi *une place d'objet de la jouissance de l'Autre*.

*La structure névrotique* serait permise par la privation de la mère. La mère y serait privée de la jouissance de l'enfant. Elle renoncerait à le posséder comme une chose ou comme un phallus. Dès lors, l'enfant ne peut plus se vivre comme étant le phallus de sa mère. Ne pouvant plus l'être, il voudrait maintenant avoir ce phallus et il craint désormais de ne pas l'avoir. L'enfant souffre du *complexe de castration*. Sa personnalité se structure sur un mode névrotique.

Selon Lacan le père doit faire la loi et la mère doit faire cas de l'interdit qu'il pose, sinon l'enfant deviendra psychotique. Lacan a affirmé que la psychose était la conséquence d'une forclusion du Nom-du-Père. Mais nous ne sommes pas obligés de faire systématiquement référence au Nom-du-Père pour maintenir l'idée selon laquelle l'enfant doit sortir de l'inquiétude dans laquelle le plonge l'incompréhension du *désir de la mère*. L'enfant doit trouver des points de repère pour comprendre ce qui oriente le désir de sa mère. Ce qui compte c'est la qualité de la relation de couple et l'exercice conjoint de l'autorité parentale.

---

[1] BERGERET Jean (2013) *La personnalité normale et pathologique, op. cit.*
Et BERGERET Jean *et al.* (2012) *Psychologie pathologique. Théorie et clinique, op. cit.*

[2] Les étages du graphe du désir et la division entre le sujet de l'énoncé et le sujet de l'énonciation. Nous avons également évoqué l'idée de la personnalisation de la communication en référence à Pierre Kaufmann.

Une autre femme peut très bien jouer le *rôle du tiers*, classiquement attribué au père. Les enfants de couples lesbiens sont-ils tous de structure psychotique ? On peut d'autant plus en douter du fait que les femmes lesbiennes n'ont pas toutes la même structure de personnalité.

Piera Aulagnier a développé une théorie dans laquelle le désir de la mère est au cœur du fonctionnement fantasmatique inconscient (c'est le postulat du fonctionnement primaire). Ce qui est important, pour le fonctionnement secondaire, c'est que le désir de la mère pour l'enfant ne soit plus l'explication du monde. D'où l'importance d'un *tiers* vers lequel le désir de la mère (ou du parent) se tourne.

Lorsque l'enfant formule une demande et que l'Autre lui répond (ou pas), l'enfant fait l'expérience de l'interprétation du sens de sa demande et de possibles malentendus. L'Autre a interprété la demande de l'enfant en fonction de son désir inconscient. L'enfant fait donc l'expérience du désir de l'Autre. Il peut se demander : « — Que me veut l'Autre, pour me répondre ainsi ? » Cette expérience du désir de l'Autre est angoissante. Le sujet doit donc se protéger de cette angoisse et en élaborer le motif. C'est la *construction du fantasme* qui vient répondre à la détresse du sujet dans sa relation au *désir de l'Autre.*

L'accès au troisième niveau du graphe du désir dépend des solutions trouvées pour faire face à cette détresse.

Je doute que les *psychotiques* aient accédé à ce troisième niveau, où fonctionne le refoulement. Les *névrosés* y accèdent. L'instauration du *refoulement originaire*, de la *division du sujet* et la constitution du *fantasme fondamental* sont en effet les critères d'accès à ce troisième niveau.

Chez le névrosé la construction du fantasme va permettre de médiatiser le rapport du sujet à l'objet de son désir. Le sujet s'efforcera de neutraliser sa détresse par l'intercession de la dimension imaginaire du rapport de son moi à l'autre. Dans le fantasme le désir sera en jeu dans une mise en scène de l'image de nos corps où sera occulté le réel de la vie pulsionnelle et où le sujet pourra continuer à ignorer son désir refoulé et l'objet qui le cause.

Pour qu'il y ait refoulement (refoulement portant sur le signifiant) et effacement du sujet (au niveau du procès de l'énonciation) il faut que l'enfant en vienne à penser que les adultes ne connaissent peut-être pas toutes ses pensées. Dans une cure, sous transfert, des psychotiques pourraient penser que l'Autre, supposé savoir, devine leurs pensées.

L'effacement du sujet est permis par le fantasme, parce que, dans ce moment angoissant, le sujet qui s'efface peut se raccrocher à l'image de l'objet du désir.

Lacan a distingué plusieurs *types d'Autres* :

- L'Autre non barré, dans la *psychose*,
- L'Autre barré, divisé, dans la *névrose*.

L'Autre qui ne sait pas vraiment ce que je veux et ce dont je jouis, c'est l'Autre barré.

Je dirais qu'il y a différents *types d'autrui et de relations à autrui*, qui sont en rapport avec :

- Les problèmes de la jouissance de l'Autre, de l'emprise, de l'utilisation d'autrui.
- Les thèmes du manque, de la castration, du sexe, du désir. La privation et la castration de la mère jouent un rôle déterminant pour la structuration subjective.
- Les problèmes de relations avec autrui, avec un groupe, avec une société, avec Dieu aussi. La question de la différenciation du moi et de l'autre est très importante. La fusion avec la mère pose des problèmes dans la psychose symbiotique.
- Les relations aux êtres et aux choses. Notamment nos rapports avec les machines, les animaux et les dieux. Le moi se différencie du monde tout en s'identifiant à des êtres ou à des choses.

Nous avons étudié les différences entre *les délires psychotiques et les délires non psychotiques.*

Le délire psychotique correspondrait aux idéations systématisées, dans le délire du paranoïaque. Cette idéation émerge d'un travail discursif inconscient, procès de significantisation par lequel le sujet parvient à élaborer et à fixer une forme de jouissance acceptable pour lui.

Le delirium, que l'on peut rencontrer dans la névrose, désignerait les expériences d'un imaginaire débridé. Il s'agirait d'une expérience de l'imaginaire inconscient analogue au rêve. Le delirium, dans ses formes aiguës, consiste en une vacillation de la structure du fantasme, et, dans ses formes chroniques, en une construction onirique envahissante.

Augustin Jeanneau distingue deux problématiques sous-jacentes aux délires.

La première, névrotique, est un drame humain qui se pose en termes de conflit entre le moi et le ça. Dans le délire hystérique le refoulé prend le dessus et le champ de la conscience est envahi par la fantasmagorie des complexes inconscients. Jeanneau donne l'exemple d'une hallucination permettant de rendre présent un objet d'amour perdu.

La seconde problématique, psychotique, se pose en termes d'incertaine identité (notamment dans l'expérience du schizophrène). Jeanneau évoque un écrasement de l'espace psychique lors de la rencontre de l'altérité impensable et sans distance de l'objet. L'objet, comme trop présent, empiète sur l'espace intime et le corps du sujet qui n'arrive pas à exister parmi les autres.

Dans l'exemple donné de délire hystérique l'objet est réellement absent tandis que dans le délire psychotique l'objet semble trop présent.

Jeanneau décrit dans la névrose et les états limites la possibilité d'un processus délirant qui a pour fonction de lutter contre la dépression. Cela peut se produire lorsque la perte de l'objet produit un effondrement du moi, une détresse, un sentiment de solitude, l'impression de n'être plus rien. Une régression narcissique et un délire peuvent s'ensuivre. Le délire et l'hallucination peuvent avoir pour fonction de sauver la relation en rendant présent l'objet qui fera fonction de moi idéal.

On peut regretter qu'Augustin Jeanneau n'ait pas donné d'exemple de délire chez un sujet présentant une névrose obsessionnelle. L'idéation aurait été au premier plan, comme dans la paranoïa.

Dans son texte sur l'homme aux rats Freud parle de délire, à propos d'une pensée venue à l'esprit lors d'une lutte contre des obsessions. Il s'agit de l'énoncé d'une interdiction sous la forme d'une menace de caractère « délirant ». Le traducteur du texte précise que Freud donne ici le nom de « délires » à des phénomènes psychiques qui ne correspondent pas à ce que la psychiatrie française dénomme ainsi[1].

Du point de vue de *la clinique des familles* et de la promotion de l'autonomie de la personnalité[2], nous nous sommes intéressés à la place du sujet dans le réseau des liens familiaux :

- Le lien mère-enfant,
- La place de l'enfant dans les lignées et au sein du groupe familial,
- La possibilité qu'il a, ou pas, de prendre la parole, et de se montrer sur la scène du monde.

Lorsque nous pouvons rencontrer l'enfant avec ses deux parents, ou avec sa famille, nous nous intéressons au degré de liberté possible entre la parole de chacun des membres de la famille et le discours du groupe familial.

Nous nous intéressons aussi à leur *capacité à laisser les paroles, les fantasmes et les émotions circuler.*

Ces points de repère indiquent les risques de potentialité psychotique, ainsi que les difficultés rencontrées par le sujet dans son existence et son développement personnel au sein de sa famille.

## III) Positions subjectives et fonctionnements psychiques

Le diagnostic de structure pourrait donner lieu à un pronostic enfermant.

Nous avons relativisé la référence à la notion de structure en tenant compte des *positions subjectives* décrites notamment par Mélanie Klein et Karen Horney.

L'idée que la structure puisse être éternelle m'avait inquiété. S'agissait-il d'une donne familiale immuable ? Était-il vrai qu'un adulte psychotique allait rester psychotique toute sa vie ? Je me suis rassuré en considérant que la structure était construite et en me souvenant qu'une position subjective pouvait être modifiée.

---

[1] Cf. FREUD Sigmund, *Cinq psychanalyses*, Paris, PUF, 1984, 12e éd., pp. 243-244.

[2] Les travaux de René Kaës et des psychanalystes thérapeutes familiaux de la Société de Thérapie familiale psychanalytique d'Île-de-France font pour nous référence à ce propos.

Nous avons été intéressé par la proposition d'Albert Ciccone, distinguant les *positions* :

- Autosensuelle ou adhésive,
- Paranoïde-schizoïde ou symbiotique,
- Position dépressive.

Nous pouvons mettre ces positions subjectives en parallèle avec les *fonctionnements* :

- Autistiques (identification adhésive, démantèlement, sensations ou pensée par images),
- Psychotiques (paranoïa ou schizophrénie de l'adulte, psychose symbiotique chez l'enfant),
- Névrotiques (l'élaboration de la position dépressive permet un autre rapport au manque rendant possible le désir).

Nous allons maintenant parler des fonctionnements psychiques, dont nous aborderons les aspects intellectuels et affectifs. Nous serons amené à parler aussi de l'expression, de la communication, du récit et de la dimension historique.

La théorie des registres d'inscriptions élaborée par Henri Rey-Flaud permet de penser les *niveaux de fonctionnement* de l'appareil psychique à l'œuvre dans l'autisme, la psychose et la névrose.

Nous avons également fait référence à la théorie d'Henri Wallon pour parler de la superposition de l'espace perçu et de l'espace mental, des stades du développement et du processus de personnalisation.

La méthode comparative et les théories de la psychologie génétique restent intéressantes et utiles, à condition d'être bien utilisées.

Nous savons que nous pouvons comparer, mais pas assimiler, les fonctionnements des animaux et les stades de développement des enfants avec les modes de fonctionnement psychique et les pathologies mentales.

Il faut également tenir compte de l'interaction entre histoire et développement. Le développement d'un enfant ne se produit pas indépendamment de l'histoire de cet enfant[1].

Au niveau sensori-moteur il y a chez l'humain socialisé une pensée en images qui se construit, des images mentales. Sans doute est-ce naturel, cette prédominance de la vue dans la sensorialité de l'animal humain.

L'espace mental se superpose ensuite à ce premier niveau de fonctionnement lorsque l'enfant acquiert l'usage de signes associant une image typique à un mot, sur le modèle des imagiers pour enfants. La pensée se met alors à fonctionner avec les signes du langage.

En termes lacaniens, on peut parler d'un premier niveau de structuration, imaginaire, et d'un second niveau, symbolique.

---

[1] On pourra se référer à ce propos à ce livre : QUENTEL Jean-Claude (1993), *L'enfant. Problèmes de genèse et d'histoire, Bruxelles,* De Boeck, 1997.

Notre approche psychanalytique de la structure privilégie les catégories du langage, bien que Lacan ait parlé d'une structure de signifiants et non pas uniquement de mots.

J'en viens à parler de ce qui est peut-être le propre de l'homme : le *rapport au passé et à l'avenir*, l'histoire.

Nous avons mis en rapport la notion de niveaux de fonctionnement psychique avec l'idée de fonctionnements originaire, primaire ou secondaire proposée par Piera Aulagnier.

Dans son approche des psychoses, Aulagnier met l'accent sur l'importance du sens et de l'identité du sujet. Donner du sens au vécu, se trouver une place dans l'existence et construire son identité, sont des choses difficiles à réaliser pour des personnes psychotiques.

Cela dit, Aulagnier constate des problèmes à différents niveaux (originaire, primaire et secondaire). Elle a notamment remarqué, dans les psychoses, la force d'attraction exercée par l'originaire et ses pictogrammes.

L'explication des psychoses ne doit donc pas se situer au seul niveau supérieur, celui du Je, de l'identité et de la mise en sens de l'histoire.

Nous avons mis l'accent sur le rapport au temps pour différencier les modes de fonctionnement psychique, les structures et les pathologies. Les textes de Philippe Malrieu, de Piera Aulagnier et de Patrick Martin-Mattera nous ont introduit à cette dimension du temps : construction du présent et du sentiment de présence, récits des souvenirs et projet, construction identitaire.

Nous avons été amené à réfléchir à la perception de la réalité et à l'usage que nous faisons *des images*.

La pensée par images de certains autistes, dont parlent Jean-Claude Maleval et Henri Rey-Flaud, peut être considérée comme l'un des premiers niveaux du fonctionnement psychique.

Cela dit, il ne faut pas assimiler le mode de pensée de l'autiste à l'intelligence sensori-motrice du petit enfant. En effet, la façon dont les images sont utilisées (comme moyens d'expression, de catégorisation et de raisonnement) diffère selon plusieurs variables :

- Le rapport affectif au langage et les modes d'usages de la parole et de l'écriture qui en découlent,
- Le type de rapport à autrui, comme interlocuteur,
- Et la structuration de la représentation du monde et de la pensée discursive.

Les autistes, les psychotiques et les névrosés n'ont sans doute pas les mêmes expériences visuelles et n'utilisent sans doute pas les images de la même manière.

Leurs façons de vivre et de raconter leurs rêves sont-elles identiques ? Leurs éventuelles hallucinations sont-elles vécues et racontées de la même manière ?

Il y aurait une comparaison à faire entre la pensée en images dans l'autisme, les hallucinations et les images dans les psychoses, et enfin les images qui s'imposent aux névrosés. Pour ne pas parler de celles dont font usage les enfants normaux (voir Wallon et Piaget) et les adultes contemporains[1].

Dans le champ de la névrose nous pourrions évoquer l'image qui fait peur au phobique, le delirium hystérique, le mentisme imagé de l'obsessionnel.

Nous avons déjà avancé quelques idées pour faire la différence entre les fantasmes des névrosés et ceux des psychotiques.

*La pensée,* dans ses rapports avec la perception, l'expression et la communication, est un objet d'étude complexe. Nous remarquons notamment que le maniement des *expressions* verbales et des concepts du langage modifie la *perception* et les *images* du monde.

Chez certains enfants et chez d'autres animaux que les humains la pensée et la perception se construisent différemment. Perception et expression privilégient chez eux d'autres sens que celui de la vision et d'autres moyens de communication que le langage oral.

Les tentatives de *communication* entre humains, animaux, machines, morts et dieux utilisent des canaux sensoriels et des médiations diverses. Il en est de même pour la communication entre humains. Outre les difficultés de la communication avec les étrangers, entre hommes et femmes, entre adultes et enfants, nous sommes obligés de recourir à d'autres modes de communication avec les bébés *in utero* (l'haptonomie) ou avec des personnes handicapées (comme ce fut le cas pour Helen Keller, aveugle, sourde et muette, ou bien encore dans des cas d'autismes de Kanner).

Après avoir parlé de la pensée et de la communication évoquons *l'affectivité* :

L'expérience émotionnelle varie selon les niveaux de perception et de représentation du monde et du corps. Les « degrés » de jouissance ou de plaisir, de peur ou d'angoisse diffèrent selon les niveaux. Nous avons également évoqué les phénomènes de dépersonnalisation et de déréalisation qui semblent retirer au monde son poids et sa saveur.

Nous avons montré cela en nous appuyant sur les descriptions de différents types d'angoisse, sur les descriptions du vécu des autistes et des enfants psychotiques, et, chez l'adulte, sur les descriptions de la décompensation psychotique et des délires. Nous avons notamment fait référence à la théorie de Lacan relative au nouage des dimensions du Réel, du Symbolique et de l'Imaginaire.

---

[1] On pourra prolonger cette réflexion sur ce point avec les livres suivants : JALLEY Émile (2013), *La crise de la philosophie en France au XXIe siècle. D'Héraclite et Parménide à Lacan.* Paris, L'Harmattan, 2013, pp. 348-356, 376-377.

JALLEY Émile (2006 a), *Wallon et Piaget. Pour une critique de la psychologie contemporaine,* Paris, L'Harmattan, 2006.

## IV) Les psychoses

*L'usage du terme psychose*

La question se posait de savoir si l'on devait réserver l'usage du terme psychose à une maladie déclarée. Nous avons choisi de parler également de potentialité psychotique et de psychose ordinaire. Et cela, pour deux raisons.

D'une part, parce que cela permet de relativiser la gravité du pronostic attaché au repérage de ce type de personnalité. Parler d'une personnalité psychotique ne signifie pas dans tous les cas décompensation, folie, chronicité et handicap.

D'autre part, parce que je suis psychologue. La construction de la personnalité et la promotion de son autonomie m'intéressent.

La promotion de l'autonomie de la personnalité est une mission dont sont chargés les psychologues. Du point de vue de la psychologie cela renvoie aux questions suivantes : hétéronomie ou autonomie de la conscience et notamment de la conscience morale, affirmation de la personnalité, construction de la pensée, prise de parole, dégagement du désir du sujet initialement aliéné dans le désir de l'Autre. L'autonomie de la personnalité est à distinguer de l'autonomie de la personne. Cette dernière notion concerne l'adaptation de la personne à son environnement (personne plus ou moins autonome, valide ou handicapée).

Le concept de psychose ordinaire nous invite à considérer la structure psychotique du point de vue de la psychopathologie de la vie quotidienne. Ce point de vue peut être complété par une étude de la construction du caractère et de la personne. Dans cette double perspective on ne s'intéresse pas exclusivement aux troubles psychiatriques. Le développement personnel peut être affecté par des inhibitions ou par des formations réactionnelles qui peuvent être rigides et coûteuses (en énergie). Mais la personne reste en interaction avec le monde social, même si c'est de façon inadaptée puisqu'elle peut présenter des troubles du caractère ou du comportement.

Concernant la psychose non décompensée, nous avons vu avec Jean-Claude Maleval qu'elle présente la même structure que la psychose clinique. Les signes en sont plus simplement plus discrets. On peut donc repérer les mêmes défauts structurels. Ces signes cliniques, que Maleval nomme « phénomènes élémentaires » relèvent des trois dimensions : réel, symbolique et imaginaire. La psychose ordinaire se caractérise également par une stabilisation du sujet rendue possible par différents moyens que l'on essayera de repérer.

*Les rapports que les psychotiques entretiennent avec l'espace, le monde, la société, les autres*

« Dans les psychoses, ce serait la construction ou le maintien d'une structure en tant que telle qui seraient en question », comme le formule

Maurice Villard[1]. Certains psychotiques tentent de faire tenir un monde ou de le reconstruire.

Certains ont du mal à habiter le monde, à trouver leur place dans un lieu et dans un groupe. Ces psychotiques ont du mal à exister, à prendre place sur la scène du monde.

Les changements de lieu aussi peuvent être angoissants, obligeant le sujet à reprendre ses repères et à retrouver une place et une posture dans un nouveau lieu, parmi d'autres personnes.

Certains enfants psychotiques sont dans le négativisme, une position subjective caractérisée par l'opposition à autrui, tandis que d'autres privilégient une stratégie de repli, de mise en retrait du monde.

*L'usage du terme psychose dans une perspective psychosociologique*

Les perspectives psychosociologique et sociologique nous amèneraient à considérer la psychose comme une maladie touchant tout à la fois le sujet, le groupe familial, la communauté, la classe sociale, la société.

La folie collective est une chose bien connue de tous. Pensons à l'aliénation sociale, à la servitude volontaire, aux théories du complot, aux phénomènes de bouc émissaire, aux génocides, aux épidémies de suicide touchant une communauté ou une profession, aux paniques collectives…

Je remercie Émile Jalley d'avoir rappelé cela dans son commentaire. On sait aussi que chaque société produit des maladies psychiques propres à l'époque et au milieu socioculturel. Les formes des pathologies psychiatriques ne sont ni éternelles ni universelles.

Émile Jalley m'a judicieusement rappelé qu'il existait un fonctionnement psychotique du monde. Ce fonctionnement a été décrit dans la famille et dans les institutions. On a parlé d'aliénation sociale, de déni, de clivage (manichéisme, racisme, sexisme), d'exclusion sociale, de rejet, de projection (phénomène du bouc émissaire), de sentiment de persécution (théorie du complot), de délire de fin du monde (théorie de l'apocalypse), d'excès de jouissance (à l'occasion des guerres et des génocides notamment). Les préoccupations ou craintes excessives d'un grand groupe ou d'une société portent d'ailleurs le nom de psychose collective.

En parlant ainsi nous considérons les psychoses non simplement comme une maladie du cerveau, mais comme relevant aussi d'une sorte de pathologie familiale ou sociale.

La psychiatrie classique tenait compte de cela en proposant des thérapeutiques fondées sur la séparation d'avec le milieu familial et social (l'hospitalisation complète comme exclusion sociale). La psychothérapie institutionnelle en tenait compte aussi lorsqu'elle visait à soigner non seulement le malade, mais aussi l'hôpital.

---

[1] Référence à un échange que j'ai eu avec Maurice Villard.

Certains psychotiques essayent de faire tenir leur monde ou présentent un délire de fin du monde. Mais nous devons reconnaître que nos mondes ne tiennent eux-mêmes pas toujours debout. Le monde est souvent fou, irrationnel ou absurde. Et les familles, elles aussi, ne vont pas toujours bien.

On pourra se référer aux travaux de René Kaës, d'Eugène Enriquez et de Jean-Claude Rouchy pour étudier les alliances[1] et les mécanismes de défense au niveau des sociétés, des organisations[2], des groupes, des familles et des couples.

La construction des mécanismes de défense de la société, de la famille et du moi est essentielle, bien que nous ayons vu que nous ne devions pas fonder toute la psychopathologie sur le repérage de ces mécanismes.

*Les différents usages du concept de psychose en psychiatrie infantile et dans la clinique des adolescents et des adultes*

Nous avons interrogé les différents usages du terme psychose en psychiatrie pour adultes et en pédopsychiatrie. Les psychiatres pour adultes ont parlé de psychose en référence à la démence, au délire et à l'hallucination. Parmi les psychiatres psychanalystes, certains s'étaient initialement référés à l'idée d'une régression à l'auto-érotisme, dont la démence précoce et l'autisme infantile de Kanner auraient été des illustrations. De nos jours cette référence a disparu. La régression narcissique n'est plus considérée comme caractéristique des psychoses. L'autisme n'est plus considéré comme une forme grave de psychose. Cela dit, la régression narcissique psychotique est peut-être la seule à concerner non seulement l'organisation du visible (être vu), mais aussi celle du champ de la parole (être parlé par l'Autre).

Qu'appelle-t-on aujourd'hui psychose dans la clinique infantile ? Qu'est-ce que cela veut dire ? Et à quoi sert cette appellation ? Faut-il encore modifier la signification et l'usage de ce terme en clinique infantile ? Ces questions sont complexes et les enjeux sont importants.

Il faudrait différencier les psychoses de l'enfance de celles de l'adolescence, ces dernières étant considérées comme annonçant les schizophrénies des adultes.

Il me semble qu'il faudrait faire attention à ne pas réserver le terme « psychose infantile » aux cas d'enfants à hospitaliser. Il y a sans doute des enfants de structure psychotique qui ne présentent ni symptôme bruyant ni handicap visible. Et parmi eux, il y en a sans doute qui vont bien, si l'on suit l'idée de la « psychose ordinaire ».

On ne peut plus définir les psychoses infantiles en référence à l'autisme, désormais exclu de leur champ. Et, pour ne pas stigmatiser les sujets en les

---

[1] René Kaës parle des alliances inconscientes. Elles peuvent être structurantes ou défensives ou pathogènes.

[2] Un hôpital par exemple.

référant à une forme grave de maladie, mieux vaut ne pas privilégier les paradigmes de la schizophrénie (dite autrefois « démence précoce ») et de la psychose à expression déficitaire.

Je suis d'avis de conserver la référence à la psychose symbiotique de Margaret Malher parce que cela fait écho à l'idée de l'impossible séparation dont parle Lacan.

Par ailleurs, il faut tenir compte des organisations « psychopathiques » ou « perverses ». Bergeret écrit qu'elles sont une façon d'organiser relationnellement, sous le primat de l'agir et de l'agressivité, certaines « dysharmonies évolutives ». Ces organisations fonctionneraient sur un mode proche des états limites décrit chez les adultes. Bergeret parle aussi d'aménagements caractériels ou bien pervers. Sans doute peut-on assimiler « organisations psychopathiques » et « aménagements caractériels ».

*Nous considérons donc les psychoses infantiles selon ces trois perspectives, dessinant trois ensembles, dont les deux derniers peuvent se recouper :*

- *Une structure psychotique caractérisée par de très grandes difficultés de séparation et d'individuation, dont le modèle serait la psychose symbiotique. On s'intéresse à la structuration de la personnalité.*
- *Des organisations qui posent des problèmes éducatifs. Je pense aux aménagements caractériels ou pervers. Ces organisations se caractérisent par leur statut de défense provisoire contre la menace d'un effondrement dépressif.*
- *Des psychoses cliniques caractérisées par la désorganisation du moi, la démence, le déficit intellectuel, sur le modèle de la schizophrénie. C'est la décompensation, la déstructuration et le chaos qui sont ici mis en avant.*

Je préfère employer le mot « psychose infantile » dans le sens d'une structure caractérisée par l'impossibilité d'accéder à la séparation et à l'individuation. Cela se comprend. Je suis un psychologue qui s'intéresse au développement de l'enfant et à la structuration de sa personne.

Cela dit, des difficultés de séparation et d'individuation se rencontrent chez de nombreux enfants. Mais tous ne sont pas psychotiques.

Et, contrairement à ce que j'avais tendance à penser, les signes repérables d'une mauvaise personnalisation de la communication verbale ne permettent pas à eux seuls de poser un diagnostic de structure psychotique. La mauvaise réponse à la question posée dans le test d'intelligence de Binet (« J'ai trois frères, Paul, Ernest et moi ».) ne signe pas la psychose. De même que l'incapacité durable à employer le pronom personnel « je » ne constitue pas un critère suffisant pour poser un diagnostic de structure psychotique.

Dans le discours des pédopsychiatres, c'est actuellement le modèle de la schizophrénie qui fait référence. Cela se comprend. Comme ils sont médecins, ils s'intéressent plus à la décompensation et au processus pathologique.

*La structure de personnalité psychotique chez l'enfant se manifeste à mon avis dans les positions subjectives suivantes :*

- *Négativisme, opposition,*
- *Retrait ou repli,*
- *Agressivité ou combat*[1],
- *Tentative d'exercer une emprise sur l'autre, de se l'approprier et de le maîtriser (notamment par le sourire et la recherche de câlins).*

Ces positions ne sont pas exclusives les unes des autres, puisqu'un sujet peut changer de position.

Certains de ces enfants lutteraient contre le risque d'un effondrement dépressif du moi consécutif à la perte de l'être dont ils dépendent. Ils lutteraient contre l'angoisse de perdre l'amour de l'objet et la crainte d'être par lui abandonné ou l'angoisse de perdre cet objet.

Chez d'autres enfants [2] la structure ne tiendrait pas et le moi se désorganiserait. Le sujet serait alors en proie à des angoisses de morcellement ou de chute dans le chaos, en deçà de la structuration langagière de la pensée et du monde commun. Ce monde commun étant, rappelons-le, organisé par les mythes et les catégories du langage.

## V) Ouvertures possibles au-delà des limites de mon travail

Je regrette de n'avoir pas présenté la théorie que Jean Château expose au début de son livre *Psychologie des attitudes intellectuelles*[3]. Cette lecture avait fait sur moi une forte impression. J'ai brièvement évoqué certaines de ses idées relatives à l'espace mental, au monde et au problème des doubles.

J'ai souvent fait référence à l'œuvre de Jacques Lacan, mais je n'ai volontairement pas utilisé toutes les parties de son œuvre. J'ai laissé de côté la théorie relative à l'instance de la lettre dans l'inconscient. La lettre est un concept d'usage difficile. Je ne sais pas s'il s'agit simplement d'une métaphore ou bien si cela parle de la symbolisation secondaire en lien avec l'apprentissage de l'écriture. J'ai néanmoins su me servir de la lettre lorsqu'il s'est agi de figurer l'appareil psychique.

Je n'ai pas étudié les rapports entre les psychoses, les déficits intellectuels et la démence. C'est dommage parce qu'on sait qu'il existe des psychoses à expression déficitaire. Roger Misès en a parlé. On pourra également lire à ce sujet le livre de Maurice Villard, *Psychothérapie en institution. Les « débiles » aussi ont une histoire*[4].

---

[1] Référence au paranoïaque de combat, décrit par Ernest Kretschmer.

[2] Il pourrait peut-être s'agir des mêmes enfants à un autre moment de leur vie où ils se trouveraient plus en difficulté.

[3] CHÂTEAU Jean (1976), *Psychologie des attitudes intellectuelles.* Paris, Vrin, 1976, chapitres III à VI.

[4] VILLARD Maurice. *Psychothérapie en institution. Les « débiles » aussi ont une histoire.* Marseille, éditions Hommes et perspectives, 1995.

Je n'ai pas exposé l'important travail de Maurice Dayan sur les relations au réel dans la psychose[1].

Je n'ai pas étudié dans le détail l'étiologie, la nosologie et la pathogénie des différents types de psychoses de l'adulte.

Je n'ai pas exposé le travail de Jean-Claude Maleval sur la logique du délire.

Nous avons étudié les délires psychotiques, et ceux qui ne le sont pas. Cette étude serait à compléter par deux comparaisons.

La première avec les fabulations et « délires » des enfants. Sur ce point mon expérience m'incite à considérer la fonction des fabulations du point de vue de la construction du narcissisme, depuis la simple vantardise jusqu'aux fabulations délirantes où l'enfant se donne à voir et se forge un certain style. Chez des enfants psychotiques en psychothérapie, ce travail sur le narcissisme s'accompagne d'un travail de personnalisation du bon et du méchant. La construction d'un moi idéal est en rapport avec l'idéalisation du père ou de la mère. La vantardise peut aller de pair avec l'idéalisation d'autrui. Un enfant se valorise indirectement lorsqu'il met en valeur ses parents dont il raconte les exploits (« Mon papa est très fort ».).

Une seconde comparaison serait à faire avec les personnes âgées séniles. Ces dernières peuvent présenter, me semble-t-il, d'une part des monologues où s'insèrent des fabulations et des réminiscences, et, d'autre part, des délires et hallucinations.

Mon travail devrait également être prolongé par des études approfondies de la névrose, de l'autisme et de la perversion. Il faudrait également parler du champ de la psychosomatique.

Je n'ai pas exposé les travaux de Jean-Claude Maleval et de Jean-Louis Bonnat sur l'autisme. Il serait également utile d'exposer ceux d'Henri Rey-Flaud, car ses livres sur l'autisme, fort intéressants, me semblent peu connus.

J'ai mis de côté l'étude de la structure perverse. La perversion est un thème à la mode alors que l'on ne rencontre que rarement des sujets présentant une telle structure… à moins de considérer tous les enfants, « petits pervers polymorphes », comme structurés de façon perverse.

Nous avons peut-être, sans nous en rendre compte, croisé la question de la perversion lorsque nous avons évoqué une relation à autrui dans laquelle ce dernier est considéré comme un outil ou comme un obstacle. La tendance à l'emprise, au contrôle, jouerait ici un rôle important. C'est le cas chez les pervers narcissiques. La tentative de maîtrise de l'autre serait également présente dans les relations passionnelles.

Une étude de la perversion devrait tenir compte des dimensions familiale, sociale et culturelle impliquées dans cette affaire. L'enfant est pris dans un lien de séduction narcissique dont certains parents abusent. L'enfant vit sous la domination des plus grands et dans un monde organisé par des rapports de pouvoir. Le mal existe. L'enfant est tout à la fois exposé aux maux qui le

[1] DAYAN Maurice (1985 b), *Les relations au réel dans la psychose.* Paris, PUF, 1985.

touchent et aux effets du mal sur ses proches. Il est sensible à la façon dont ses parents réagissent aux malheurs et aux injustices.

La société des enfants est de plus soumise aux influences des industries du jouet et des médias qui l'exposent aux visions que des adultes ont des rapports sociaux (pornographie, jeux vidéo de combats, films d'horreur). Est-ce que les enfants d'aujourd'hui sont plus exposés à la violence que ceux de ma génération l'ont été ? Est-ce que la violence du monde des adultes leur pose moins de questions ? Je n'en suis pas convaincu. Je me souviens dans la maison de ma grand-mère du couteau « Le poilu » de mon grand-père (souvenir de la guerre de 14-18), des crucifix sur les murs (ainsi torturait-on certains hommes !), du lapin dépecé dans la cour. Les sculptures de la Vierge Marie étaient belles. Mais dans la chambre obscure, il y eut un soir la présence d'une lumière. Je me suis rendu compte peu après qu'il s'agissait de la statue fluorescente de la Vierge. J'étais dans cette maison située parmi les hommes, pris entre cruauté et culpabilité, avec d'un côté un animal et de l'autre un dieu, qui souffraient eux aussi.

J'ai mis de côté l'étude du caractère, comme structure psychique, et celle des aménagements caractériels dont parle Bergeret. Il y a un lien entre la formation du caractère, la nécessité de se distinguer d'autrui et le processus de personnalisation (Wallon). La formation du caractère entre deux et trois ans dépend en grande partie de la relation aux parents. Certains forgent inconsciemment le caractère de leur enfant pour en faire un enfant têtu, au caractère dur, qui disposera d'assez d'agressivité potentielle pour faire sa place dans les groupes sociaux. Ce qui peut poser des problèmes à l'école. À l'adolescence le problème de l'orientation des états limites vers des aménagements caractériels ou bien pervers est également important du point de vue de la socialisation et de la civilisation.

# POSTFACE D'ÉMILE JALLEY

**En guise de commentaires :**
Ce livre présente d'emblée un double intérêt.

Tout d'abord une très vaste culture théorique, aussi étendue en surface qu'en profondeur, en extension qu'en compréhension.

La bibliographie, impressionnante, comporte quelque 150 titres, ce qui est devenu rarissime pour un ouvrage de ce genre et sur un tel sujet.

Par ailleurs, cet ensemble de références est d'une variété surprenante et même peut-on dire d'une grande qualité synthétique.

Jacques Lacan par exemple s'y confronte à Jean Bergeret (1923-2016), le principal représentant de l'École de Lyon.

Je me souviens d'une époque où des lacaniens à l'université Paris-XIII recommandaient par principe d'éviter les ouvrages pourtant classiques d'un tel auteur. C'était pour eux comme l'eau et le feu. En ce qui me concerne, je les ai toujours enseignés conjointement.

On y trouve également Henri Wallon (1879-1962) et son principal disciple Philippe Malrieu (1912-2005), de même que son contemporain Jean Château (1908-1990), un psychologue de l'enfance plein de mérite même si aujourd'hui très oublié.

Lizée dans son texte se réfère à Lacan, mais pas tout — certaines de ses doctrines (par exemple sur la lettre de l'inconscient) lui semblant difficiles à utiliser pour son sujet.

Cette façon de procéder, utiliser une partie de Lacan en le complétant par des références d'allure hétérodoxe par rapport à son orthodoxie, est une manière acceptable de conserver-dépasser Lacan – ce qui est l'un des problèmes de l'école de psychologie clinique et pathologique française depuis plusieurs décennies.

L'autre intérêt du livre est l'évidence d'une pratique clinique prolongée et féconde dans le champ de la pédopsychiatrie de l'enfant. L'auteur y a exercé des fonctions de psychologue clinicien pendant plusieurs décennies, tout en prolongeant et en enrichissant par ailleurs cette pratique par des enseignements, dont celui intitulé « Éléments pour le diagnostic de structure ».

La pertinence d'une telle culture clinique se voit partout à travers le livre à propos des interventions et évaluations personnelles de l'auteur dans le cours même de l'exposé théorique des notions et doctrines.

Mais surtout dans la partie finale de l'ouvrage où l'auteur présente la synthèse de ses propres conceptions issues de l'expérience sur les psychoses infantiles, leurs mécanismes et symptômes et leur diagnostic.

L'auteur a probablement lu, mais surtout « sait » d'expérience – dont il cite nombre de cas – que par exemple :

Il existe des psychoses infantiles, ou à tout le moins des cas psychotiques, qu'il ne faut pas ranger d'emblée dans le fourre-tout contemporain de l'« autisme » (c'est ce que pense aussi un autre psychologue clinicien expérimenté nommé Maurice Villard 2020).

Il existe un régime normal du fonctionnement psychotique, limité à un noyau sectoriel compatible avec un régime d'adaptation supportable par le contexte social.

Idée défendue par Jean-Claude Maleval (2019), après Jacques-Alain Miller, mais déjà auparavant par Jean Bergeret (1974), et même d'une manière bien particulière par Wilfred Bion.

Idée qui semblerait par ailleurs d'un intérêt évident pour l'analyse du débordement de la « folie financière » (Gaël Giraud 2012, Économistes atterrés 2018, Jalley 2019.1), dans le cadre de la dérégulation mondiale depuis les années 1980.

Comme pour l'observation du comportement de certains personnels politiques dans l'espace public et la vie nationale.

Il existe un large secteur de fonctionnement psychotique du monde contemporain, thème qui rejoint d'une certaine manière une thématique ancienne (*Nef des fous* de Sébastien Brant et de Jérôme Bosch).

Il existe des délires non psychotiques, par exemple hystériques (toujours dans le même champ d'observation de la vie politique).

Un ouvrage récent de Castarède et Dock sur *Le nouveau malaise dans la civilisation* (2017, Jalley 2017) insistait plutôt sur le caractère narcissique et borderline de la société contemporaine.

Il ne faut pas s'attaquer de front par la contradiction directe à un délire, mais mieux vaut l'amener à douter.

Il faut toujours essayer d'associer le milieu familial à l'entretien avec l'enfant. Idée de Winnicott, mais qui n'était pas celle de Mélanie Klein.

Par ailleurs, le thème du livre ainsi que son développement côtoient tout au long — ce ne serait pas leur sujet de l'expliciter comme tel — un thème connexe qui s'avère d'une importance essentielle pour l'épistémologie générale, ainsi que pour la philosophie de la connaissance et de la culture. Il s'agit du thème formulé par le doublet « structure-histoire », et dont les jalons sont repérables chez des sources telles que Hegel, Marx, Freud, Wallon, Piaget, Lacan, Badiou.

Ce doublet « structure-histoire » (Parménide-Héraclite) représente ce qu'il y a lieu de formuler comme le « noyau rationnel de la dialectique » (Marx 1867), et qui offrirait le dénominateur commun de l'ensemble des formulations cognitives (qu'il s'agisse des discours courants, idéologiques, philosophiques et même scientifiques) depuis la culture antique jusqu'à nos jours.

Ce doublet fonctionne chez Freud — il appelle cela « constitution-expérience » (*Konstitution-Erfahrung*) — au niveau de sa célèbre « équation étiologique » (1905, 1915-1917), qui entre autres, met en rapport les diverses entités nosologiques avec des points de fixation et de régression aux phases du développement pulsionnel.

Il fonctionne chez Bergeret (1974) qui met en rapport ses structures originaires avec plusieurs espèces de destins événementiels, dans la variété des caractères normaux, dans le choix ultérieur entre les diverses espèces de névroses, de fonctionnements limites (pervers et caractériel) et enfin de psychoses.

Il fonctionne plus difficilement chez Lacan, adepte résolu en un sens du paradigme structuraliste, encore que Badiou perçoive la réalité de l'opposition entre structure et histoire dans l'opposition-corrélation lacanienne entre et algèbre et topologie (*Théorie du sujet* 1982, Jalley 2014).

Ce livre d'Alain Lizée n'est pas le seul à ouvrir des perspectives nouvelles sur la possibilité d'un élargissement de l'espace théorique nécessaire au-delà des conquêtes de la Pensée-Lacan et de ses prolongements bien repérés par l'auteur (Aulagnier, Kaufmann, Maleval, etc.).

Plusieurs auteurs attirent déjà l'attention à cet égard :

L'œuvre de **Jacques Robion** dégage la possibilité d'envisager une pluralité coordonnée des méthodes psychothérapiques en fonction du lieu particulier de l'espace psychique où décide de se situer le travail de l'opérateur : préconscient, inconscient normal, inconscient refoulé (2013, 2016, 2017, Jalley 2018).

Le livre de **Marie-France Castarède et Samuel Dock** (2017) déjà cité dit assez l'intérêt d'une analyse des faits sociaux à l'aide des grands concepts de la psychanalyse, étude pratiquement abandonnée depuis les titres célèbres à cet égard de Freud (1921, 1927, 1930).

Le nouveau manuel de *Psychologie clinique et psychopathologie* de **Thomas Rabeyron** (Colin 2018) donne des informations inédites et précieuses sur les tendances en cours les plus récentes en ce domaine, notamment dans un esprit soucieux de coordination avec les acquisitions valables en ce champ de la psychologie cognitive.

Est à signaler également l'œuvre de **Maurice Villard** (1995, 2017, 2018, 2020), psychologie clinicien expert, tout comme Alain Lizée, dans le registre de la pédopsychiatrie infantile et qui propose des critères diagnostiques très convaincants pour discerner les diverses catégories d'enfants très difficiles (débiles, autistes, psychotiques, pervers, caractériels).

Parmi les auteurs qui contribuent au renouveau éventuel et souhaitable d'une psychologie-psychanalyse française, il faut mentionner également le docteur **Marc Géraud**, psychanalyste et psychiatre au CHU de Bordeaux, qui se trouve être par ailleurs l'un des tout meilleurs germanistes français, et dont les nombreuses traductions de l'allemand (Richard Kroner, Sándor Radó, Congrès de Marienbad, Karl Bühler, Reimarus, Fichte, Elsa Köhler, Hegel, etc.) ont beaucoup contribué à maintenir les sciences du psychique françaises ouvertes à la culture germanique.

Ces auteurs et leurs travaux sont des messagers bienvenus dans une époque où la psychologie et la psychanalyse doutent d'elles-mêmes, ignorent qu'elles sont **des reines qui ont les yeux bandés**, à ne plus même se douter qu'elles représentent les fondements réels — le « Je pense donc ça pense » (*cogito ergo cogitatur*) — de l'encyclopédie des savoirs humains.

Le très beau travail d'Alain Lizée le situe dans la tradition de la prestigieuse école de la psychanalyse française, qui a été la première du monde pendant une cinquantaine d'années (1950-2000), comprenant une trentaine de psychanalystes de premier plan ayant œuvré principalement dans le domaine des états limites et des psychoses (Grunberger, Chasseguet-Smirgel, Pasche, Aulagnier, McDougall, Racamier, Pontalis, Roussillon, Green, Kaës, Rosolato), les approches médicales (Lebovici, Diatkine, Marty, David, Fain, De M'Uzan, Widlocher), le domaine de l'enfance, de l'adolescence et de la féminité (Braunschweig, Kestemberg), celui de la confrontation avec Lacan (Green, Laplanche, Rosolato, Viderman), celui de la psychologie clinique (Lagache, Favez-Boutonier, Anzieu, Dolto), celui des techniques projectives (Debray, Chabert).

L'important de nos jours pour la psychologie-psychanalyse française est de se dégager de la tyrannie de la soumission volontaire (La Boétie) à l'idéologie nord-américaine, dont la création monstrueuse du DSM entre autres (avec quelque 500 catégories disparates) abrutit la créativité continentale européenne.

Un collègue psychanalyste-psychiatre qui opère dans un CHU me dit que, bien que son esprit continue à fonctionner de façon freudo-lacanienne, il se trouve obligé de codifier chacun de ses actes par l'une des catégories précises du DSM, avant d'en transmettre le document à son supérieur bureaucrate non-médecin — installé dans un de ces « jobs à la con » (*bullshit jobs* de David Graeber) rémunérés à partir d'un certain niveau d'incompétence dans les quelque 10 000 euros par mois.

On n'en peut plus de pareilles tyrannies. On sait qu'elles ont été installées, notamment celle qui a détruit à peu près totalement le fonctionnement efficace normal de la Santé publique, par la fameuse RGPP

(Révision générale des politiques publiques), initiée à partir de 2007 sous la bannière du New Public Management, à l'époque de la présidence Sarkozy et dans le champ des ministères successifs de Roselyne Bachelot (Santé et Sports de 2007 à 2010, Cohésion sociale de 2010 à 2012), elle que l'on a entendu fanfaronner tous les jours pendant des semaines, en riant de ses grandes dents, dans les débats télévisés pour avoir opportunément sauvegardé le fameux stock des masques, qui depuis à un certain moment a tant fait défaut.

Lacan aura été une personnalité particulièrement puissante, un véritable Everest, non seulement le plus grand psychanalyste français et peut-être mondial depuis les années 1950, mais probablement aussi l'un des tout premiers philosophes français du XXe siècle. L'accord est loin d'être fait à ce sujet, aussi bien chez les philosophes que chez les « psychistes » (beaucoup de lacaniens ne supportent pas de s'entendre dire que Lacan ait pu être aussi un philosophe)

Dans des cas pareils, le problème a été toujours été de savoir, dans l'histoire des idées, comment par exemple Aristote a pu dépasser et conserver à la fois (*Aufheben*) Platon, Spinoza et Leibniz exister après Descartes, Fichte, Schelling et Hegel après Kant.

Ce problème « hégélien » est le même aujourd'hui, à l'égard de l'Everest-Lacan, mais il s'avère en même temps très ardu, bien que Lacan, disparu depuis bientôt 40 années, ait eu un certain nombre de disciples et de commentateurs de talent, ce qu'il n'est pas question de nier.

Il existe comme un blocage, une impasse dans la culture « psy ». La faute en est aux pouvoirs publics, beaucoup aux ennemis de la psychanalyse à l'Université, mais énormément aussi aux psychanalystes eux-mêmes.

Les auteurs dont nous venons de parler tout juste un peu plus haut peuvent aider à résoudre ce problème, dans une mesure certes modeste.

L'époque que nous vivons, marquée par une crise mondiale généralisée, d'ordre à la fois sanitaire, social, culturel, politique et économique, est pour la première fois une époque où se profile la perspective menaçante, à plus ou moins long terme, d'une fin de l'histoire pour l'espèce humaine. Tout le monde le sait, mais s'en désintéresse aussi d'une certaine manière par toutes sortes de « divertissement » (Pascal). Rien ne bouge vraiment, en dehors de l'habitude que prend chacun de faire soi-même le tri de ses ordures ménagères, ce qui en soi n'est tout de même pas un grand progrès de l'humanisme universel.

C'est une époque qui se développe en « boursouflant », comme le syndrome de Cotard, et qui se veut « sans mémoire » (Castarède-Dock 2017). Plus personne dans la jeune génération ne sait vraiment qui ont été Bachelard, Braque, Sartre, Léo Ferré.

L'« aliénation » (*Entfremdung*, *Entaüsserung*, Hegel, Marx) dans l'idéologie nord-américaine (l'économie néolibérale, le New Public Management, la philosophie analytique, la prévalence de la technoscience, le cognitivisme néobéhavioriste, le privilège de l'analyse sur la synthèse, etc.) n'aide pas à résoudre le problème, mais elle en a jusqu'à présent plutôt contrarié la solution.

Certes la déclinologie, le catastrophisme, surtout le discrédit croissant jeté sur les politiques (Jauvert 2018, 2020) n'ont pas très bonne presse et passent même pour des traits de vulgarité qui stigmatisent aux yeux des gens bien élevés la mentalité populaire (« vraiment tous des pourris »). L'insistance de l'« absurde », la massivité d'une « existence » sans solution disponible (Camus, Sartre) n'en est pas moins là.

La philosophie critique a beaucoup de travail sur la planche. Mais elle ne fait pas grand-chose. Nous n'avons plus de Bayle, de Montesquieu, de Voltaire, de Diderot, de D'Alembert, de D'Holbach, de Rousseau. Nous avons eu Sartre, Lacan. Nous avons, il est vrai, en France d'excellents économistes de l'école « hétérodoxe », de très bons sociologues (Piketty, Todd), peut-être les meilleurs du monde.

Après avoir fait beaucoup de compliments à Alain Lizée, je puis peut-être me permettre une critique. Son discours n'évoque qu'à peine Winnicott, et pas du tout Bion. Il est vrai que Winnicott était plutôt centré sur les structures intermédiaires que les psychoses.

Certes rien n'est parfait, et on ne peut pas tout faire, surtout sur un pareil sujet.

Il est possible, et c'est explicable, que ce soit l'Everest-Lacan qui bouche la perspective sur l'Annapurna-Bion.

Il reste que nous avons là, tel qu'il est, un très beau livre, et qui sera très utile.

Émile Jalley, Antony,
10 juillet 2020.

*Suite du commentaire d'Émile Jalley :*

On n'osera pas entreprendre de donner des conseils à l'auteur. Mais on peut penser que son livre déjà si riche serait encore plus séduisant, s'il se préoccupait de rassembler les principales indications sur les psychoses données par Freud et aussi Mélanie Klein.

Concernant Freud d'abord, et sans entrer dans les détails, mais pour simplement compléter ce qu'en dit l'auteur, on peut avancer que sa doctrine établie, à partir de 1905, découvre le champ de la psychose via les chemins suivants, dont la nature semble très différente :

La découverte de la projection paranoïaque, en rapport avec la problématique de l'homosexualité (Schreiber 1911).

Le fonctionnement du langage et de la pensée dans la schizophrénie (l'inconscient 1915).

Le fondement narcissique de la mélancolie (1919).

Le rejet de la réalité dans la psychose (1925). Ce dont parle l'auteur.

Par ailleurs, Freud esquisse également une doctrine des états intermédiaires à partir de deux voies :

**1. La notion de « perversion »** polymorphe chez l'enfant (1905).

Entendue en particulier aussi comme définie de façon limitative par l'homosexualité (1905).

Le mécanisme particulier de l'homophilie chez Léonard de Vinci (attachement vivace à l'objet maternel), 1910.

Les particularités du mécanisme différent de l'homosexualité féminine (article connu de 1920).

**2. La notion du fétichisme lié au mécanisme du clivage**[1] (Spaltung, 1927, 1938).

En ce qui concerne l'approche des trois névroses (Dora, Hans, Homme aux rats), on sait qu'elle est liée à l'étude du rêve (1900), de la psychopathologie de la vie quotidienne (1901), qu'elle envisage aussi un certain écart variable à la normale (1916-1917 : « tout homme sain est un névrosé en puissance »).

Concernant Mélanie Klein, on sait aussi que la définition de l'état normal du développement dans la conception de ses deux premiers stades (positions schizo-paranoïde et dépressive) mobilise la notion implicite des trois grandes psychoses.

Pour Bion également, la première étape de la psychogenèse se produit dans le registre « psychotique » : éléments alpha, objets bizarres, terreur sans nom (*nameless dread*).

Le registre psychotique intervient notamment aussi dans le fonctionnement primaire des groupes (leader paranoïaque, etc.).

Émile Jalley,
Antony, le 27 septembre 2020.

---

[1] La réflexion de Freud sur la question de l'homosexualité est complexe : celle-ci intervient dans les registres de la psychose (Schreber, 1911), des états intermédiaires (Vinci, 1910, avec un mécanisme différent pour la femme, 1920), et dans la psychogenèse normale (1905 ; Freud a parfois parlé d'un stade homosexuel articulé au narcissisme primaire). Mais on ne peut pas insister davantage ici sur cette question.

# Bibliographie


ALLOUCH Jean. *Marguerite ou l'Aimée de Lacan.* EPEL, 1994.

ANDREAS-SALOME Lou. *Mein Dank an Freud. Offener Brief an Professor Sigmund Freud,* zu seinem 75. Geburtstag. 1931. — Citation relevée par Jean-Pierre Lehmann et publiée dans : *Che quoi ? Revue de psychanalyse,* n° 17, Paris, éditions L'Harmattan, 2002.

ANZIEU Didier. *Le moi peau.* Paris, Dunod, 1985.

ANZIEU Didier. *Le double interdit du toucher.* In : *Nouvelle revue de psychanalyse.* n° 29, Paris, Gallimard, 1984.

ANZIEU Didier. *Le Groupe et l'Inconscient. L'imaginaire groupal.* Paris, Dunod/Bordas, 1984.

ANZIEU Didier *et al., Les enveloppes psychiques.* Paris, Bordas, Dunod, 1987.

ARRIVE Michel. *Le linguiste et l'inconscient.* Paris, PUF, 2008.

AULAGNIER Piera. *La violence de l'interprétation.* Paris, PUF, 1975.

BAUBION-BROYE Alain, DUPUY Raymond, PRÊTEUR Yves. *Penser la socialisation en psychologie. Actualité de l'œuvre de Philippe Malrieu.* Toulouse, éditions Érès, 2013.

BERCHERIE Paul. *Névrose et psychose. Les structures cliniques fondamentales.* In Press, 2018

BERGERET Jean et al. (2012). *Psychologie pathologique. Théorie et clinique.* Paris, Elsevier Masson, onzième édition en 2012.

BERGERET Jean. (2013). *La personnalité normale et pathologique. Les structures mentales, le caractère, les symptômes.* Paris, Dunod, 2013.

BIDARD Mathieu. *Cours aux internes en psychiatrie : Éléments de base sur les diagnostics de structure.* Posté par Mathieu Bidard le 6 mars 2017 sur son Blog à l'adresse http://mathieubidard.unblog.fr/

BINSWANGER Ludwig (1960). *Manie et mélancolie.* Paris, PUF, 1987.

BOUHSIRA Jacques, DANON-BOILEAU Laurent *et al. Nosographie psychanalytique.* Paris, PUF, 2011.

BRAUNSTEIN Nestor (1992). *La jouissance. Un concept lacanien.* Paris, Point hors ligne, 1992. Chap. Déchiffrage de la jouissance.

BRAUNSTEIN Nestor. (2016) *Structures cliniques ou positions subjectives.* (Congrès de Paris de l'association Analyse freudienne) : http://www.analysefreudienne.net/blog/nestor-braunstein-structures-cliniques-ou-positions-subjectives/

BRIGAUDIOT Mireille et DANON-BOILEAU Laurent (2002). *La naissance du langage dans les deux premières années.* Paris, PUF, 2009. Première partie, chap. 4.

BRUNER Jérôme. *Comment les enfants apprennent à parler ?* Paris, Retz, 1987, Chap. 4.
CASSANAS Jean. *Cadre et transfert.* In : ORTIGUES, Marie-Cécile, ORTIGUES Edmond *et al.* (1999) *Que cherche l'enfant dans les psychothérapies ?* Ramonville Saint-Agne, Érès, 2002.
CASSOU-NOGUES Pierre. *Métaphysique d'un bord de mer.* Paris, éditions du Cerf, 2016.
CASTETS Bruno. *L'enfant fou.* Paris, Fleurus, 1969.
CASTORIADIS Cornelius. *L'institution imaginaire de la société.* Paris, Le Seuil, pp. 416-418.
CHAGNON Jean-Yves, DURAND Marie-Laure, HURVY Caroline. *La névrose chez l'enfant. Approche clinique et projective.* Paris, Dunod, 2015.
CHAPEROT Christophe (1998). « Le diagnostic différentiel névrose-psychose d'un point de vue structural : essais de formalisation ». In : *L'évolution psychiatrique*, 63, 4, 1998, pp. 559-560.
CHAPEROT Christophe (2003). *Structuralisme, clinique structurale, diagnostic différentiel névrose-psychose.* Paris, éditions L'Harmattan, 2003.
CHÂTEAU Jean (1965). *L'enfant et ses conquêtes.* Paris, Vrin, 1976.
CHÂTEAU Jean (1972). *Les sources de l'imaginaire.* Paris, éditions universitaires, 1972.
CHÂTEAU Jean (1976). *Psychologie des attitudes intellectuelles.* Paris, Vrin, 1976.
CICCONE Albert. In : ROUSSILLON René *et al. Manuel de psychologie et de psychopathologie clinique générale.* Paris, Elsevier Masson, 2007, chapitre XVI, « Approche psychopathologie des processus développementaux. Le modèle des "positions psychiques" ».
CLERGET Joël. *L'enfant et l'écriture.* Érès, 2002
CLÉRO Jean-Pierre. *Théorie de la perception. De l'espace à l'émotion.* Paris, PUF, 2000.
CLÉRO Jean-Pierre. *Dictionnaire Lacan.* Ellipses, 2008.
COCTEAU Jean. *Orphée.* Paris, éd. Stock, 1986, p. 72.
CORDIE Anny. *Un enfant psychotique.* Paris, Seuil, 1993.
CUVILLIER Armand. *Nouveau vocabulaire philosophique.* Paris, Armand Colin, 1965, dixième édition.
DAYAN Maurice (1985 a). *Inconscient et réalité.* Paris, PUF, 1985.
DAYAN Maurice (1985 b). *Les relations au réel dans la psychose.* Paris, PUF, 1985.
DANON – BOILEAU Laurent. *Voir l'autisme autrement.* Paris, Odile Jacob, 2012, chapitre VIII.
DANON – BOILEAU Laurent. *Le non-moi. Entre stupeur et symptôme.* Paris, Gallimard, 2017.
DECHERF Gérard, KNERA Laurence et DARCHIS Élisabeth. *Souffrances dans la famille. Thérapie familiale psychanalytique d'aujourd'hui.* Paris, In Press, 2003.
DELION Pierre. *L'enfant autiste, le bébé et la sémiotique.* Paris, PUF, 2000, coll. Le fil rouge.
DELIGNY Fernand. *« a comme asile » suivi de « Nous et l'innocent ».* Paris, Dunod, 1999.
DELTOMBE Hélène. *Lorsque l'enfant questionne.* Paris, Michèle, 2013. Chap. 16.
DE MIJOLLA Alain et al., *Dictionnaire international de la psychanalyse.* Calmann-Lévy, 2002.

DE MIJOLLA-MELLOR Sophie. *Penser la psychose. Une lecture de l'œuvre de Piera Aulagnier.* Paris, Dunod, 1998.

DESCOLA Philippe. L'écologie *des autres. L'anthropologie et la question de la nature.* Versailles, Éditions Quae, 2011.

DIATKINE René. « Les psychoses infantiles, en dehors de l'autisme infantile précoce ». In : DIATKINE (René), LEBOVICI (Serge) et SOULÉ (Michel). *Nouveau traité de psychiatrie de l'enfant et de l'adolescent.* Paris, PUF, 1999.

DOLTO Françoise. *Le cas Dominique.* Paris, Le Seuil, 1974.

DOLTO Françoise. *L'image inconsciente du corps.* Paris, Le Seuil, 1984.

DOLTO Françoise et NASIO Juan David. *L'enfant du miroir.* Paris, Rivages, 1987

DOLTO Françoise. *La difficulté de vivre.* éd. Vertiges du Nord/Carrere, coll. Le livre de Poche, 1986, chapitre « Les droits de l'enfant ».

DOR Joël. *Introduction à la lecture de Lacan, tome I.* Paris, Denoël, 1985.

DUPONT Sébastien. *Seul parmi les autres. Le sentiment de solitude chez l'enfant et l'adolescent.* Toulouse, Érès, 2010.

EIGUER A., CICCONE A., KAES R. *et al.*, *Le générationnel. Approche en thérapie familiale psychanalytique.* Paris, Dunod, 1997.

EIGUER Alberto, GRANJON Evelyn, LONCAN Anne. *La part des ancêtres.* Paris, Dunod, 2006.

EIGUER Alberto. *L'inconscient de la maison.* Paris, Dunod, 2013.

EIGUER Alberto. *Une maison natale.* Paris, Dunod, 2016.

EIGUER Alberto. *Les pervers narcissiques.* Paris, PUF, 2017, coll. « Que sais-je ? ».

ESTELLON Vincent. *Les états limites.* Paris, PUF, 2019, coll. « Que sais-je ? », cinquième édition mise à jour.

FREUD Sigmund (1900, renouvelée en 1929). *L'interprétation des rêves.* PUF, 1967.

FREUD Sigmund. *Cinq psychanalyses.* Paris, PUF, 1984, 12e éd.

FREUD Sigmund. *Pour introduire le narcissisme.* In : *La vie sexuelle.* Paris, PUF, 1969.

FREUD Sigmund. *Névrose, psychose et perversion.* Paris, PUF, 2010.

FREUD Sigmund. *L'inquiétante étrangeté et autres essais,* Paris, Gallimard, 1988.

FREUD Sigmund (1926). *Inhibition, symptôme et angoisse,* Paris, PUF, 2016.

FREUD Sigmund (1916-1917). *Conférences d'introduction à la psychanalyse.* Paris, Gallimard, 1999.

FREUD Sigmund (1933). *Nouvelles conférences d'introduction à la psychanalyse.* Paris, Gallimard, 1984.

FREUD Sigmund (1938). *Abrégé de psychanalyse.* Paris, PUF, pp. 82-83.

GOLSE Bernard. *Le développement affectif et intellectuel de l'enfant.* Paris, 1992, p.127.

GUILLEREAU Gérard. *Les deux corps du moi. Schéma corporel et image du corps en psychanalyse.* Paris, Gallimard, 1996.

GUILLEREAU Gérard. *Le miroir et la psyché. Dolto, Lacan et le stade du miroir.* Paris, Gallimard, 2003.

HADDAD Antonietta et HADDAD Gérard. *Freud en Italie. Psychanalyse du voyage.* Paris, Albin Michel/Hachette Littératures, 1995.

HALMOS Claude. *Grandir. Les étapes de la construction de l'enfant. Le rôle des parents.* Paris, Fayard, Le Livre de Poche, 2009

HERZFELD Chris. *Petite histoire des grands singes.* Paris, éditions du Seuil, 2012, coll. Science ouverte.

HORNEY Karen (1937). *La personnalité névrotique de notre* temps. Paris, L'Arche, 1953.

HORNEY Karen (1942). *L'auto-analyse.* Paris, Stock, 1978.

HORNEY Karen (1945). *Nos conflits intérieurs.* Paris, L'Arche, 1955.

JALLEY Émile (1981). *Wallon, lecteur de Freud et de Piaget.* Paris, Éditions sociales, 1981.

JALLEY Émile (1990) et MAURY Liliane. In : WALLON Henri *Psychologie et dialectique : la spirale et le miroir textes de 1926 à 1961 choisis et présentés par Émile Jalley et Liliane Maury.* Messidor-Éditions sociales, 1990.

JALLEY Émile (1998). *Freud, Wallon, Lacan. L'enfant au miroir.* Paris, EPEL, 1998.

JALLEY Émile (2006 a). *Wallon et Piaget. Pour une critique de la psychologie contemporaine.* Paris, éditions L'Harmattan, 2006.

JALLEY Émile (2006 b). *La psychanalyse et la psychologie aujourd'hui en France.* Paris, librairie Vuibert, 2006

JALLEY Émile (2008). *La guerre de la psychanalyse. Tome deux. Le front européen.* Paris, éditions L'Harmattan, 2008

JALLEY Émile (2013). *La crise de la philosophie en France au XXI$^{e}$ siècle. D'Héraclite et Parménide à Lacan.* Paris, éditions L'Harmattan, 2013.

JEANNEAU Augustin. *Les délires non psychotiques.* Paris, PUF, 1990.

JULIEN Philippe. *L'étrange jouissance du prochain.* Paris, Seuil, 1995.

JULIEN Philippe (2000). *Psychose, perversion, névrose. La lecture de Jacques Lacan.* Ramonville Saint-Agne, Érès, 2005.

JUNG Carl Gustav. *Ma vie, souvenirs, rêves et pensées.* Paris, Gallimard, 2013

KAES René. *Le Groupe et le Sujet du groupe.* Paris, Dunod, 1993.

KAES René. *Le complexe fraternel.* Paris, Dunod, 2008.

KAES René. *Les alliances inconscientes.* Paris, Dunod, 2009.

KAES René. *Transmission de la vie psychique entre générations.* Paris, Dunod, 2013

KAES René. *L'idéologie. L'idéal, l'idée, l'idole.* Paris, Dunod, 2016.

KAUFMANN Pierre (1967). *L'expérience émotionnelle de l'espace.* Paris, Vrin, 1987.

KLEIN Mélanie. *Essais de psychanalyse.* Paris, Payot, 1989, chapitre « L'importance de la formation du symbole dans le développement du moi ».

KLEIN Mélanie et coll. *Développements de la psychanalyse.* Paris, PUF, 1995, 7$^{e}$ éd., chapitre « En observant le comportement des nourrissons » écrit par KLEIN Mélanie.

KÖHLER Elsa. *La personnalité de l'enfant de trois ans. Annette.* Paris, éditions L'Harmattan, 2016.

LACAN Jacques (1932). *De la psychose paranoïaque dans ses rapports avec la personnalité.* PUF, 1932

LACAN Jacques (1953). *Le mythe individuel du névrosé ou Poésie et vérité dans la névrose.* Paris, Le Seuil, 2007.

LACAN Jacques (1953-1954). *Le séminaire, Livre I, Les écrits techniques de Freud.* Paris, Le Seuil, 1975.

LACAN Jacques (1954-1955). *Le séminaire, Livre II, Le moi dans la théorie de Freud et dans la technique de la psychanalyse.* Paris, Seuil, 1978.

LACAN Jacques (1955-1956). *Le séminaire Livre III Les psychoses.* Paris, Le Seuil, 1981.

LACAN Jacques (1957-1958). *Le séminaire, Livre V, Les formations de l'inconscient.* Paris, Seuil, 1998, p. 294.
LACAN Jacques (1958-1959). *Le séminaire, Livre VI, Le désir et ses interprétations.* Paris, Édition de la Martinière, Le champ freudien, 2013.
LACAN Jacques (1959-1960). *Le Séminaire. Livre VII. L'éthique de la psychanalyse.* Paris, Le Seuil, 1986.
LACAN Jacques (1960-1961). *Le séminaire. Livre VIII. Le transfert.* Paris, Le Seuil.
LACAN Jacques (1962-1963). *Le séminaire, Livre X, L'angoisse.* Paris, Le Seuil, 2004, séance du 19 décembre.
LACAN Jacques. *Écrits.* Paris, Le Seuil, 1966.
LACAN Jacques (1969). *Notes sur l'enfant.* In : *Autres écrits.* Paris, Le Seuil, 2001.
LACAN Jacques. *Télévision.* Paris, Le Seuil, 1973.
LACAN Jacques. « Préface ». In : LEMAIRE Anika, *Jacques Lacan.* Bruxelles, éd. Pierre Mardaga, 1977.
LAGACHE Daniel. *Agressivité, Structure de la personnalité et autres travaux. Œuvres, Tome IV.* Paris, PUF, 1982, chapitre « La psychanalyse et la structure de la personnalité ».
LAMBOTTE Marie-Claude. *Esthétique de la mélancolie.* Paris, Aubier, 1999.
LAMBOTTE Marie-Claude (1993 a). *Le discours mélancolique. De la phénoménologie à la métapsychologie.* Paris, Anthropos, 1993.
LAMBOTTE Marie-Claude (1993 b). « Miroir (Stade du) » In : KAUFMANN Pierre *et al.*, *L'apport freudien. Éléments pour une encyclopédie de la psychanalyse. Paris,* Bordas, 1993.
LAPLANCHE Jean. *Problématiques IV. L'inconscient et le ça.* Paris, PUF, 1981.
LE BRETON David. *La saveur du monde. Une anthropologie des sens.* Paris, Métailié, 2006, chap. 2, pp. 74-83
LECLERC-RAZAVET Élisabeth. *L'inconscient sort de la bouche des enfants.* Nantes, éditions nouvelles Cécile Defaut, 2013.
LEFORT Rosine et LEFORT Robert. *Les structures de la psychose. L'enfant au loup et le Président.* Paris, Le Seuil, 1988.
LE GAUFEY Guy. *Le lasso spéculaire.* Paris, EPEL, 1997.
LESTEL Dominique. *Paroles de singes : l'impossible dialogue homme-primate.* Éditions La Découverte, 1995, coll. Textes à l'appui.
LESTEL Dominique. *L'animal singulier.* Paris, Seuil, 2004.
LEVERRIER Michel. *L'impossible de l'accès à la parole. Quatre histoires cliniques : autisme, mutisme psychotique, dépression infantile et deuil chez l'enfant.* Ramonville Saint-Agne, Érès, 2004.
LEVINE Jacques et coll., « Dessin, liens de filiation et accompagnement de soi par soi ». In : ANZIEU Annie et al., *Le dessin de l'enfant. De l'approche génétique à l'interprétation clinique.* France, La pensée sauvage, 1996.
LEVY Alexandre. « De la pensée et du délire : articulation entre signifiant et jouissance ». In : SAVINAUD Claude *et al.*, *Fondation subjective de la pensée*, Paris, éditions L'Harmattan, 2004.
MALEVAL Jean-Claude (1981). *Folies hystériques et Psychoses dissociatives.* Payot, Paris, 1981.
MALEVAL Jean-Claude (1997). *Logique du délire.* Masson, Paris, 1997.
MALEVAL Jean-Claude (2000). *La forclusion du Nom-du-Père. Le concept et sa clinique.* Seuil, Paris, 2000.
MALEVAL Jean-Claude (2009). *L'autiste et sa voix.* Paris, Le Seuil, 2009.

MALEVAL Jean-Claude (2019). *Repères pour la psychose ordinaire.* Paris, Navarin, 2019.

MALHER Margaret (1968). *Psychose infantile.* Paris, éditions Payot, 1973.

MALRIEU Philippe (1953). *Les origines de la conscience du temps. Les attitudes temporelles de l'enfant.* Paris, PUF, 1953.

MALRIEU Phjlippe. *La construction des imaginaires.* Paris, éditions L'Harmattan, 2000.

MALRIEU Philippe. *La construction du sens dans les dires autobiographiques.* Ramonville Saint-Agne, éditions Érès, 2003.

MARTIN-LAVAUD Virginie. *Le monstre dans la vie psychique de l'enfant.* Toulouse, Érès, 2009. (Kévin est un enfant de structure psychotique. Cf. p. 66)

MARTIN – MATTERA Patrick (2002). « Temps et réalité psychique ». In : MORILLE Auguste et MARTIN — MATTERA Patrick, *Fondation subjective du temps.* Paris, éditions L'Harmattan, 2002

MARTIN – MATTERA Patrick (2005). *Théorie et clinique de la création.* Paris, Economica, 2005.

MARTIN-MATTERA Patrick (2007). « De l'inscription à l'écriture : parole maternelle et discours paternel ». In : *Du scribe au poète. L'expérience clinique et l'écriture. Cahiers de l'IPSA.* N° 23. Paris, éditions L'Harmattan, 2007, pp. 95-103.

MELTZER Donald. *Explorations dans le monde de l'autisme.* Payot, 2002.

MILLER Dominique et MILLER Gérard. *Psychanalyse 6 heures ¼.* Paris, Le Seuil, 1991.

MILLER Lisa, RUSTIN Margaret et Michael, SHUTTLEWORTH Judy. *L'observation attentive des bébés.* Éditions du Hublot, 1997.

MISES René et MONIOT M. « Les psychoses de l'enfant ». In : *Encyclopédie médico-chirurgicale.* Paris, 1970, Psychiatrie, 37299 M 10, M. 20, M. 30.

MISES René. *Cinq études de psychopathologie de l'enfant.* Privat, 1981.

MISES Roger. *Les pathologies limites de l'enfance.* Paris, PUF, 1990, coll. Le fil rouge.

MISES Roger, BOTBOL Michel, BURSZTEJN Claude, GOLSE Bernard, PORTELLI Christian et al., *Classification française des troubles mentaux de l'enfant et de l'adolescent. R-2020. Classification psychopathologique et développementale.* Rennes, Presses de l'École des Hautes Études en Santé publique, 2020, 6e édition revue et corrigée.

MORGENSTERN Aliyah (2006). *Un JE en construction.* Paris, Ophrys, 2006.

MORGENSTERN Aliyah (2009). *L'enfant dans la langue.* Paris, Presses Sorbonne nouvelle, 2009.

MUCCHIELLI Roger. *Le jeu du monde et le test du village imaginaire : les mécanismes de l'expression dans les techniques dites projectives.* Paris, PUF, 1960.

ORTIGUES Marie-Cécile et ORTIGUES Edmond. *Comment se décide une psychothérapie d'enfant ?* Heures de France, 2005, Troisième édition revue et augmentée.

OTERO Mariana et BRÉMOND Marie. *À ciel ouvert, entretiens. Le Courtil, l'invention au quotidien.* Paris, Buddy Movies, 2013.

PANKOW Gisela. *Structure familiale et psychose.* Paris, Aubier Montaigne, 1977, pp. 8-9.

PIAGET Jean (1945). *La formation du symbole chez l'enfant.* Neuchâtel Paris, Delachaux et Niestlé, 1976, p. 137

QUENTEL Jean-Claude (1993). *L'enfant. Problèmes de genèse et d'histoire. Bruxelles,* De Boeck, 1997.

RABEYRON Thomas. *Psychologie clinique et psychopathologie.* Malakoff, 2018, éd. Armand Colin.

RACAMIER Paul-Claude (1995). *L'inceste et l'incestuel.* Paris, Dunod, 2010.

RESNIK, Salomon. *Biographie de l'Inconscient.* Paris, Dunod, 2006.

REY-FLAUD Henri (2008). *L'enfant qui s'est arrêté au seuil du langage. Comprendre l'autisme.* Flammarion, 2010, coll. Champs essais.

REY-FLAUD Henri (2010). *Les enfants de l'indicible peur. Nouveau regard sur l'autisme.* Paris, Aubier Flammarion, 2010.

REY-FLAUD Henri (2014). *Je ne comprends pas de quoi vous me parlez. Pourquoi refusons-nous parfois de reconnaître la réalité ?* Paris, Aubier Flammarion, 2014.

ROUBY Alain (2002). *Éduquer et soigner l'enfant psychotique.* Paris, Dunod, édition 2007.

ROUDINESCO Élisabeth. « Féminité et différence des sexes en psychanalyse ». In : BIRNBAUM Jean et al., *Femmes, hommes : quelle différence ?* Rennes, PUR, 2008, p. 41.

RUFFIOT André (1980). « Fonction mythopoïétique de la famille. Mythe, fantasme, délire et leur genèse ». In : *Dialogue*, 70 : 3-19.

RUFFIOT André (1985). « De la pensée opératoire au mythe familial ». In : *Dialogue*, 88, 79-83.

SAINT GIRONS Baldine. *L'acte esthétique.* Paris, Klincksieck, 2008.

SAINT GIRONS Baldine. « Pour une théorie de l'"ornance" : les leçons de l'art mural ». In : LAROQUE Didier et SAINT GIRONS Baldine. *Paysage et ornement.* Éd. Verdier, 2005

SAINT GIRONS Baldine et BOURRET Éric. *Dans la gueule de l'espace.* Marseille, Arnaud Bizalion éditeur, 2015.

SARTRE Jean-Paul. *La nausée.* Paris, Gallimard, 1938, pp. 180-192.

SCHOPENHAUER Arthur. *Le monde comme volonté et comme représentation.* Paris, 1992.

SIERRA RUBIO Miguel, *Les structures cliniques. Fondements et perspectives d'une doctrine lacanienne.* Rennes, Presses universitaires de Rennes, 2019, Première partie.

SOLER Colette. *L'inconscient à ciel ouvert de la psychose.* Toulouse, Presses universitaires du Mirail, 2008.

TAP Pierre. *La société pygmalion ? Intégration sociale et réalisation de la personne.* Paris, Dunod, 1988.

TISSERON Serge et al., *Le psychisme à l'épreuve des générations. Clinique du fantôme.* Paris, Dunod, 1998.

TORT Michel. *La fin du dogme paternel.* Paris, Flammarion Aubier, 2005

TRAN-THONG. *Stades et concept de stade de développement de l'enfant dans la psychologie contemporaine.* Paris, Vrin, 1967, Deuxième partie.

TRICHET Yohan. *L'entrée dans la psychose. Approches psychopathologiques, clinique et (auto)traitements.* Rennes, Presses universitaires de Rennes, 2011.

UEXKULL Jakob Von. *Milieu animal et milieu humain.* Bibliothèque Rivage, 2010.

VASSE Denis. *L'Ombilic et la Voix. Deux enfants en analyse.* Paris, éditions du Seuil, 1974.

VILLARD Maurice. *Psychothérapie en institution. Les « débiles » aussi ont une histoire.* Marseille, éditions Hommes et perspectives, 1995.

VILLARD Maurice. *Entre Méduse et Narcisse. Regard, psychose, institution.* Saint-Denis, Edilivre, 2017.

WALLON Henri (1925). *L'enfant turbulent.* Paris, PUF, 1984.

WALLON Henri (1934). *Les origines du caractère chez l'enfant.* Paris, PUF, 1973.

WALLON Henri (1938). *La vie mentale,* Paris, éditions sociales, 1982.

WALLON Henri (1942). *De l'acte à la pensée.* Paris, Flammarion.

WALLON Henri (1945). *Les origines de la pensée chez l'enfant,* Paris, PUF, 1975.

WALLON Henri (1946). *Le rôle de « l'autre » dans la conscience du « moi ».* In : *Enfance,* numéro spécial de la revue, 1985.

WALLON Henri (1956). *Niveaux et fluctuations du moi.* In : *Enfance,* numéro spécial de la revue, 1985.

WINNICOTT Donald Woods (1971). *Jeu et réalité. L'espace potentiel.* Paris, Gallimard, 1975.

WINNICOTT Donald Woods. *La crainte de l'effondrement et autres situations cliniques.* Paris, Gallimard, 2000, Chapitre « La crainte de l'effondrement ».

WOLFSON Louis. *Le Schizo et les langues.* Paris, Gallimard, 1970.

ZAZZO René (1975). *Psychologie et marxisme. La vie et l'œuvre d'Henri Wallon.* Denoël Gonthier, 1975.

ZAZZO René (1993). *Reflets de miroir et autres doubles.* Paris, PUF, 1993.

# TABLE DES MATIÈRES

REMERCIEMENTS .......... 7

SOMMAIRE .......... 9

INTRODUCTION .......... 11

1) À l'origine de ce livre .......... 11
2) Les questions auxquelles nous avons essayé de répondre .......... 12
3) À quoi sert le diagnostic de structure ? .......... 13
4) Plan de l'ouvrage .......... 15
5) Remarque liminaire .......... 18

**PREMIÈRE PARTIE**
**Structure et psychose. Les différentes structures de la personnalité .......... 19**

**I) INTRODUCTION.**
**De quoi veut-on parler lorsqu'on utilise le mot « structure » ? .......... 21**

A) L'usage du terme « structure » en psychopathologie .......... 21
1) Ma personnalité divisée vue comme un tout .......... 21
2) Le cristal de la structure et ses lignes de faille .......... 22
3) Les structures distinguées .......... 25
4) Caractéristiques de la structure clinique selon le discours lacanien .......... 26
5) Parler de la genèse .......... 27
6) Parler de la personnalité .......... 28
7) L'orientation du fonctionnement psychique. Une question de dedans et de dehors .......... 29
8) Permanence et changement. Les psychoses posent la question de la construction et du maintien d'une structure .......... 30
B) Quels sont les structures subjectives et les types cliniques qui existent ? .......... 32
1) La structure névrotique et ses types cliniques .......... 32
2) La structure psychotique, ses types cliniques. La mélancolie comme névrose narcissique. Les psychoses infantiles .......... 32
3) Le problème des états limites .......... 33
4) La structure perverse .......... 35
5) Le caractère comme structure et la pathologie dite « du caractère » .......... 35
6) L'autisme infantile et les troubles du spectre autistique .......... 37

**II) Structure de la maladie et structure de la personnalité.**
**La psychose ordinaire comme mode de fonctionnement subjectif .......... 39**

**III) Positions subjectives .......... 41**

**IV) Mythes, histoire et développement .......... 45**

DEUXIÈME PARTIE
**Structures symboliques et structuration du Je et du Monde ........................................ 47**

**I) Les structures de la culture, de la société et de la famille…
et les complexes d'Œdipe et de castration .............................................................. 49**

A) Introduction ............................................................................................................ 49
B) Certaines paroles prononcées par les parents se trouvent
dans les fondations de l'histoire du sujet ................................................................... 50
C) Mythes et fantasmes, au fondement de notre histoire ........................................... 53
D) La structuration inconsciente fondant les échanges sociaux .................................. 55
E) La structure de l'inconscient et celle du langage,
dans le cas de la névrose et dans celui de la psychose ............................................... 55
F) La famille, le complexe d'Œdipe et le phallus ........................................................ 57

**II) La structuration du Je et du Monde ..................................................................... 61**

A) Introduction ............................................................................................................ 61
1) La structure de la personnalité, l'image inconsciente du corps
et la représentation de soi ........................................................................................... 61
2) La structure du Monde et sa représentation. Le monde comme structure défensive .... 69
a) Penser le Monde ...................................................................................................... 69
b) Habiter le monde ..................................................................................................... 71
3) Conclusion de l'introduction : la structuration du Moi, du Monde et d'Autrui ........... 74
B) La stratification de l'expérience vécue et les niveaux de construction de la réalité .......... 74
1) Mondes et niveaux de l'expérience vécue : sensations, perceptions, représentations... 74
2) L'inscription de l'expérience vécue et son expression. La métaphore de l'écriture ..... 76
3) Niveaux de fonctionnement de la pensée et de l'expression. .................................... 77
a) Sensations, perceptions, images mentales, communication par signes ................... 77
b) La personnalisation de la communication et la prise de parole ............................... 78
c) Le jeu avec la langue (déconnexion du mot et de la chose.
Usage de la métaphore). Et la mise en sens du vécu et de l'histoire ........................... 78
4) Les étapes permettant de construire la réalité symbolisée d'un monde commun ......... 79
a) Le moi-monde. Moi-plaisir :
incorporer le bon sein et exister dans les yeux de sa mère ......................................... 79
b) Un monde d'objets, jugés bons ou mauvais, attirants ou repoussants. L'intérieur
du moi correspond à la réalité psychique, et l'extérieur à la réalité effective ............ 80
c) La réalité commune symbolisée.
Les différences des sexes et des générations sont reconnues ...................................... 82
5) Différences de jouissance et d'angoisse selon les niveaux de fonctionnement
psychique. L'angoisse de chute et la marche .............................................................. 84
C) La structure du moi, comparée à une maison. Les mécanismes de défense structurant
le dedans et le dehors : le rejet, le déni et le clivage, le refoulement originaire ........ 87
1) Être dans ou en dehors de la réalité ......................................................................... 87
2) Se construire un abri dans le monde. La maison dans la baie, face à la mer ............ 87
3) Le corps de la mère, le corps du groupe familial, la maison et notre corps ............... 90
4) Les défenses contre un danger qui vient de l'intérieur ou bien de l'extérieur ............ 92
5) Le déni, le démenti, le désaveu ................................................................................ 93
6) L'importance du phallus, du démenti et du refoulement dans la structure
qui fonde la représentation du monde ......................................................................... 94
7) Les mécanismes de défense ...................................................................................... 95
D) La déstructuration, quand elle menace et quand elle se produit ............................. 96
1) Le nouage du réel, du symbolique et de l'imaginaire comme condition
de la consistance et de la saveur du monde et de l'existence ...................................... 96

a) La structure comme nouage du réel, du symbolique et de l'imaginaire ................ 96
b) L'effacement de la saveur du monde et de l'attrait sexuel des corps ..................... 98
c) Le jeu du désir doit animer la structure de la réalité................................................ 98
d) Lorsque c'est la jouissance et non le désir qui donne vie au monde ...................... 99
2) L'angoisse n'est pas la même selon le niveau de structuration du Je et du Monde.... 100
3) Les expériences fondamentales de l'angoisse ........................................................... 103
a) Le monde de la cavité primitive. L'espace oral. Et les figures du vide et du trou 103
b) L'espace de la Chose ................................................................................................ 104

**III) Le rapport à autrui et à soi-même ................................................................ 109**

A) Le monde, le moi, l'autre et les autres ......................................................................... 109
B) La communication. Le rapport à autrui et à soi-même. La reconnaissance mutuelle....... 113
1) L'évolution de la communication, fonction des mutations du rapport à autrui .......... 113
a) La communication verbale, la communication non verbale
et la communication personnalisée............................................................................. 113
b) Les signes inconscients à l'œuvre dans la présentation de soi ............................ 114
c) Texte de Pierre Kaufmann........................................................................................ 115
2) Communication et tromperie......................................................................................... 116
3) Un enjeu : la reconnaissance de soi............................................................................ 117
a) Parler entre Hommes............................................................................................... 117
b) Parler aux animaux ................................................................................................. 118
4) L'individuation et l'affirmation de soi, notamment par l'assomption
de sa propre parole. La phase d'opposition et la crise du personnalisme. Le Je ............ 119
C) La constitution du moi, de l'Autre et de l'Alter Ego selon Henri Wallon........................ 121
D) Le sujet, le moi, le petit autre et le grand Autre, selon Jacques Lacan.......................... 132
1) La constitution du petit autre, le semblable et le prochain, selon Jacques Lacan ....... 132
2) La constitution du sujet et de l'Autre, selon Jacques Lacan de 1958 à 1962............. 133

**IV) Le moi et le chaos des sensations dans l'autisme ................................................ 139**

A) La constitution de l'Autre, du moi et du sujet, et l'appel…
en défaut dans un cas d'autisme. Le cas de Dick ........................................................... 139
B) D'étranges façons de regarder et d'entendre................................................................. 142
C) Sensation et perception................................................................................................. 143
1) De l'excitation sensorielle à l'intuition d'une présence et d'un objet........................ 143
2) La présence du sujet et de l'objet ............................................................................... 145
a) Introduction : être présent à soi-même et au monde ;
la construction de l'objet et du moi ............................................................................. 145
b) L'apparition éphémère du sentiment de la présence de l'objet. .......................... 146
c) La question de la permanence de l'objet ................................................................. 147
d) La présence à soi...................................................................................................... 148
e) La constitution d'un monde d'objets........................................................................ 148
f) Conclusion et remarques critiques.......................................................................... 149
D) La construction du réel. Les états de conscience ........................................................ 151
E) Les angoisses des bébés et celles des enfants autistes ou psychotiques ..................... 152
F) Le démantèlement.......................................................................................................... 155
G) Différences entre l'autisme et la psychose infantile ..................................................... 158

**TROISIÈME PARTIE**
**Le diagnostic de structure. Les psychoses de l'enfant, de l'adolescent et de l'adulte.... 161**

**I) Introduction ........................................................................................................... 163**

A) Les différentes approches cliniques.............................................................................. 163
B) Le normal et le pathologique ........................................................................................ 166

**II) Le diagnostic de structure selon Jean Bergeret ... 169**

**III) Le diagnostic de structure selon Lacan ... 171**

A) Différences structurales face aux problèmes de l'absence et du manque ... 171
1) Aliénation, séparation, perte ... 171
2) La question du désir de l'Autre et la référence au phallus ... 172
3) La privation et la castration. L'angoisse de castration ... 172
B) Les jouissances et le rapport au phallus ... 174
1) Un guide pour le diagnostic ... 174
2) La qualité du discours dans son rapport à la jouissance et à la castration ... 174
3) Les différents types de jouissance ... 176
4) La clinique de la jouissance en excès ... 177
C) Le rapport à l'inconscient ... 178
D) Le rapport à la signification ... 179
E) Le moi idéal et l'Idéal du moi ... 183
1) Un critère pour le diagnostic différentiel ... 183
2) L'idéal du moi selon Jacques Lacan ... 184
3) Les troubles de la construction de l'identité ... 186
F) Les fantasmes ... 187

**IV) Différencier les délires, psychotique ou non ... 189**

A) Le travail de Jean-Claude Maleval sur les délires ... 189
B) Le travail d'Augustin Jeanneau sur les délires non psychotiques ... 190
V) La psychose selon Piera Aulagnier ... 199
A) La psychose ... 199
B) Les niveaux de fonctionnement psychique ... 199
C) Les lignes de faille du cristal de la structure selon Piera Aulagnier ... 200
D) Les conditions d'apparition d'une psychose ... 201
1) Les causes familiales et sociétales et le choix du sujet ... 201
2) La pensée délirante primaire ... 202
3) Le délire de *Julien* est-il un délire psychotique ? ... 205
4) Trois conditions nécessaires pour que se constitue une psychose ... 206
a) La rencontre entre l'originaire et l'organisation du hors-soi ... 206
b) La rencontre entre le primaire et les signes de la réalité ... 207
c) La rencontre entre le Je et le discours identifiant ... 209
5) Le champ du secondaire est un terrain miné pour le psychotique ... 211

QUATRIÈME PARTIE
**Le diagnostic de structure en clinique infantile. Les psychoses infantiles ... 215**

**I) Introduction ... 217**

**II) Références bibliographiques concernant les psychoses infantiles ... 221**

**III) Constitution de la potentialité psychotique d'une éventuelle psychose pouvant apparaître chez le jeune ou l'adulte ... 223**

**IV) La psychose apparaissant durant l'enfance. Perspective de la pédopsychiatrie d'orientation psychanalytique : Roger Misès et René Diatkine ... 225**

A) Selon Roger Misès ... 225
B) Selon René Diatkine ... 229

**V) La psychose symbiotique** 231

**VI) Quelles questions se poser pour poser un diagnostic de structure lorsqu'on rencontre l'enfant et sa famille ?** 235

**VII) Les psychoses infantiles** 239

A) De quoi parle-t-on lorsque l'on parle de psychoses chez l'enfant ? 239
B) La perception et la représentation du monde, du vivant et du social 243
C) Les rapports avec autrui et avec les autres 247
1) La mère 247
2) Autrui 248
3) La société des adultes 249
4) L'autre enfant et la société des enfants 250
5) Le monstrueux et le divin 250
D) Le moi, le corps et le visage 251
1) Troubles des fonctions du corps, angoisse de chute et verticalisation 251
2) Le rapport à soi-même, les images du moi, la pudeur et l'identité sexuée 252
3) La contenance du corps, les troubles de l'image de soi, et le recours trouvé dans des identifications à des animaux ou à des objets 253
E) Le rapport au langage et à la parole 254
1) Aliénation et séparation 254
2) Le langage et la parole 255
F) Le fonctionnement psychique 255
1) Les motifs d'angoisse, les mécanismes de défense et l'inconscient 255
2) Incidence de la pathologie sur le développement intellectuel et les acquisitions scolaires 256
3) L'activité fantasmatique et le complexe d'Œdipe 256
G) Le rapport à l'idéal 257
H) Cas cliniques 259
1) Alexia 259
2) Pierre 260
3) Franck 261

**CONCLUSIONS** 271

I) La structure, donnée et construite, du Je et du Monde : identifications et différenciations, séparations et liens 271
II) Le diagnostic de structure. Comment différencier névrose et psychose ? 275
III) Positions subjectives et fonctionnements psychiques 281
IV) Les psychoses 285
V) Ouvertures possibles au-delà des limites de mon travail 289

**POSTFACE D'ÉMILE JALLEY** 293

**BIBLIOGRAPHIE** 301

## Structures éditoriales du groupe L'Harmattan

**L'Harmattan Italie**
Via degli Artisti, 15
10124 Torino
harmattan.italia@gmail.com

**L'Harmattan Hongrie**
Kossuth l. u. 14-16.
1053 Budapest
harmattan@harmattan.hu

---

**L'Harmattan Sénégal**
10 VDN en face Mermoz
BP 45034 Dakar-Fann
senharmattan@gmail.com

**L'Harmattan Cameroun**
TSINGA/FECAFOOT
BP 11486 Yaoundé
inkoukam@gmail.com

**L'Harmattan Burkina Faso**
Achille Somé – tengnule@hotmail.fr

**L'Harmattan Guinée**
Almamya, rue KA 028 OKB Agency
BP 3470 Conakry
harmattanguinee@yahoo.fr

**L'Harmattan RDC**
185, avenue Nyangwe
Commune de Lingwala – Kinshasa
matangilamusadila@yahoo.fr

**L'Harmattan Congo**
219, avenue Nelson Mandela
BP 2874 Brazzaville
harmattan.congo@yahoo.fr

**L'Harmattan Mali**
ACI 2000 - Immeuble Mgr Jean Marie Cisse
Bureau 10
BP 145 Bamako-Mali
mali@harmattan.fr

**L'Harmattan Togo**
Djidjole – Lomé
Maison Amela
face EPP BATOME
ddamela@aol.com

**L'Harmattan Côte d'Ivoire**
Résidence Karl – Cité des Arts
Abidjan-Cocody
03 BP 1588 Abidjan
espace_harmattan.ci@hotmail.fr

---

## Nos librairies en France

**Librairie internationale**
16, rue des Écoles
75005 Paris
librairie.internationale@harmattan.fr
01 40 46 79 11
www.librairieharmattan.com

**Librairie des savoirs**
21, rue des Écoles
75005 Paris
librairie.sh@harmattan.fr
01 46 34 13 71
www.librairieharmattansh.com

**Librairie Le Lucernaire**
53, rue Notre-Dame-des-Champs
75006 Paris
librairie@lucernaire.fr
01 42 22 67 13

www.ingramcontent.com/pod-product-compliance
Lightning Source LLC
LaVergne TN
LVHW011450061026
849535LV00004BA/1032
* 9 7 8 2 1 4 0 2 6 0 9 4 0 *